Business
ComicSeries

まんがで鍛える

脳の強化書

加藤俊徳 著
たみ まんが
青木健生 シナリオ

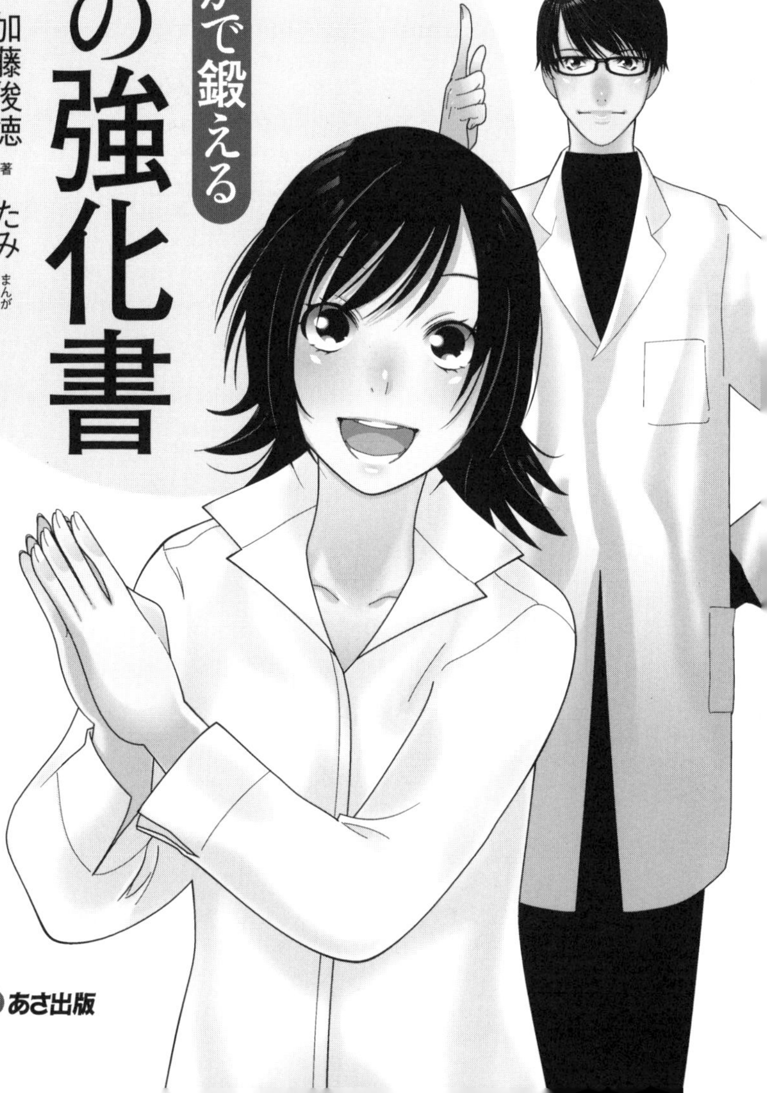

あさ出版

まんがで鍛える 脳の強化書

CONTENTS

登場人物紹介

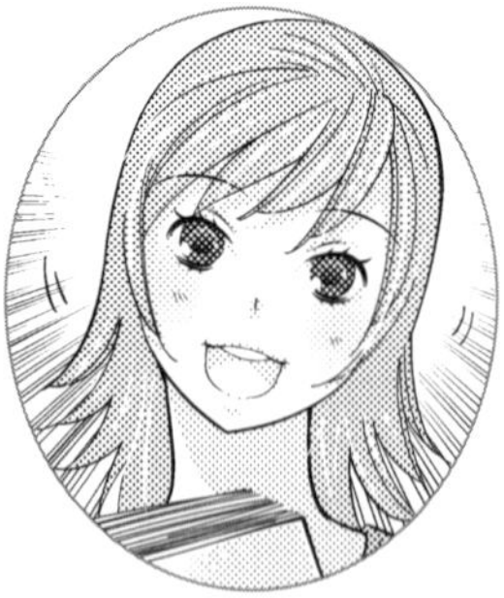

能見はな（のうみ・はな）27歳

都内のシルク出版に勤務する女性編集者。子どもの頃から本を読むのが好きで、念願だった編集の仕事に就いたが、鈍くさいせいで、編集長に怒られてばかり。ある日、帰宅中に偶然神条と知り合い、脳を強化するトレーニングを始めることになる。

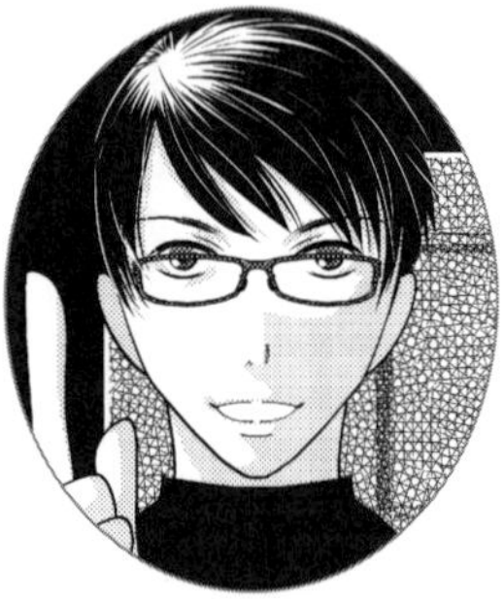

神条　錬（かみじょう・れん）43歳

帝都大学・脳科学センターに勤務している脳科学者。朝から晩まで脳のことばかり考えている。基本的に研究のこと以外は考えていないため、服装も無頓着（いつも白衣）。無愛想でどんな人にも敬語で話すため、冷たい印象を与えるが、本人はそれが普通だと思っている。

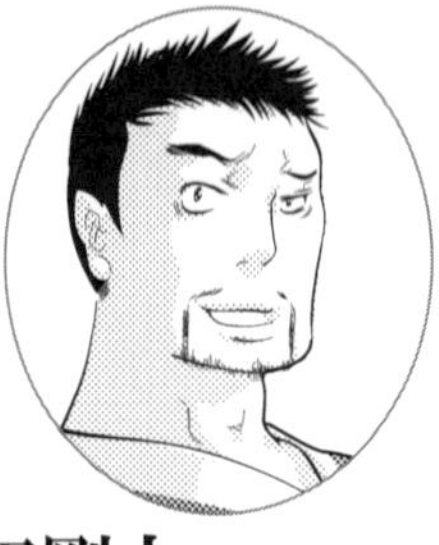

吉田剛士（よしだ・つよし）45歳

シルク出版第二編集部編集長。はなの上司。カッとなりやすく口が悪いが、実は人情家。はなの成長を厳しくも温かい目で見守る。

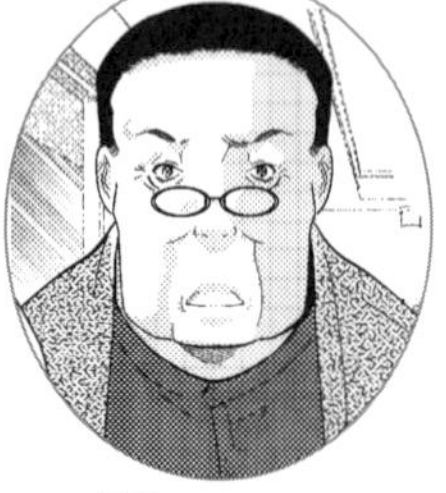

彦野　勝（ひこの・まさる）62歳

作家。かつてはベストセラーを何作も世に送り出したが、方向性を見失いスランプに。シルク出版で新作の執筆を進めていたが……。

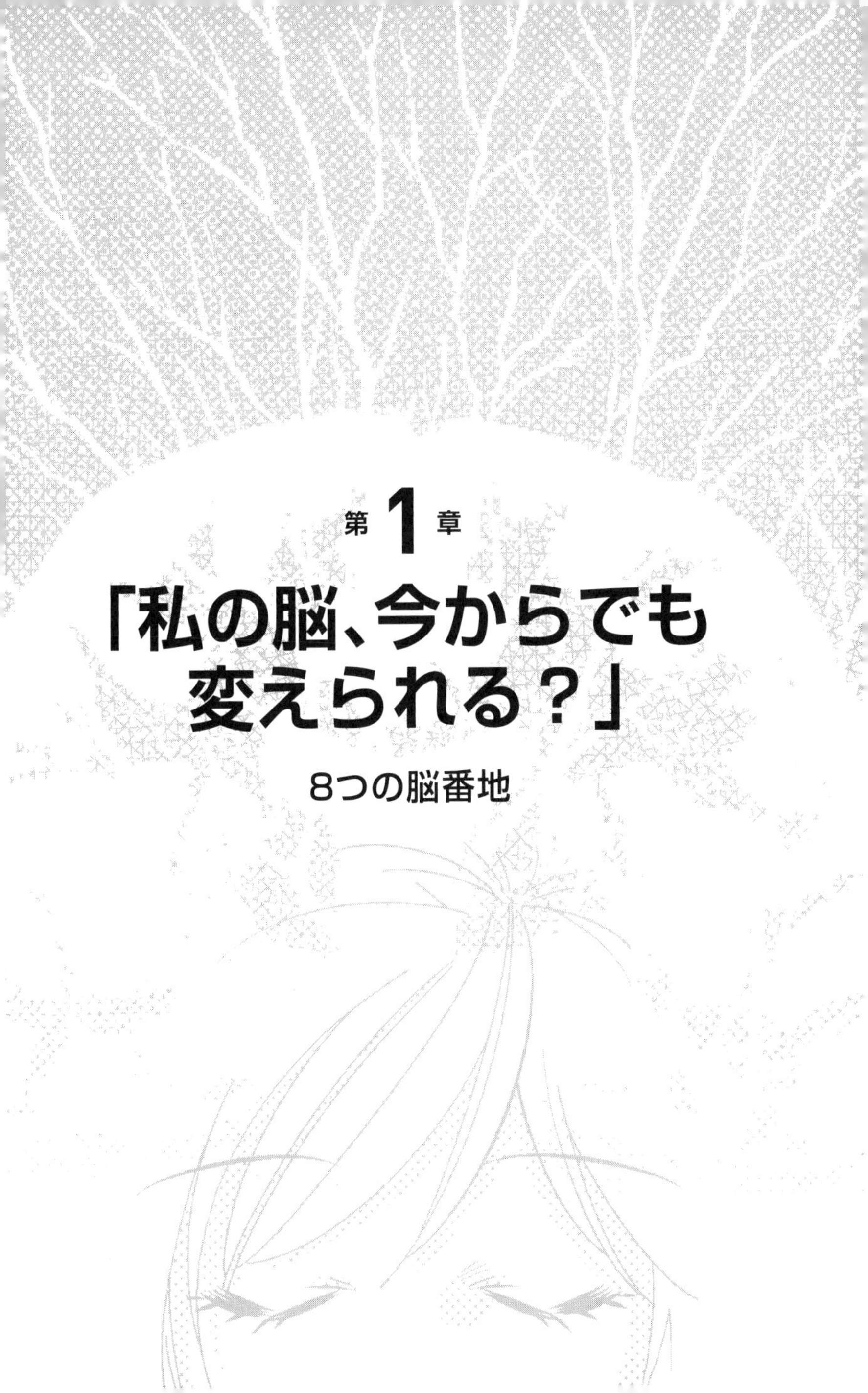

第1章

「私の脳、今からでも変えられる？」

8つの脳番地

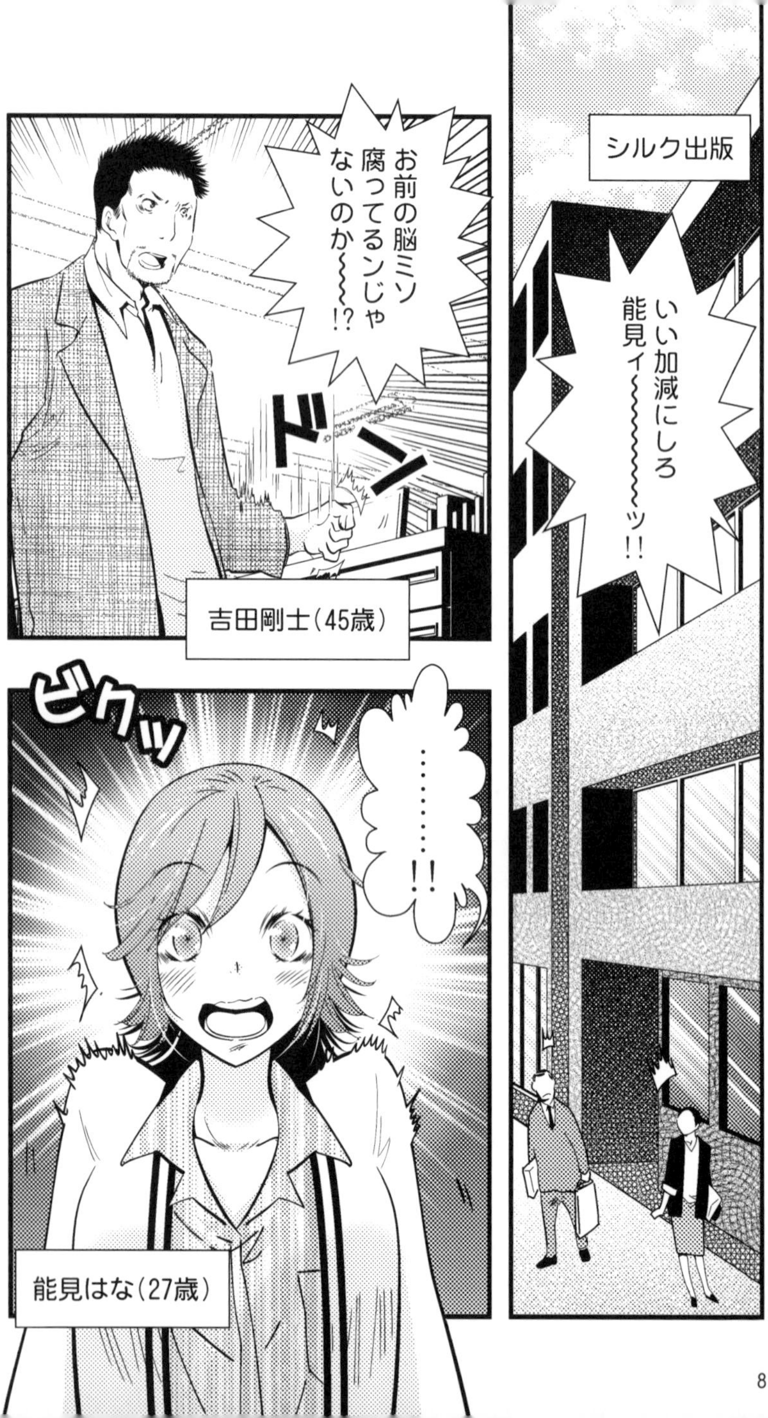
シルク出版
いい加減にしろ能見ィ〜〜〜〜〜ッ!!
お前の脳ミソ腐ってるンじゃないのか〜〜〜!?
ドン
吉田剛士（45歳）
ビクッ
……!!
能見はな（27歳）

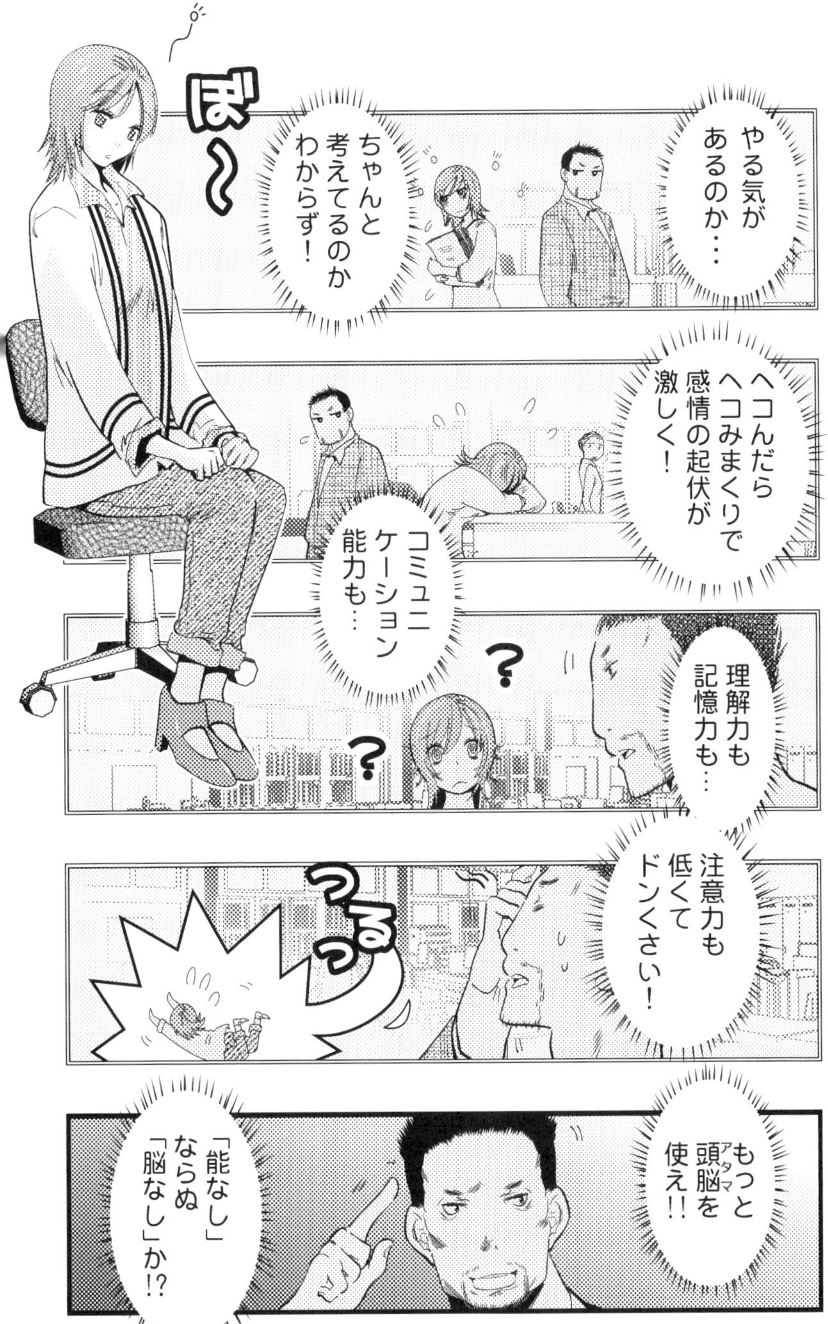
やる気があるのか…
ちゃんと考えてるのかわからず！
ぼ〜
ヘコんだらヘコみまくりで感情の起伏が激しく！
コミュニケーション能力も…
理解力も記憶力も…
注意力も低くてドンくさい！
つるっ
もっと頭脳《アタマ》を使え!!
「能なし」ならぬ「脳なし」か!?

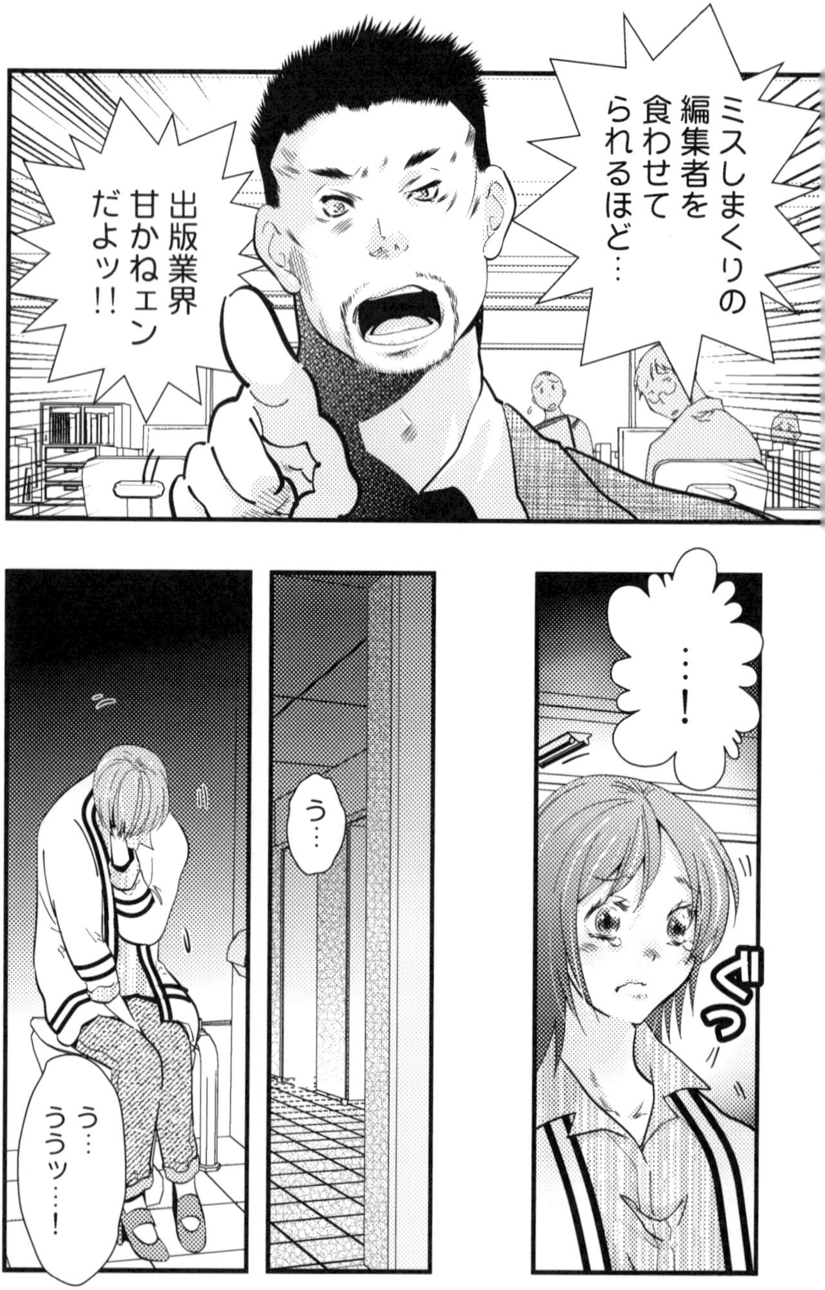
ミスしまくりの編集者を食わせてられるほど…
出版業界甘かねェンだよッ!!
…!
う…
う…ううッ…!

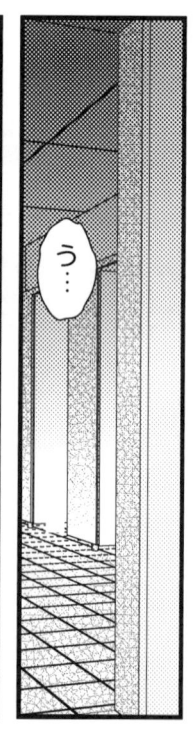

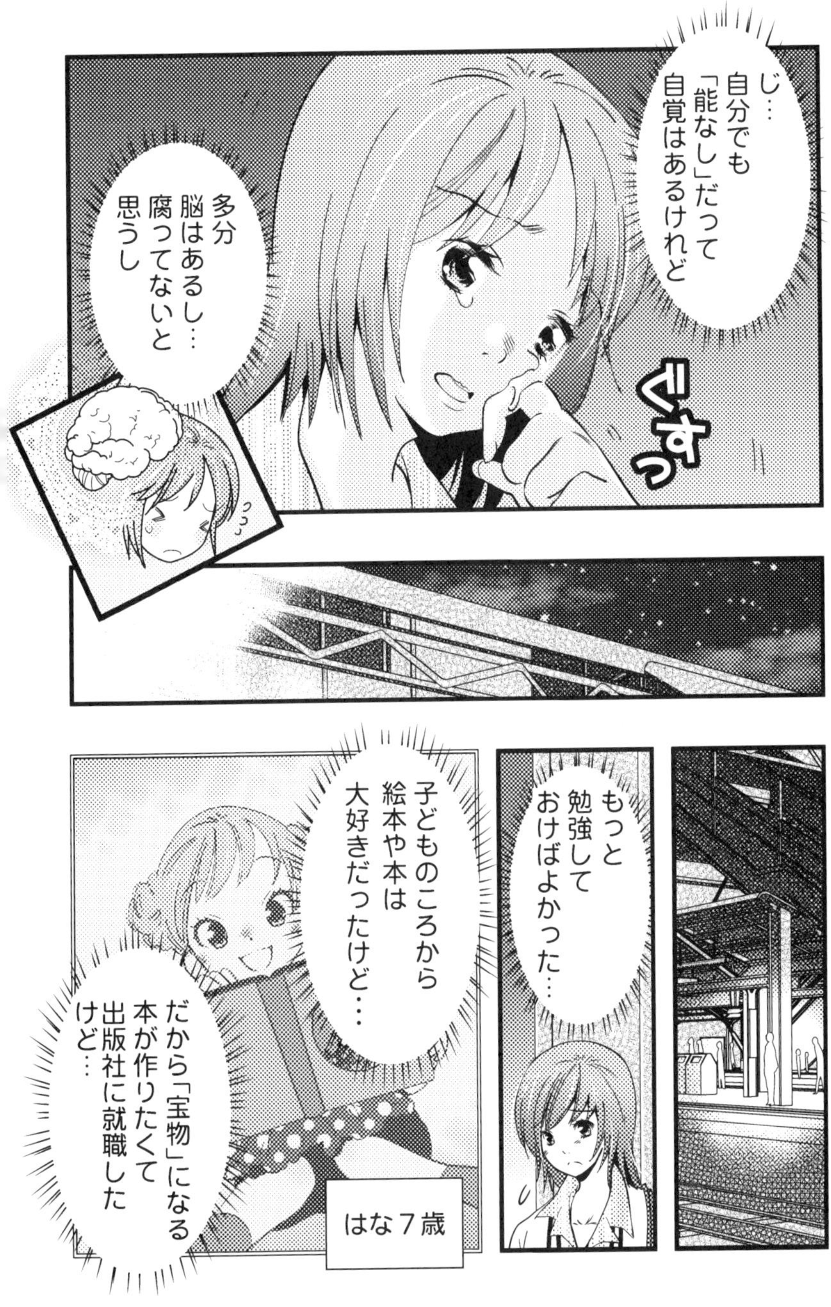
じ…
自分でも「能なし」だって自覚はあるけれど
ぐすっ
多分脳はあるし…腐ってないと思うし
もっと勉強しておけばよかった…
子どものころから絵本や本は大好きだったけど…
はな７歳
だから「宝物」になる本が作りたくて出版社に就職したけど…

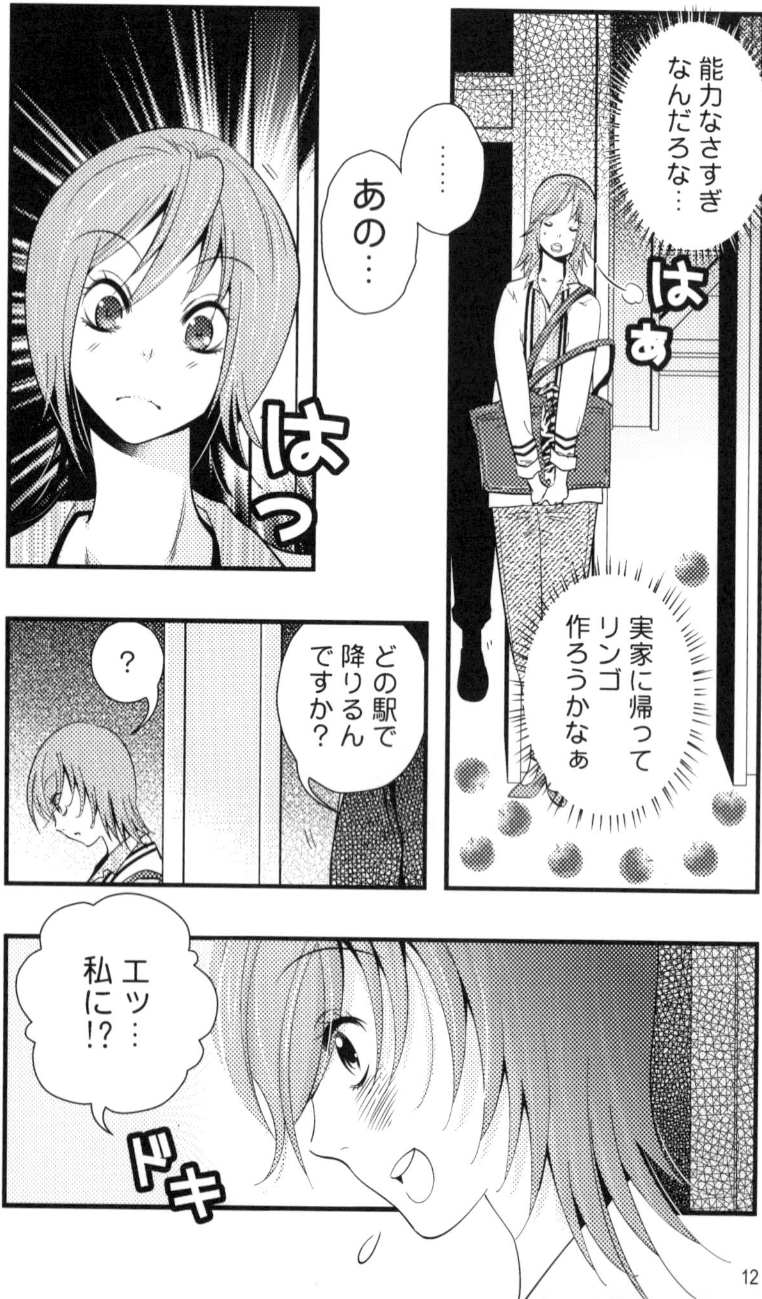
能力なさすぎなんだろな…
はぁ
実家に帰ってリンゴ作ろうかなぁ
……
あの…
はっ
どの駅で降りるんですか?
?
エッ…私に!?
ドキ

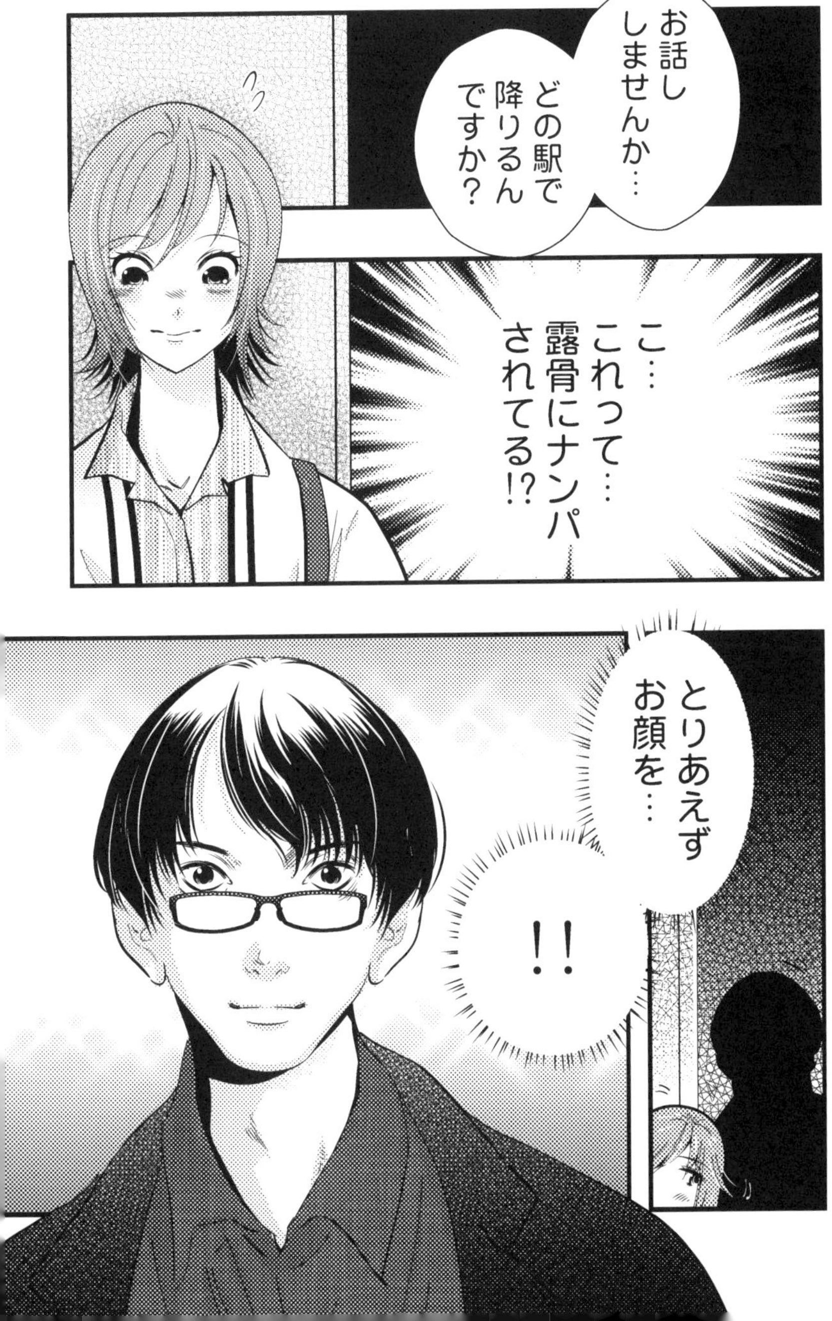
お話ししませんか…
どの駅で降りるんですか？
こ…これって…露骨にナンパされてる!?
とりあえずお顔を…
!!

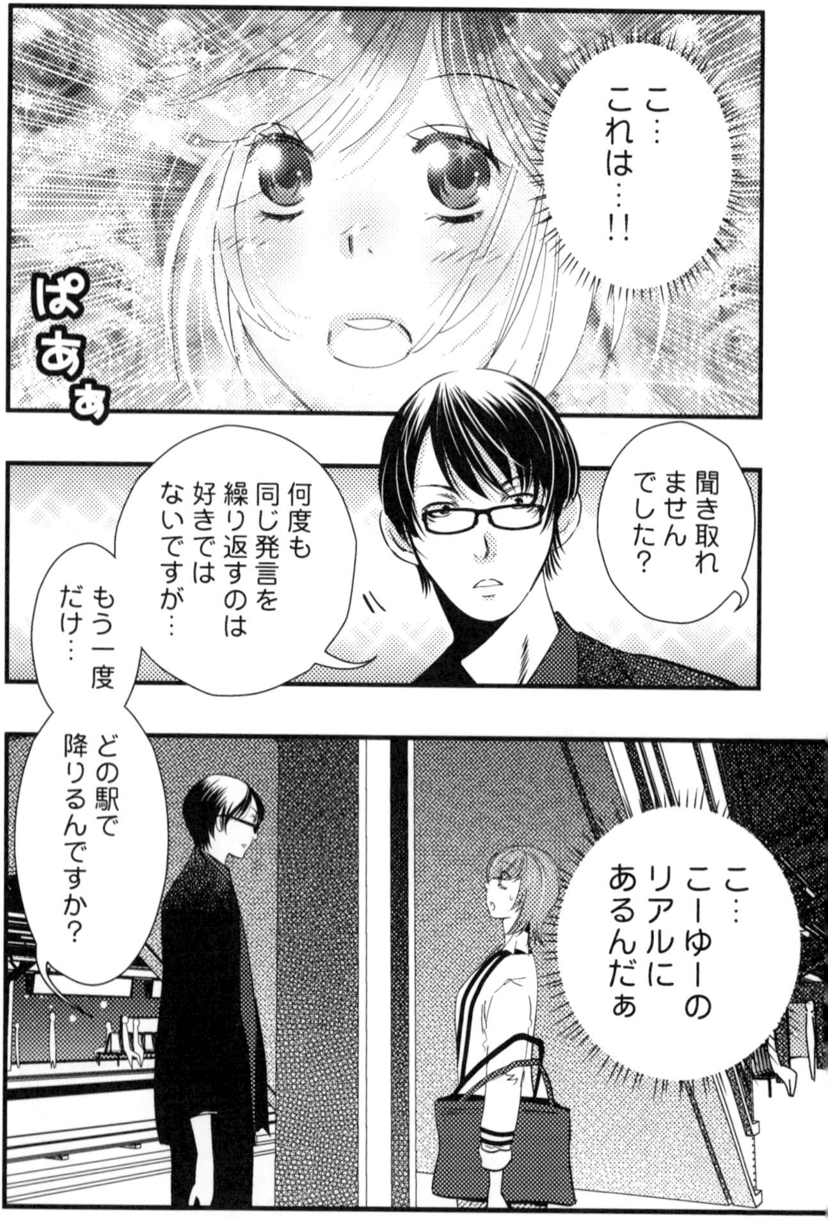

こ…
これは…!!
ぱあぁ
聞き取れませんでした?
何度も同じ発言を繰り返すのは好きではないですが…
もう一度だけ…
こ…こーゆーのリアルにあるんだぁ
どの駅で降りるんですか?

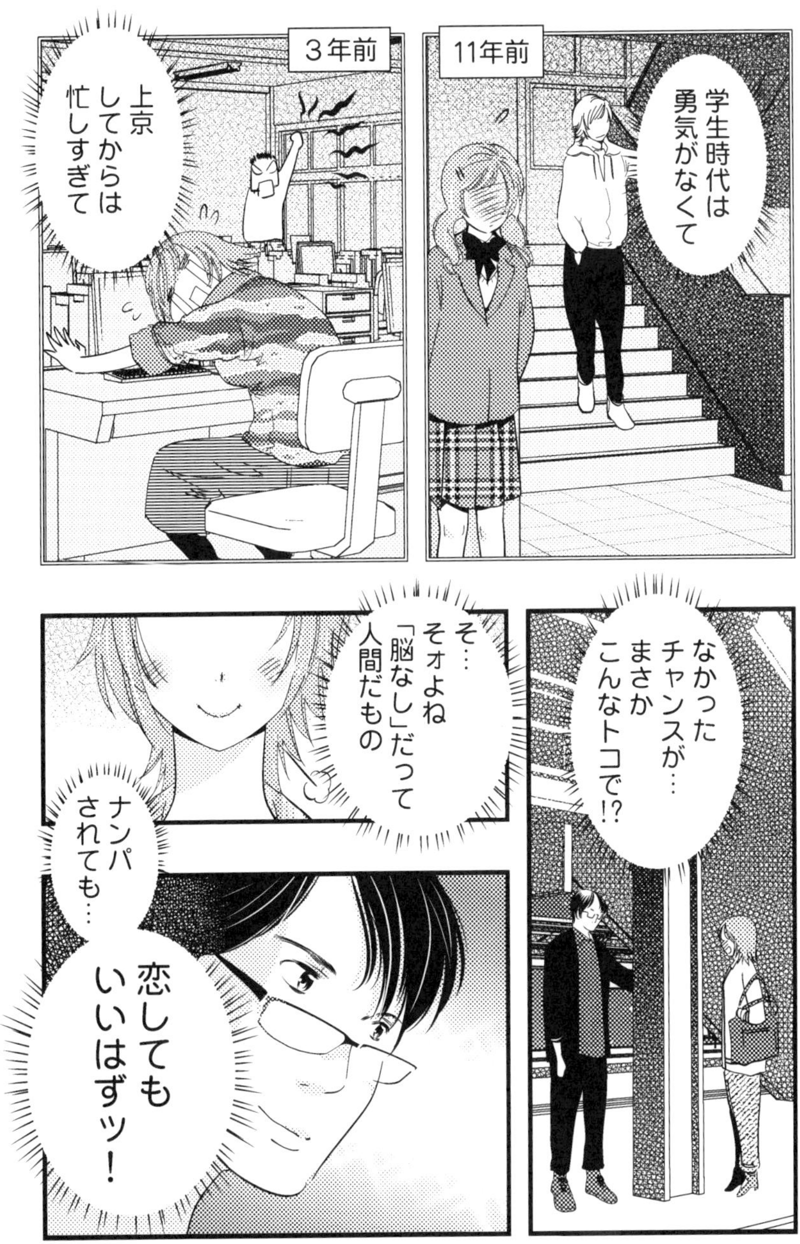
11年前
学生時代は勇気がなくて
3年前
上京してからは忙しすぎて
なかったチャンスが…まさかこんなトコで!?
そ…そォよね「脳なし」だって人間だもの
ナンパされても…
恋してもいいはずッ!

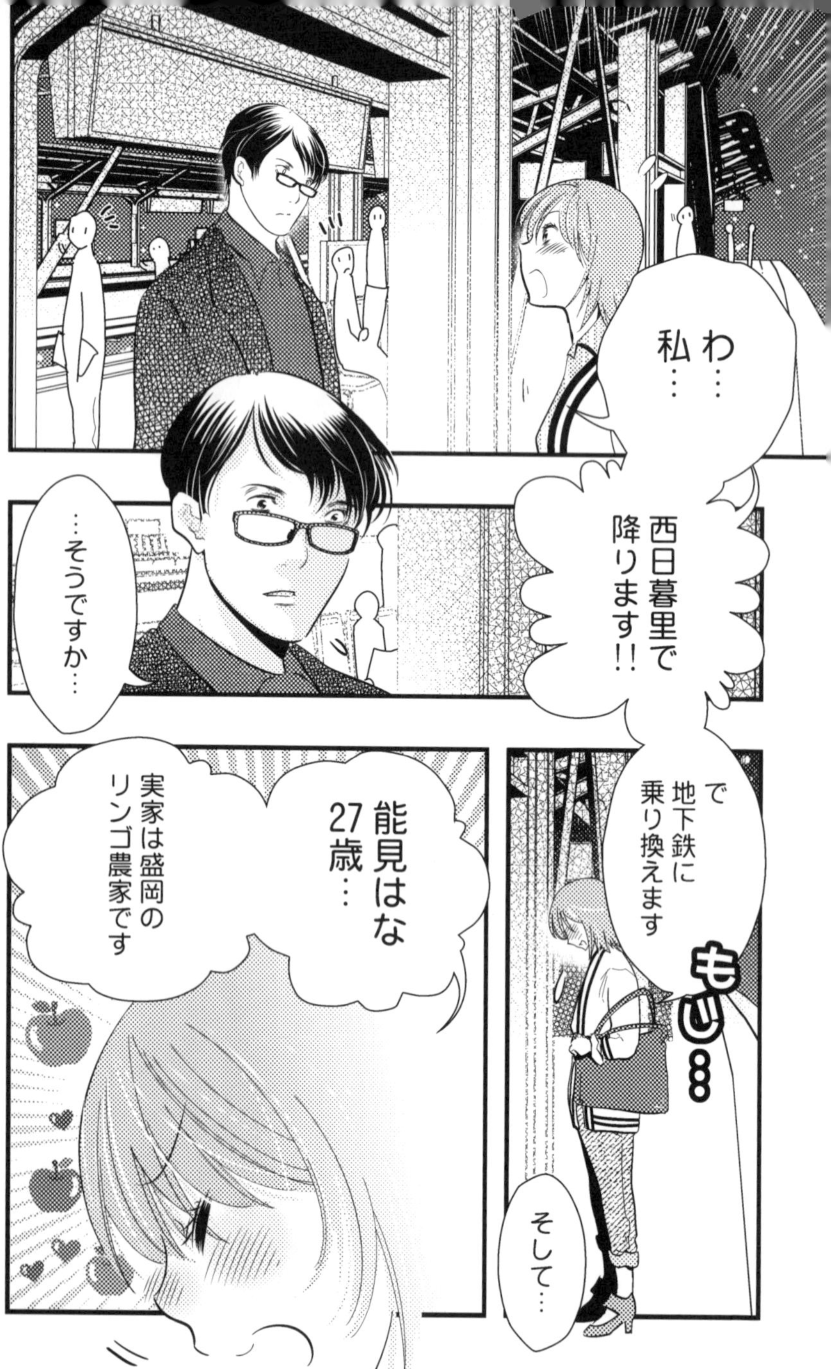

わ…
私…
西日暮里で
降ります!!
…そうですか…
で
地下鉄に
乗り換えます
もじ…
そして…
能見はな
27歳…
実家は盛岡の
リンゴ農家です

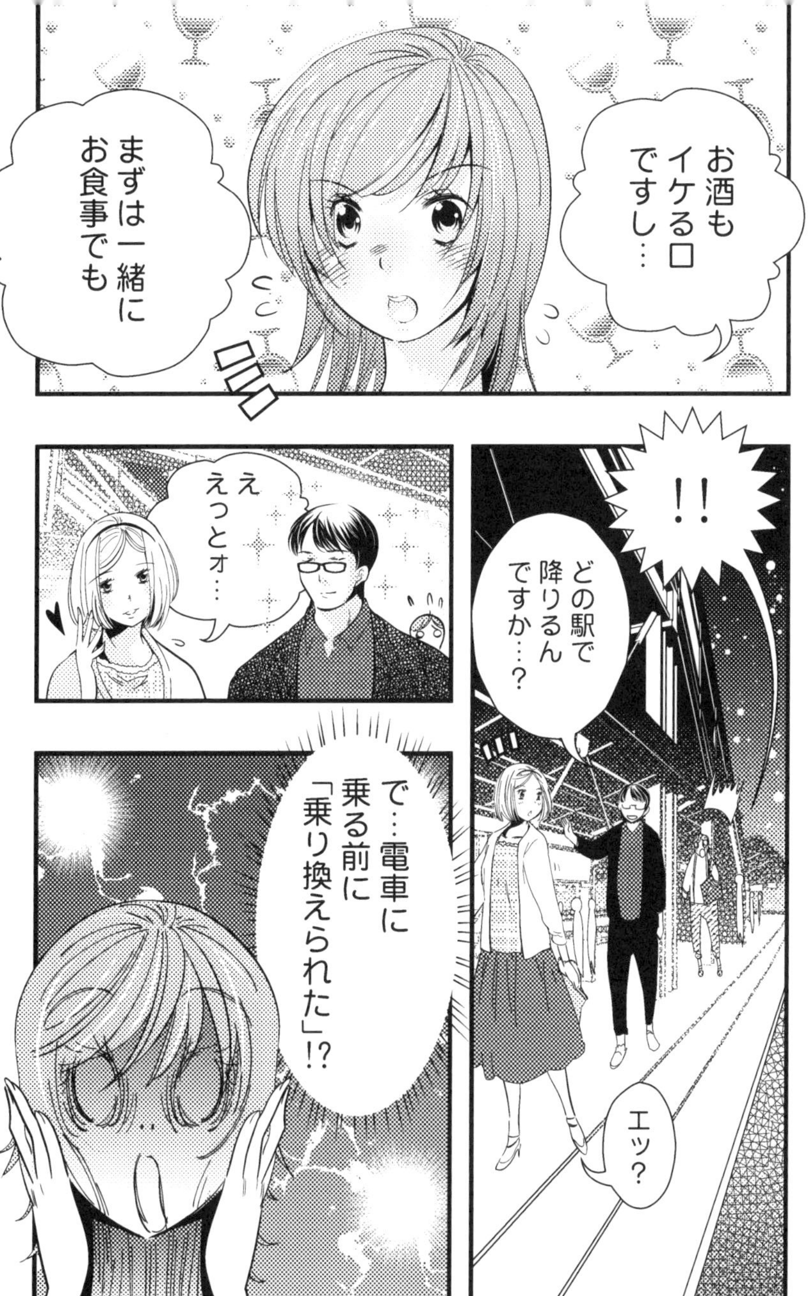
お酒もイケる口ですし…
まずは一緒にお食事でも
!!
どの駅で降りるんですか…?
エッ?
え えっとォ…
で…電車に乗る前に「乗り換えられた」!?

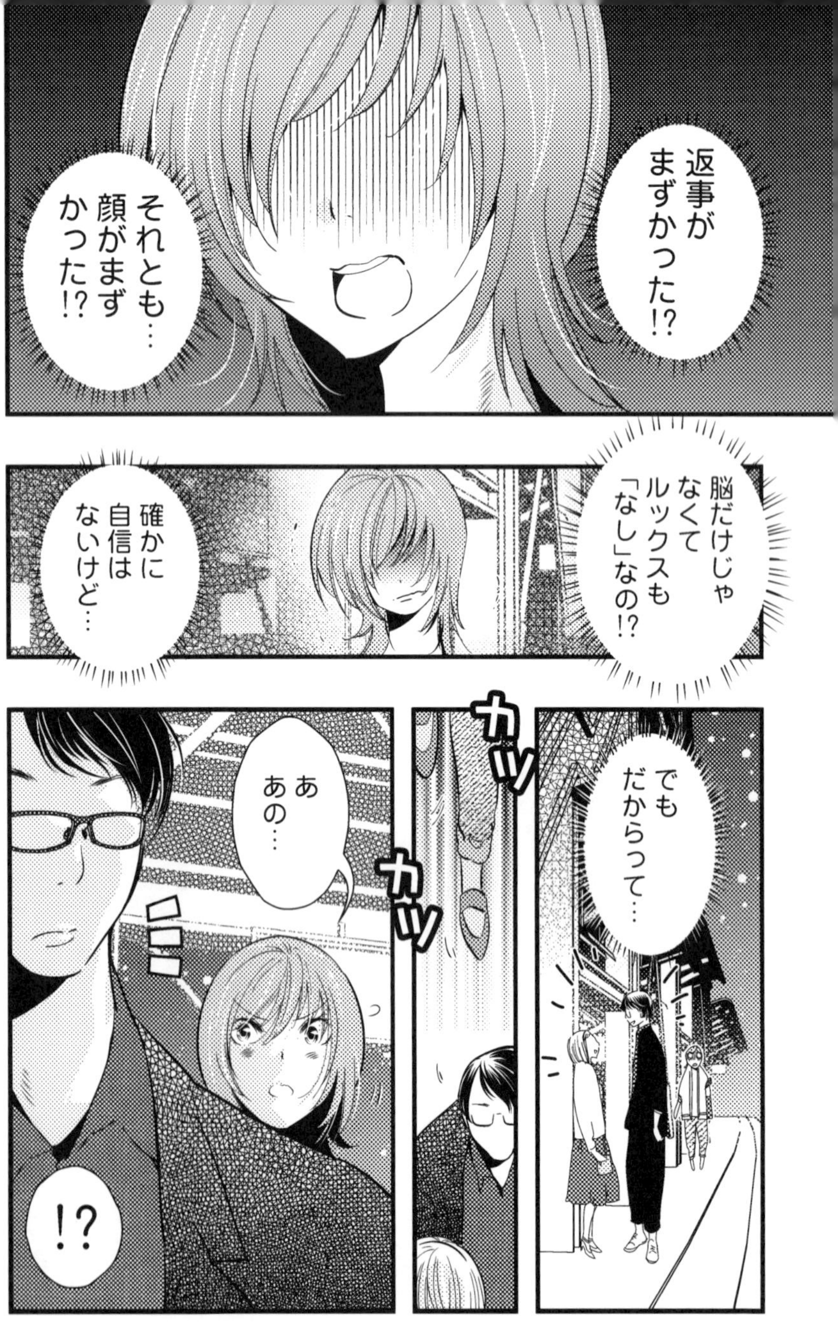
返事がまずかった!?
それとも…顔がまずかった!?
脳だけじゃなくてルックスも「なし」なの!?
確かに自信はないけど…
でもだからって…
カッ
カッ
あ
あの…
!?

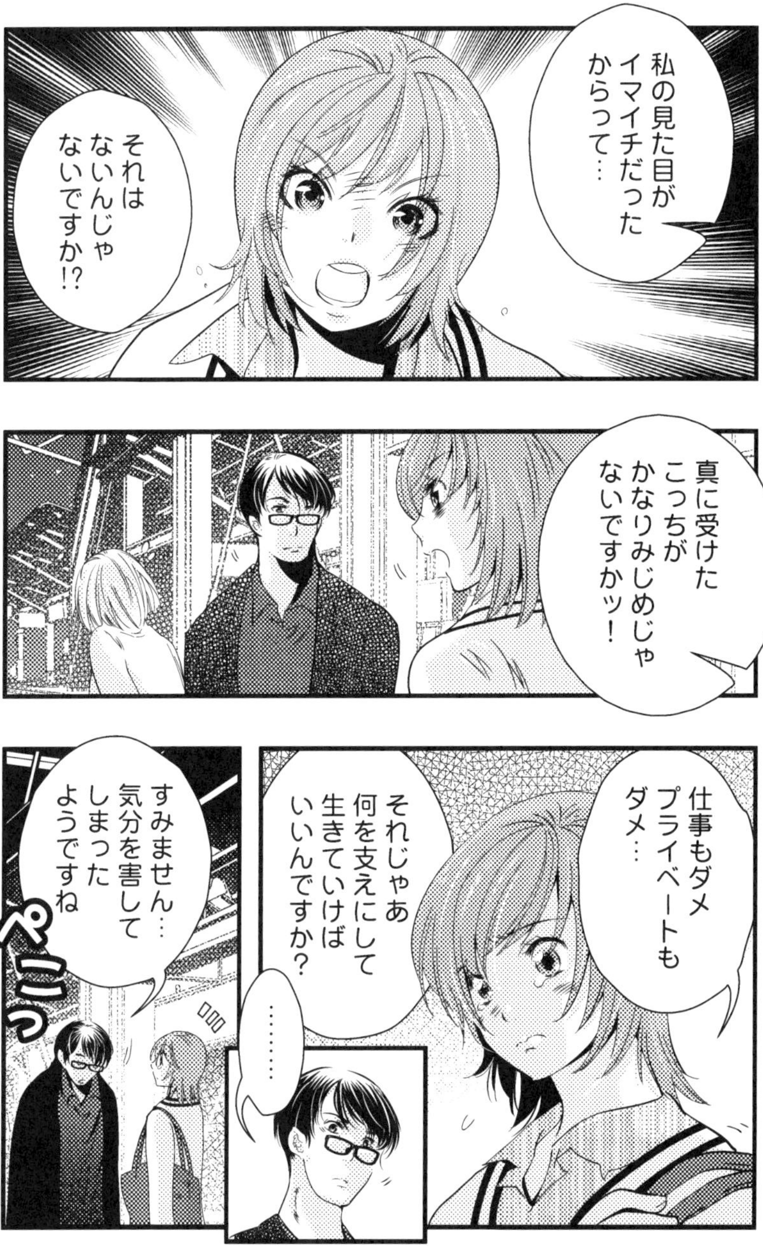

私の見た目がイマイチだったからって…
それはないいんじゃないですか!?
真に受けたこっちがかなりみじめじゃないですかッ!
仕事もダメプライベートもダメ…
それじゃあ何を支えにして生きていけばいいんですか?
………
すみません…気分を害してしまったようですね
ぺこっ

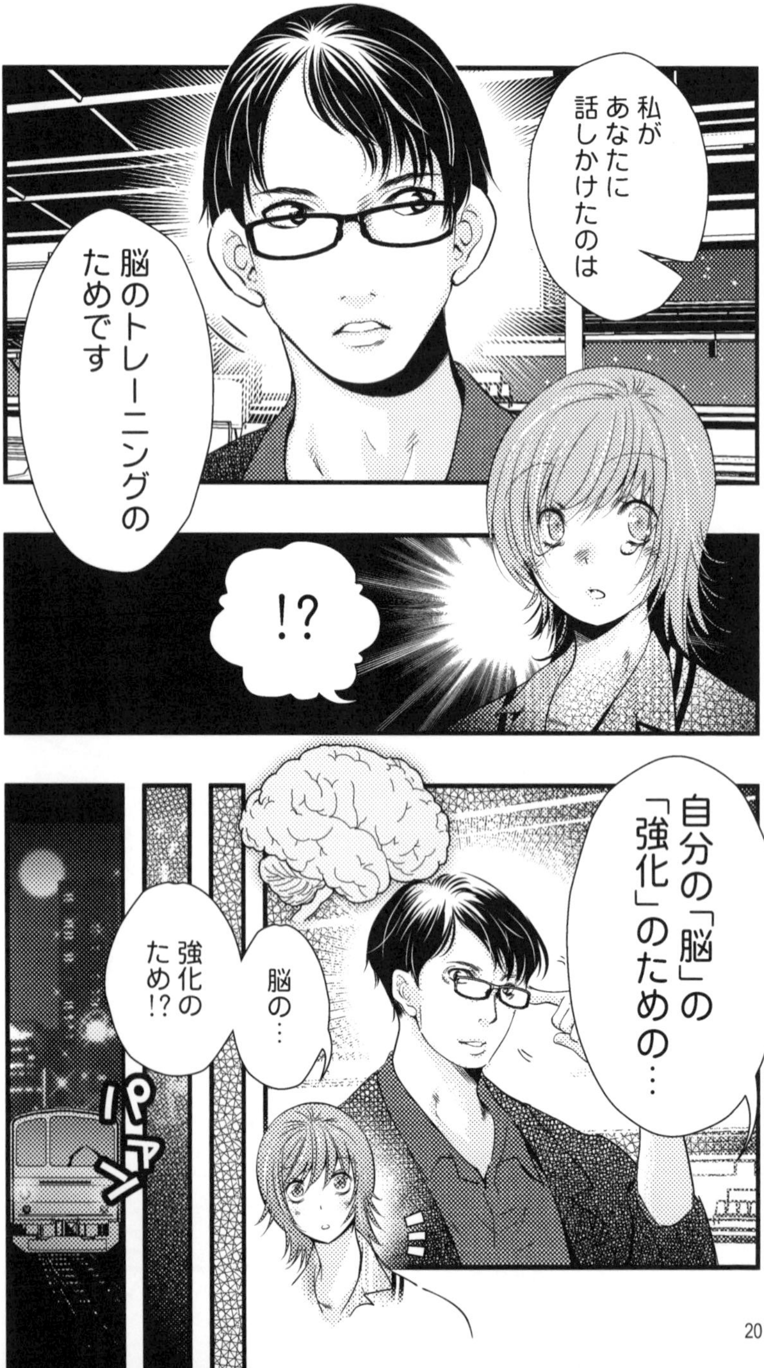
私が あなたに 話しかけたのは
脳のトレーニングの ためです
!?
自分の「脳」の「強化」のための…
脳の…
強化の ため!?
パァン

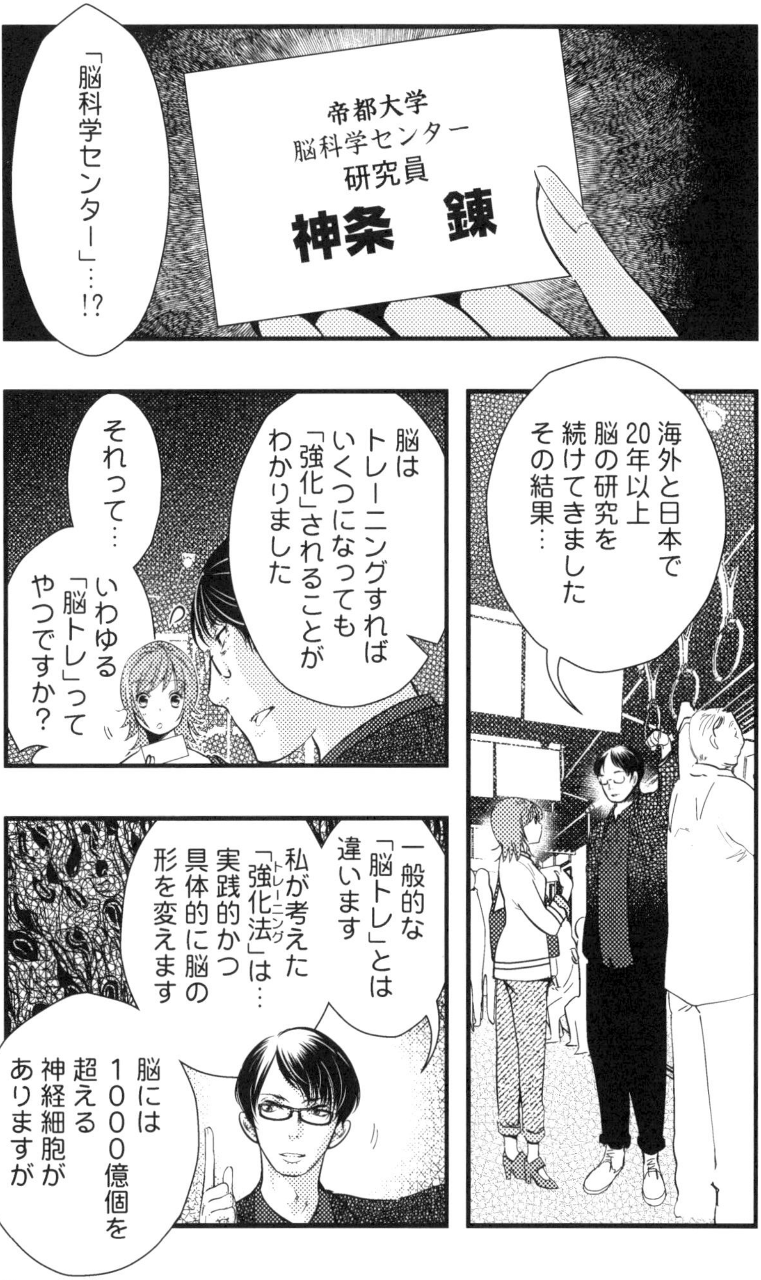
帝都大学
脳科学センター
研究員
神条　錬
「脳科学センター」…!?
海外と日本で20年以上脳の研究を続けてきましたその結果…
脳はトレーニングすればいくつになっても「強化」されることがわかりました
それって…いわゆる「脳トレ」ってやつですか?
一般的な「脳トレ」とは違います
私が考えた「強化法《トレーニング》」は…実践的かつ具体的に脳の形を変えます
脳には1000億個を超える神経細胞がありますが

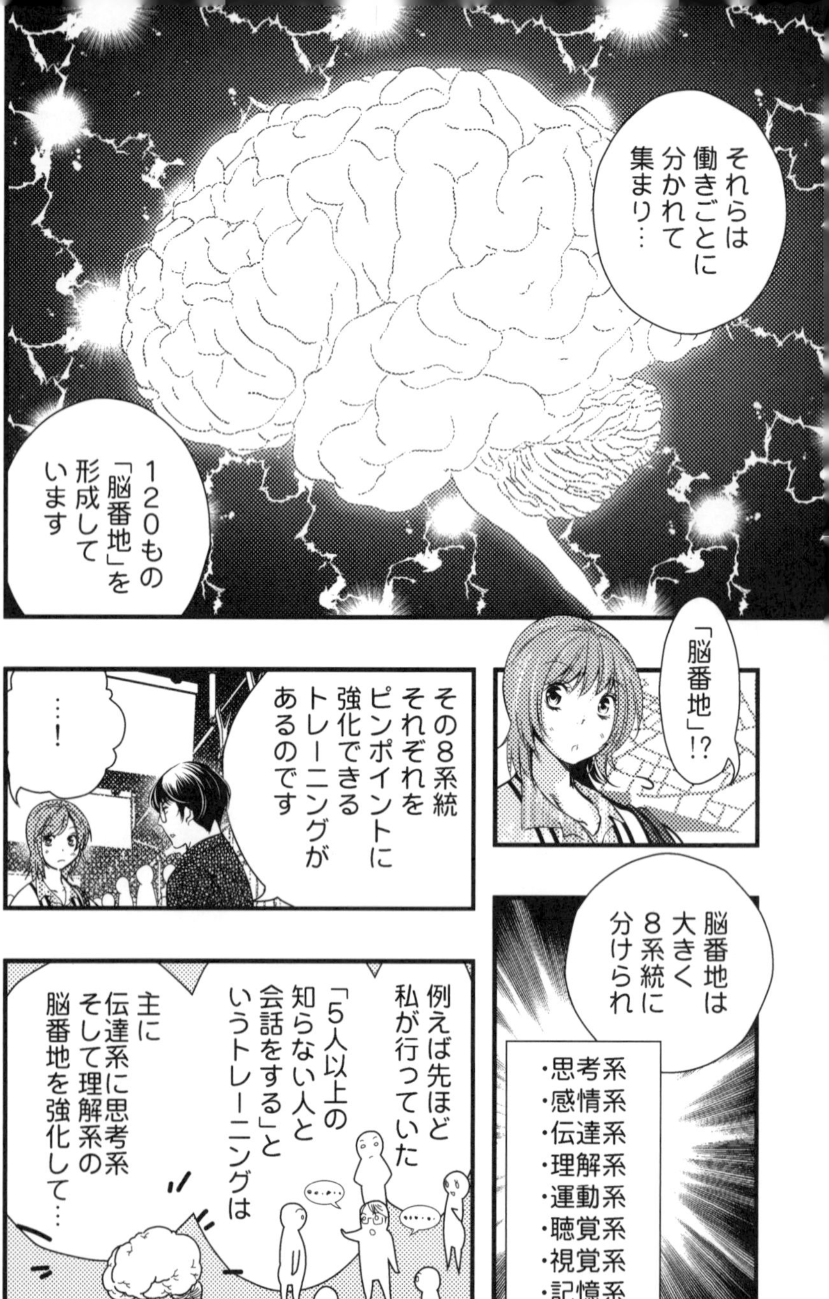

それらは働きごとに分かれて集まり…
120もの「脳番地」を形成しています
「脳番地」!?
脳番地は大きく8系統に分けられ
・思考系
・感情系
・伝達系
・理解系
・運動系
・聴覚系
・視覚系
・記憶系
その8系統それぞれをピンポイントに強化できるトレーニングがあるのです
…!
例えば先ほど私が行っていた「5人以上の知らない人と会話をする」というトレーニングは
主に伝達系に思考系そして理解系の脳番地を強化して…

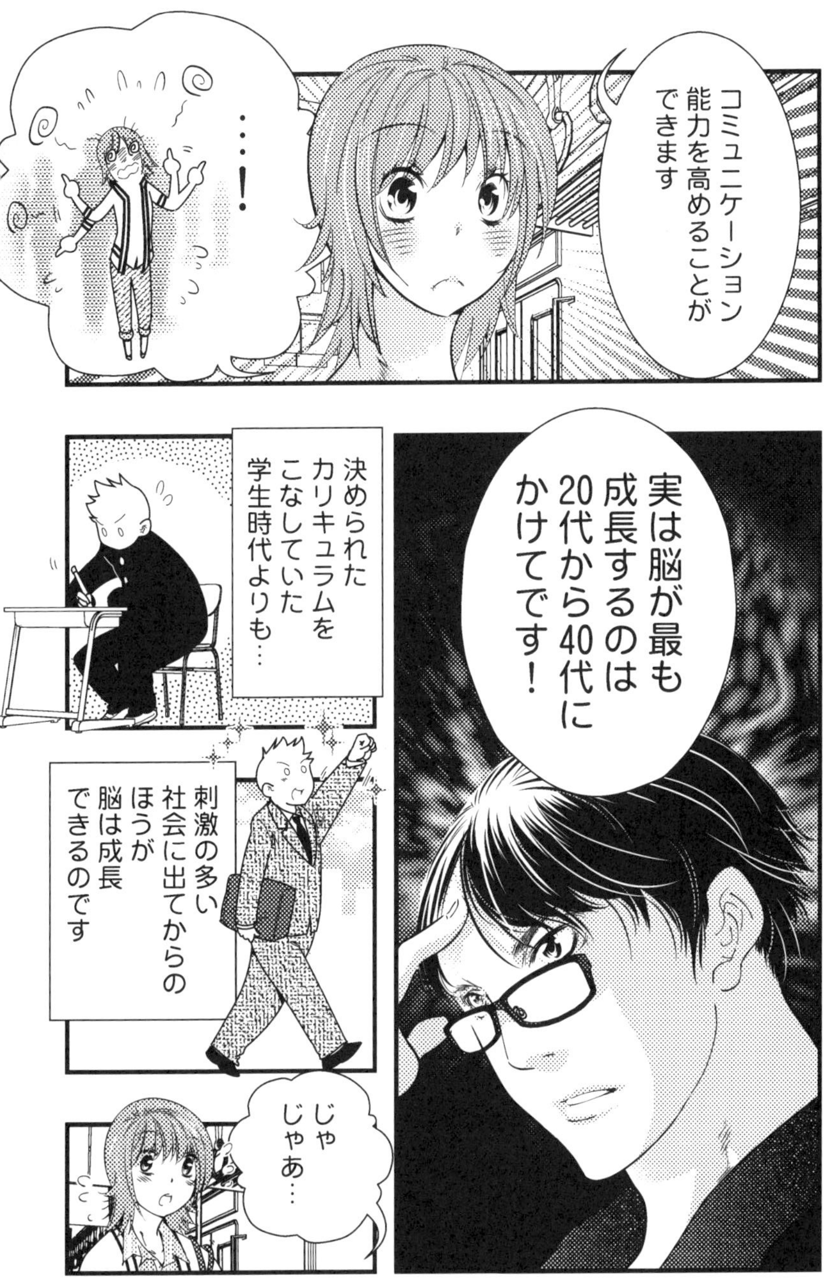
コミュニケーション能力を高めることができます
…!
実は脳が最も成長するのは20代から40代にかけてです!
決められたカリキュラムをこなしていた学生時代よりも…
刺激の多い社会に出てからのほうが脳は成長できるのです
じゃじゃあ…

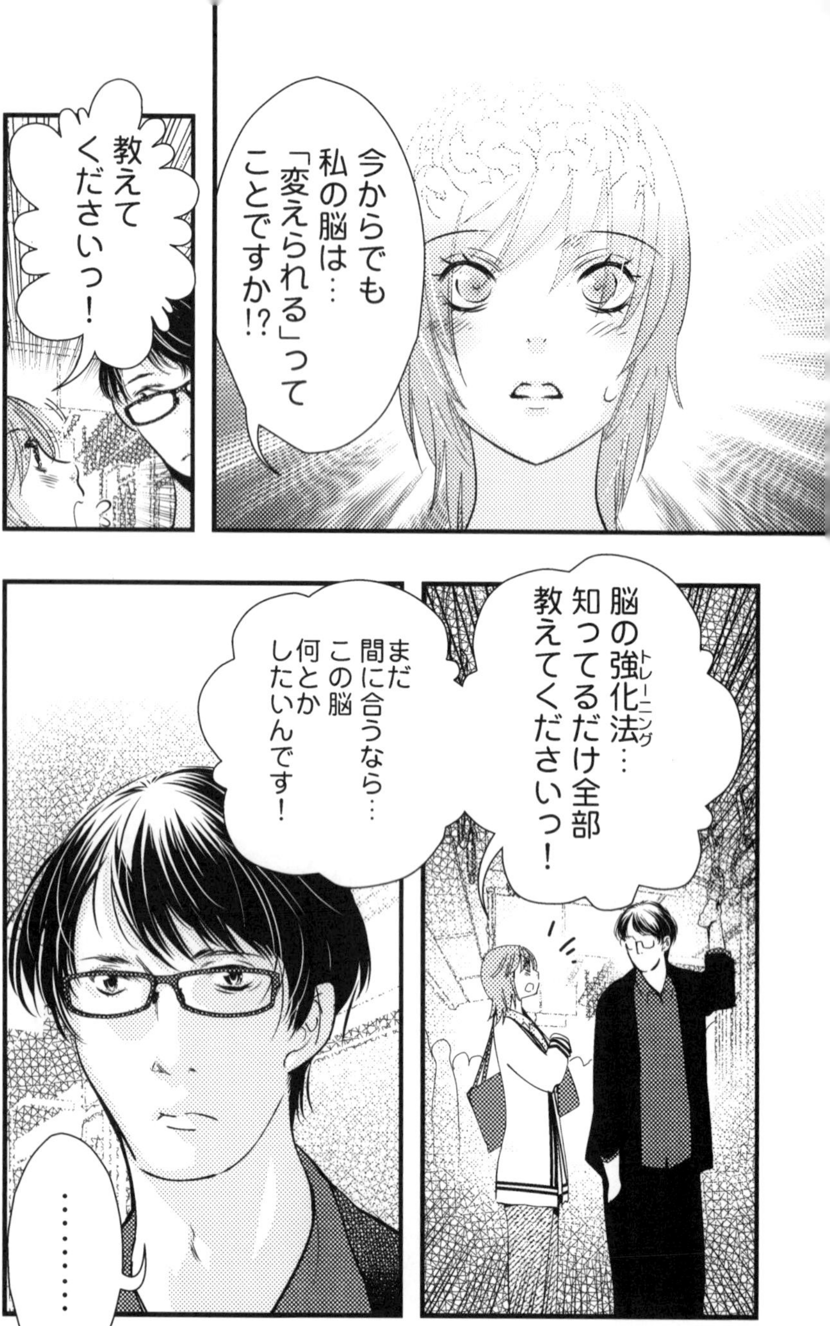
今からでも私の脳は「変えられる」ってことですか!?
教えてくださいっ!
脳の強化法《トレーニング》…知ってるだけ全部教えてくださいっ!
まだ間に合うなら…この脳何とかしたいんです!
………

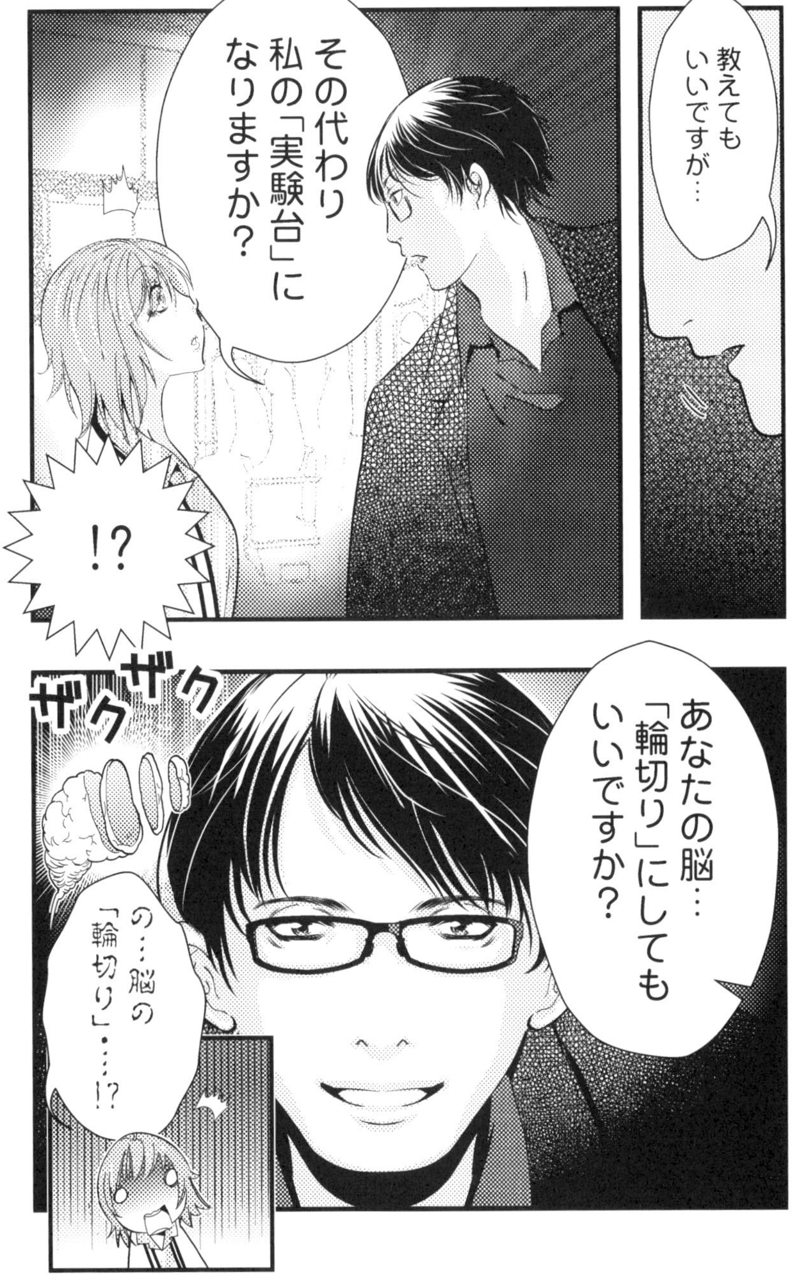

教えても いいですが…
その代わり 私の「実験台」に なりますか？
!?
あなたの脳… 「輪切り」にしても いいですか？
ザクザク
の…脳の 「輪切り」……!?

第2章
じゃんけんでわざと負ける

思考系脳番地のトレーニング

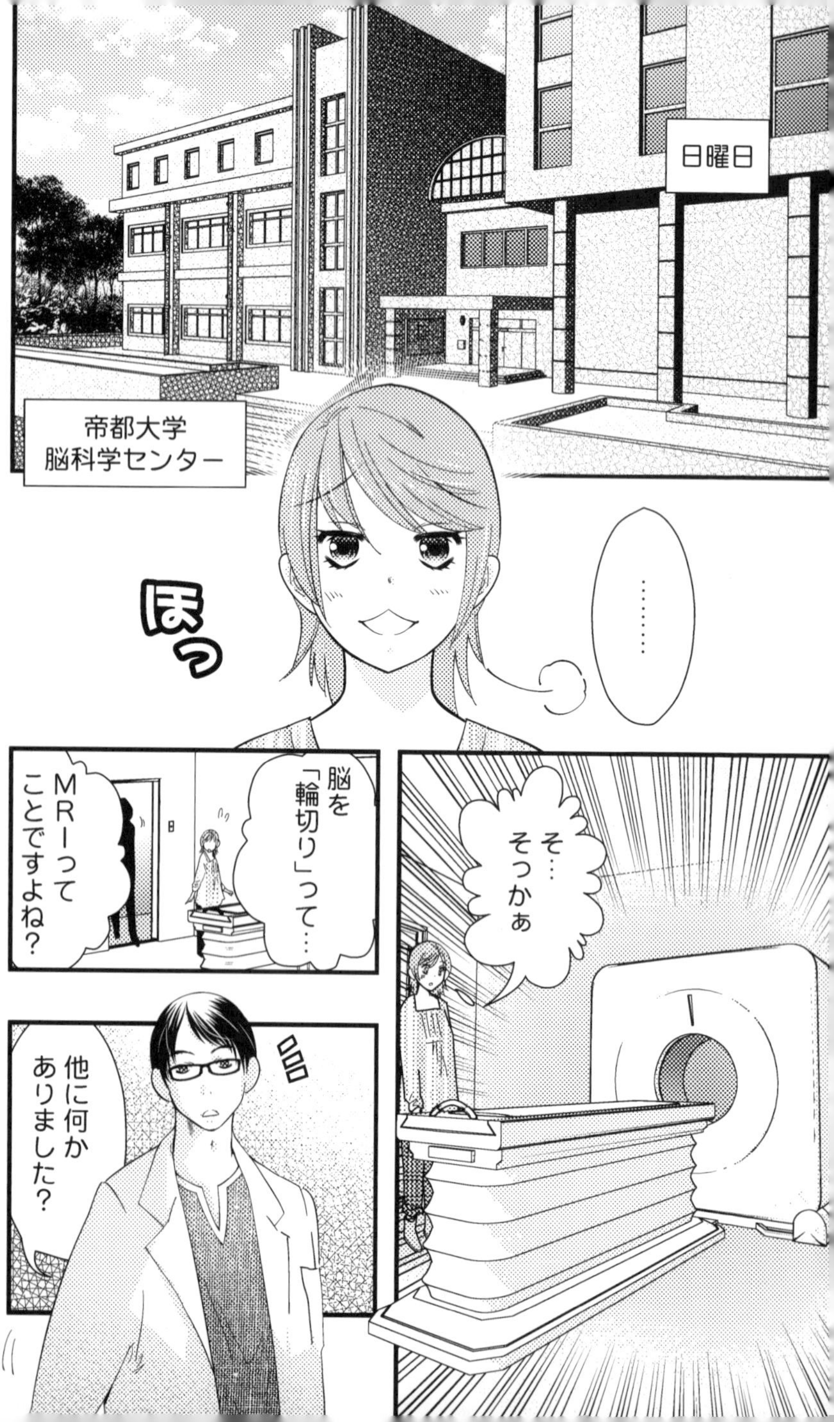
日曜日
帝都大学
脳科学センター
………
ほっ
そ…
そっかぁ
脳を「輪切り」って…
MRIってことですよね?
他に何かありました?

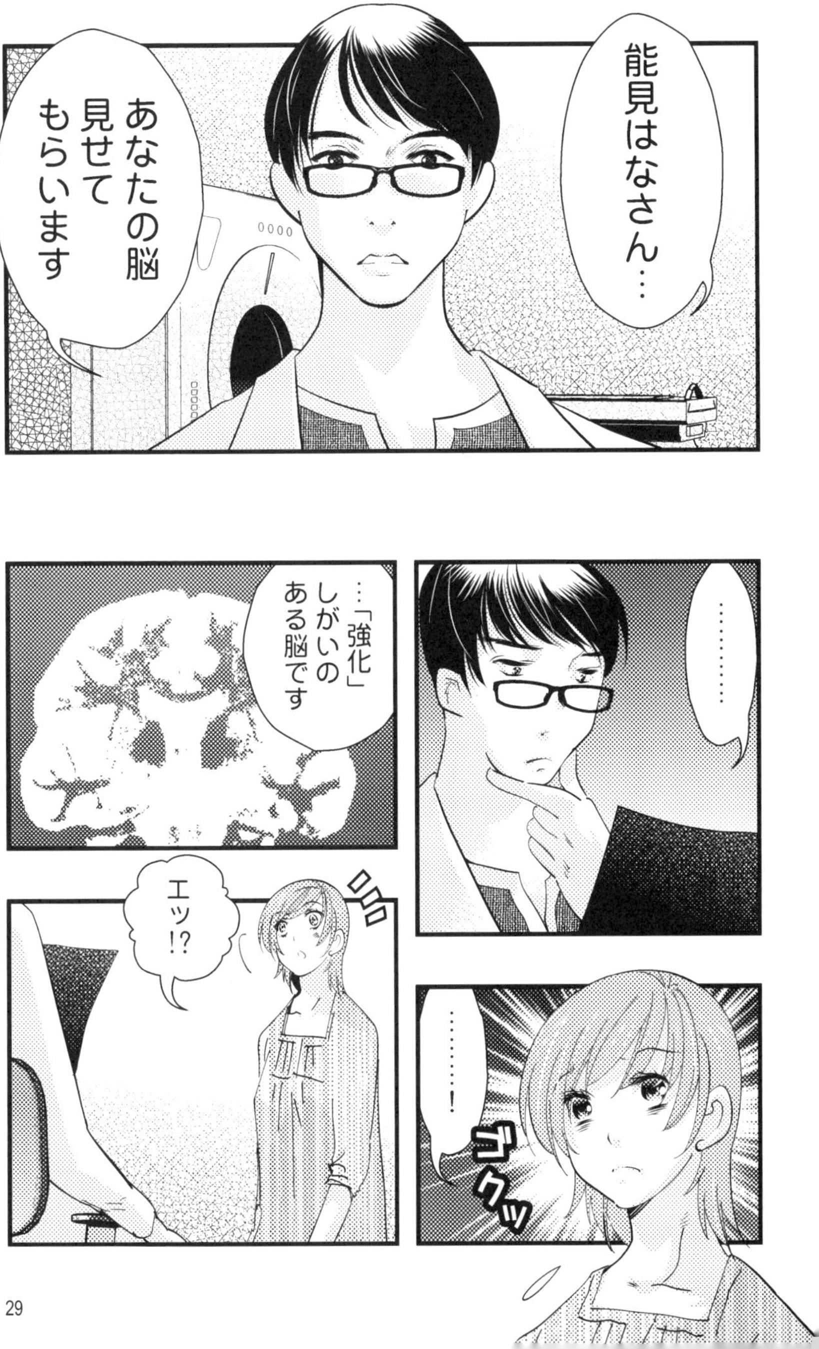
能見はなさん…
あなたの脳 見せて もらいます
…………
…「強化」しがいのある脳です
エッ!?
……！
ゴクッ

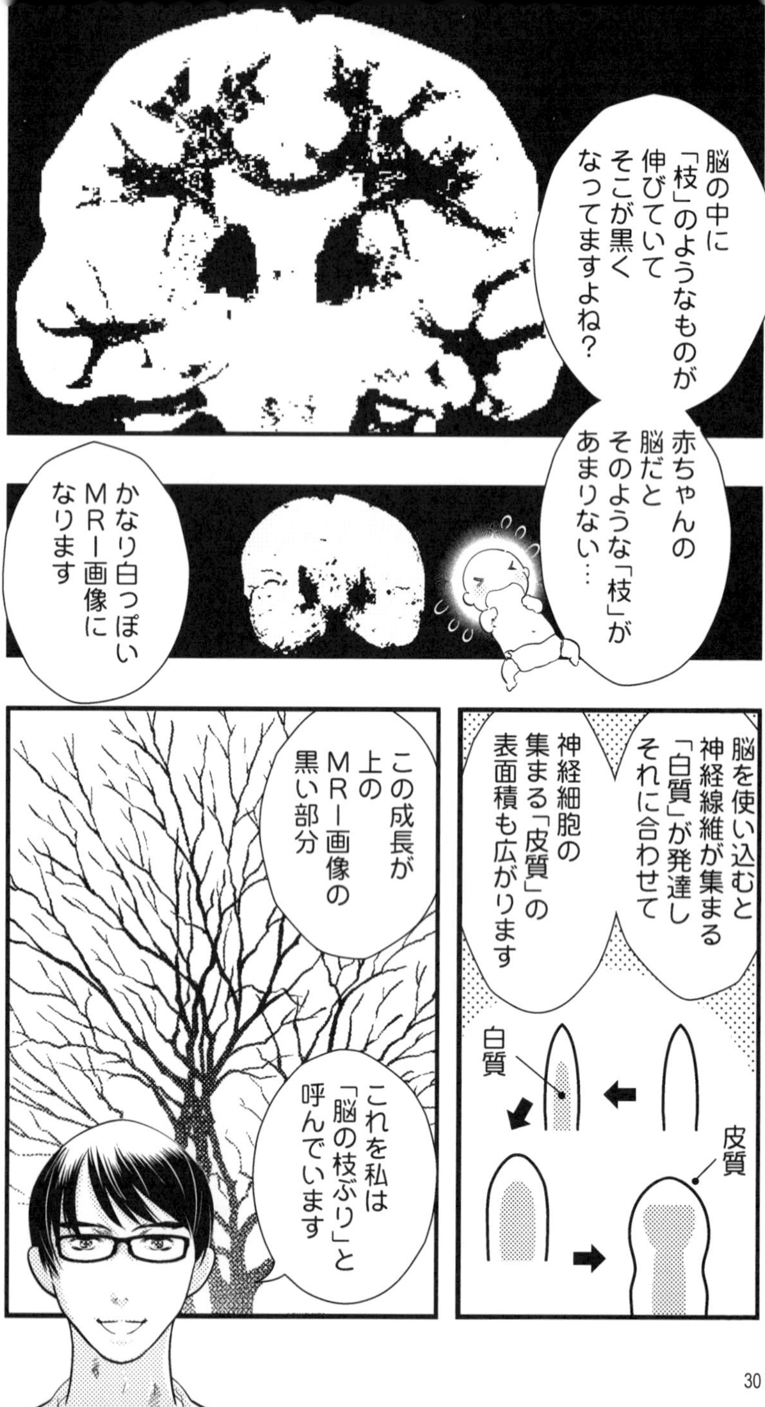
脳の中に「枝」のようなものが伸びていてそこが黒くなってますよね？
赤ちゃんの脳だとそのような「枝」があまりない…
かなり白っぽいMRI画像になります
脳を使い込むと神経線維が集まる「白質」が発達しそれに合わせて神経細胞の集まる「皮質」の表面積も広がります
白質
皮質
この成長が上のMRI画像の黒い部分
これを私は「脳の枝ぶり」と呼んでいます

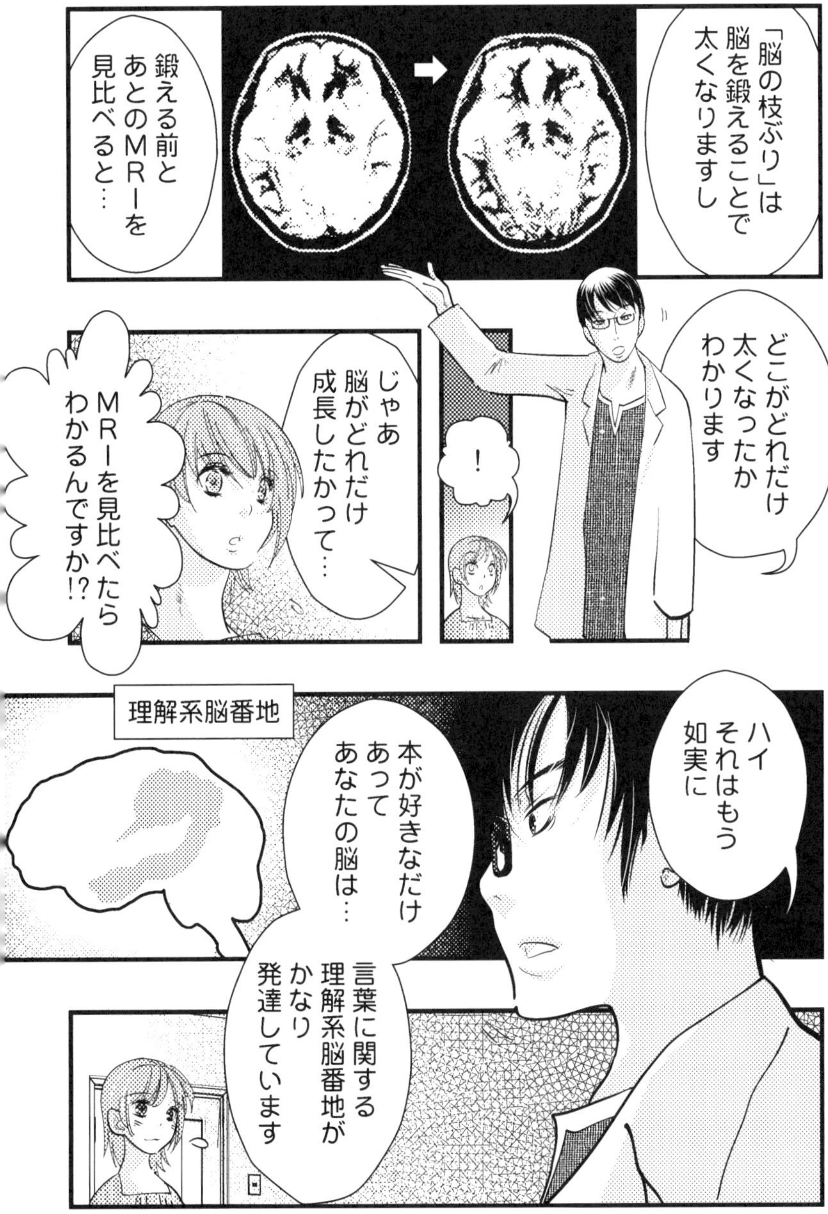

「脳の枝ぶり」は
脳を鍛えることで
太くなりますし
鍛える前と
あとのMRIを
見比べると…
どこがどれだけ
太くなったか
わかります
!
じゃあ
脳がどれだけ
成長したかって…
MRIを見比べたら
わかるんですか!?
ハイ
それはもう
如実に
理解系脳番地
本が好きなだけ
あって
あなたの脳は…
言葉に関する
理解系脳番地が
かなり
発達しています

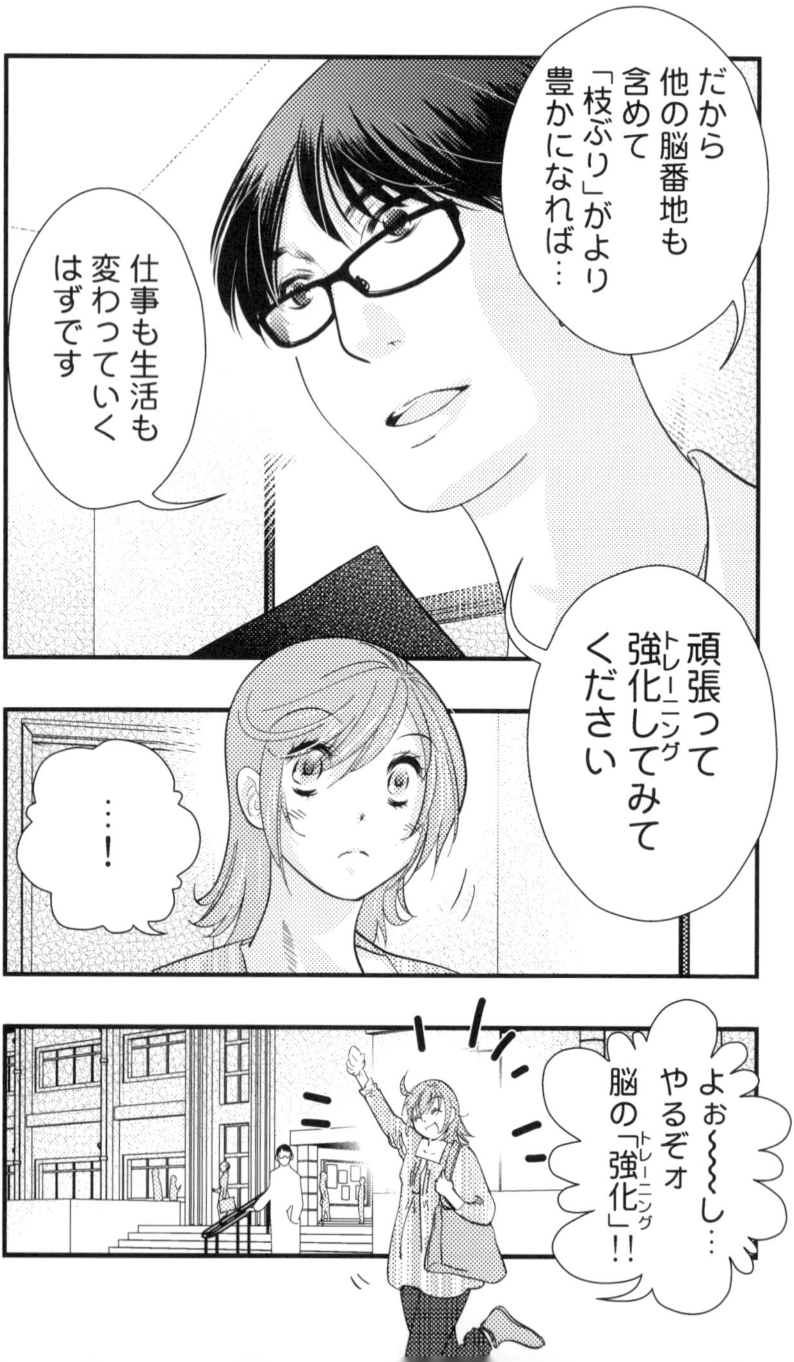
だから他の脳番地も含めて「枝ぶり」がより豊かになれば…
仕事も生活も変わっていくはずです
頑張って強化《トレーニング》してみてください
…!
よぉ〜〜し…やるぞォ脳の「強化《トレーニング》」!!

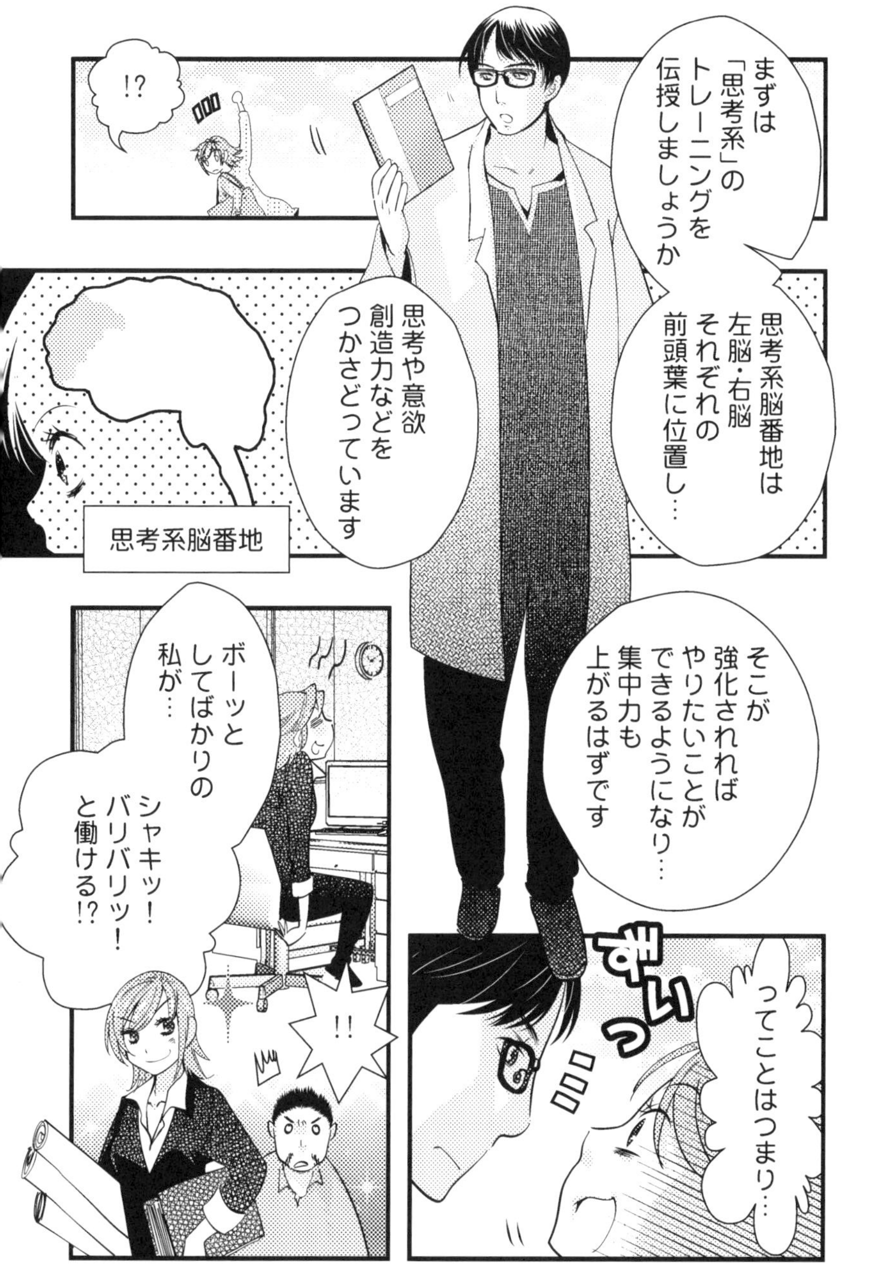
まずは「思考系」のトレーニングを伝授しましょうか
!?
思考系脳番地は左脳・右脳それぞれの前頭葉に位置し…
思考や意欲創造力などをつかさどっています
思考系脳番地
そこが強化されればやりたいことができるようになり…集中力も上がるはずです
ボーッとしてばかりの私が…
シャキッ！バリバリッ！と働ける!?
!!
ずいっ
ってことはつまり…

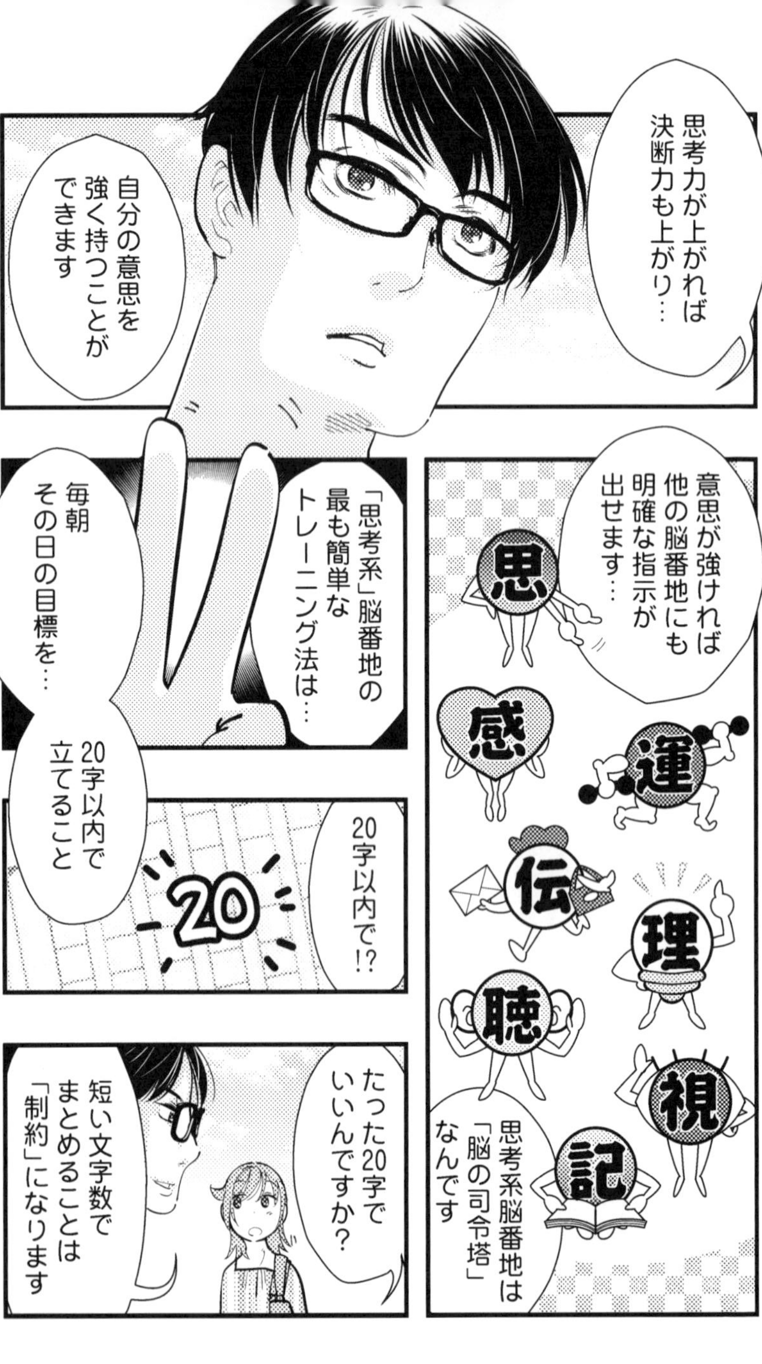
思考力が上がれば決断力も上がり…
自分の意思を強く持つことができます
意思が強ければ他の脳番地にも明確な指示が出せます…
思
感
運
伝
理
聴
視
記
思考系脳番地は「脳の司令塔」なんです
「思考系」脳番地の最も簡単なトレーニング法は…
毎朝その日の目標を…
20字以内で立てること
20字以内で!?
20
たった20字でいいんですか?
短い文字数でまとめることは「制約」になります

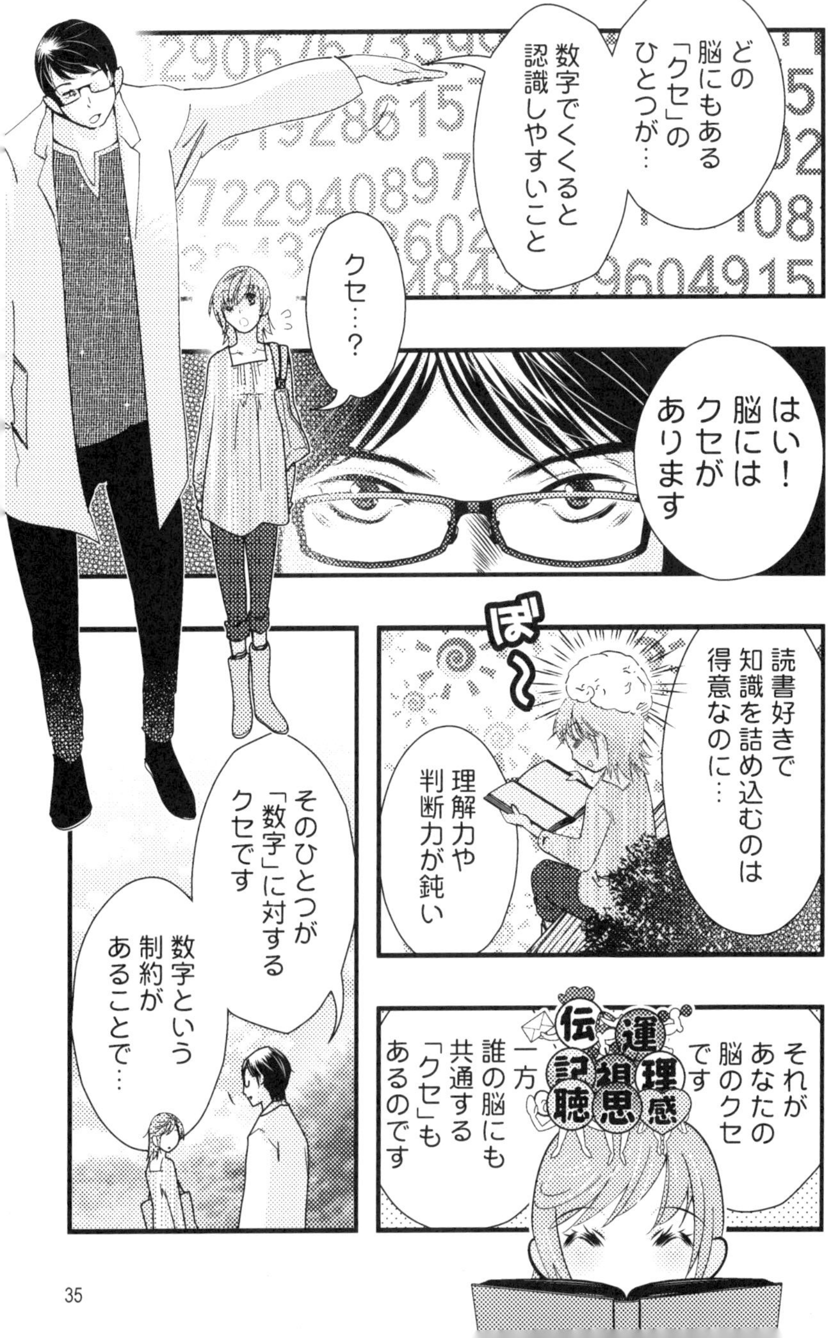
どの脳にもある「クセ」のひとつが…
数字でくくると認識しやすいこと
クセ…？
はい！脳にはクセがあります
ぼ〜
読書好きで知識を詰め込むのは得意なのに…
理解力や判断力が鈍い
そのひとつが「数字」に対するクセです
数字という制約があることで…
それがあなたの脳のクセです
一方誰の脳にも共通する「クセ」もあるのです
伝
運
記
視
理
聴
思
感

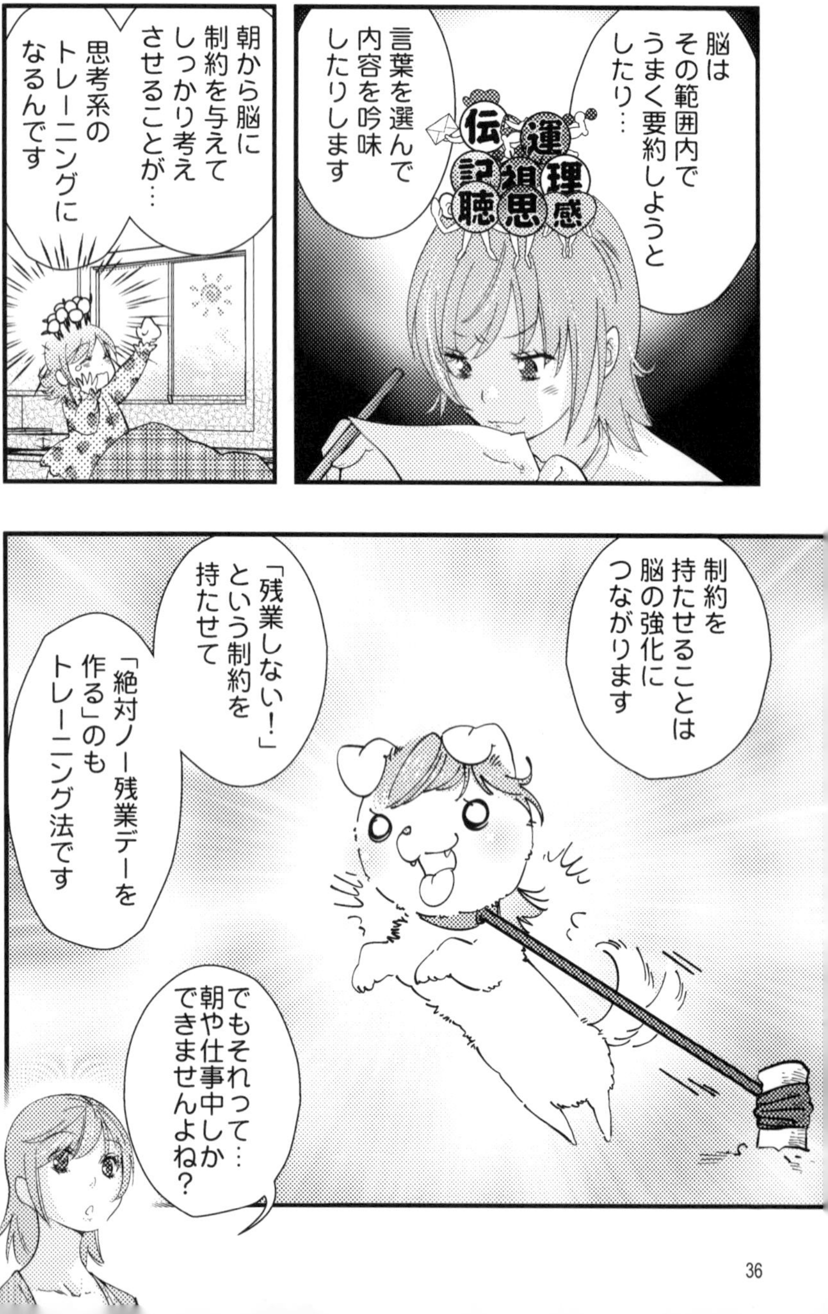
脳は
その範囲内でうまく要約しようとしたり…
言葉を選んで内容を吟味したりします
伝
運
記
視
理
聴
思
感
朝から脳に制約を与えてしっかり考えさせることが…
思考系のトレーニングになるんです
制約を持たせることは脳の強化につながります
「残業しない！」という制約を持たせて
「絶対ノー残業デーを作る」のもトレーニング法です
でもそれって…朝や仕事中しかできませんよね？

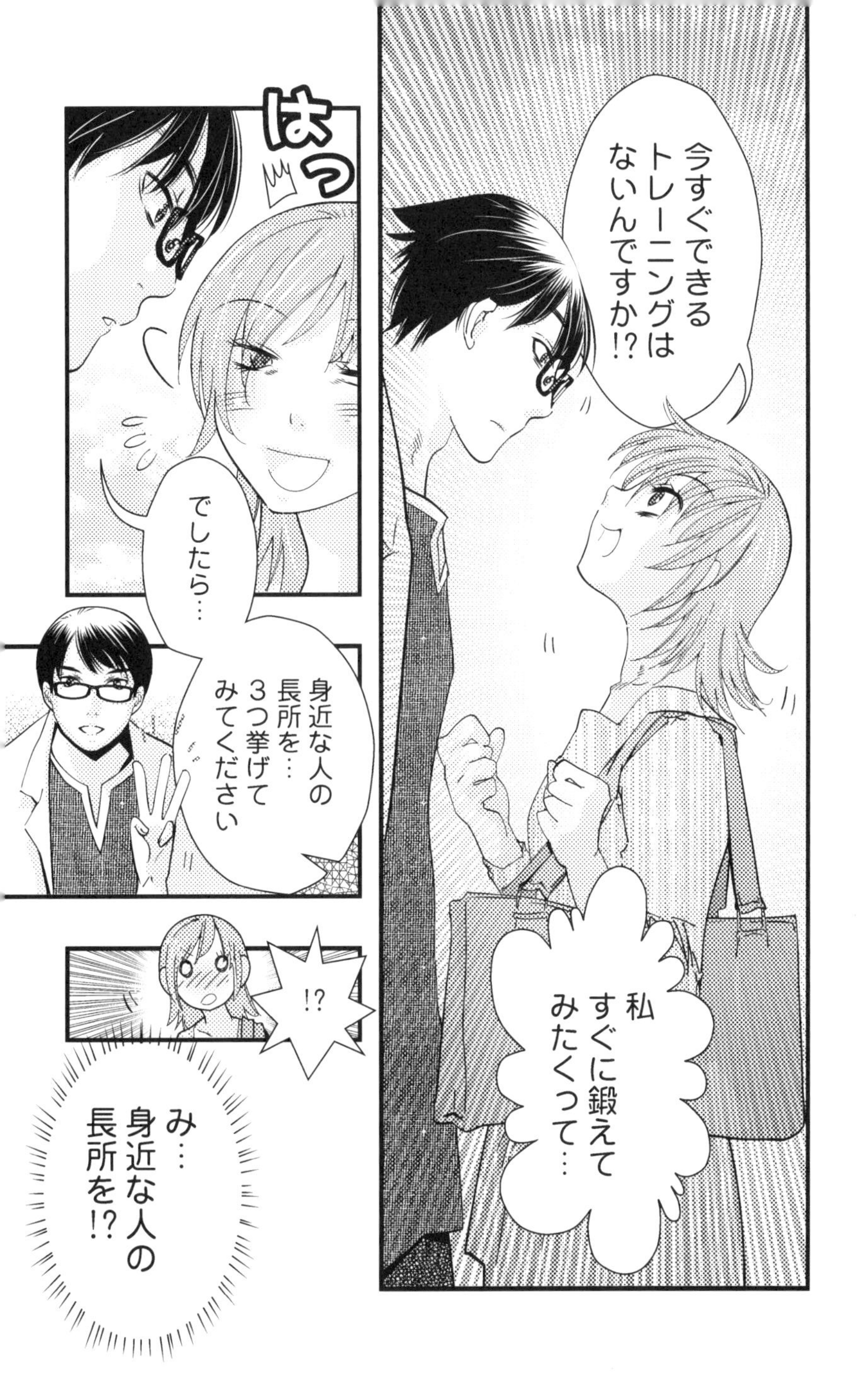
今すぐできるトレーニングはないんですか!?
私すぐに鍛えてみたくって…
はっ
でしたら…
身近な人の長所を…3つ挙げてみてください
!?
み…身近な人の長所を!?

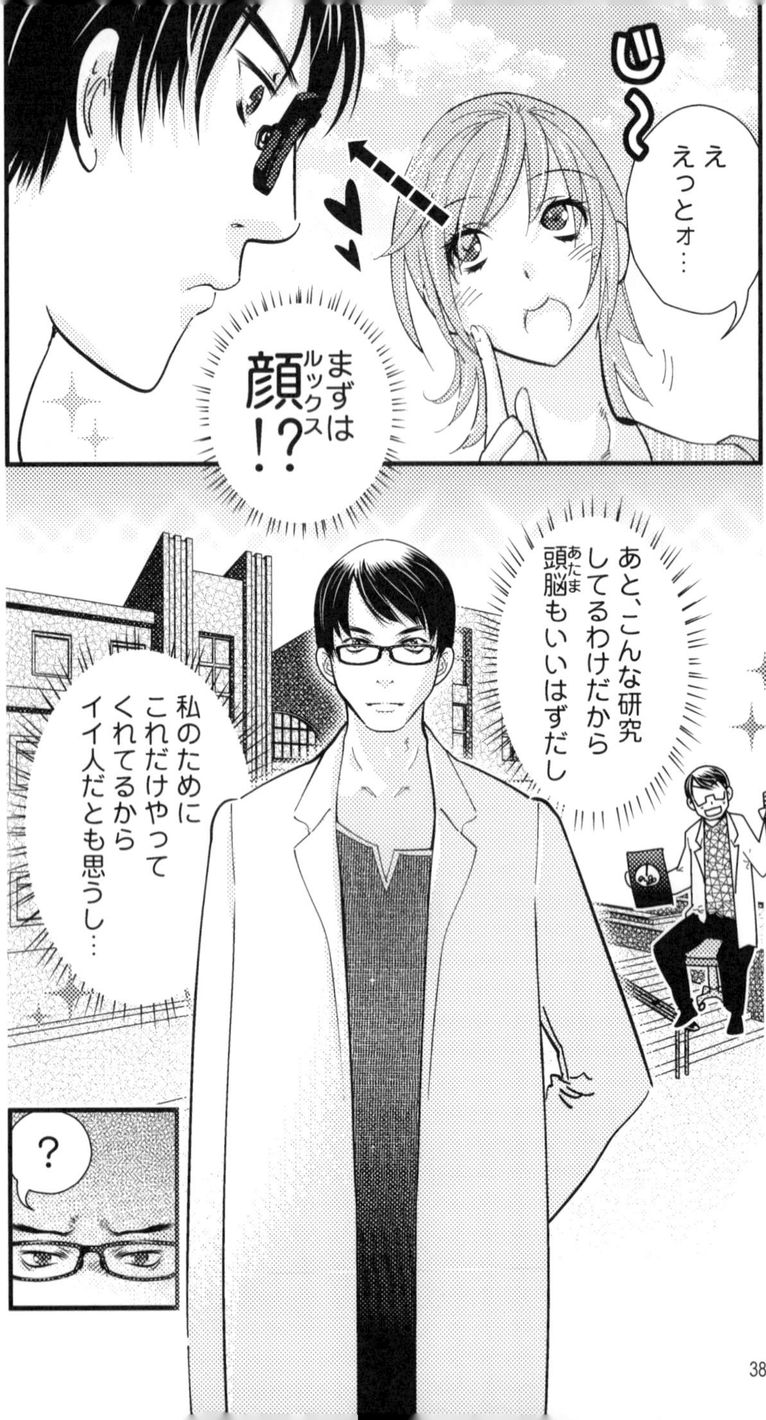
じ〜
え
えっとォ…
まずは顔《ルックス》!?
あと、こんな研究
してるわけだから
頭脳《あたま》もいいはずだし
私のために
これだけやって
くれてるから
イイ人だとも思うし…
?

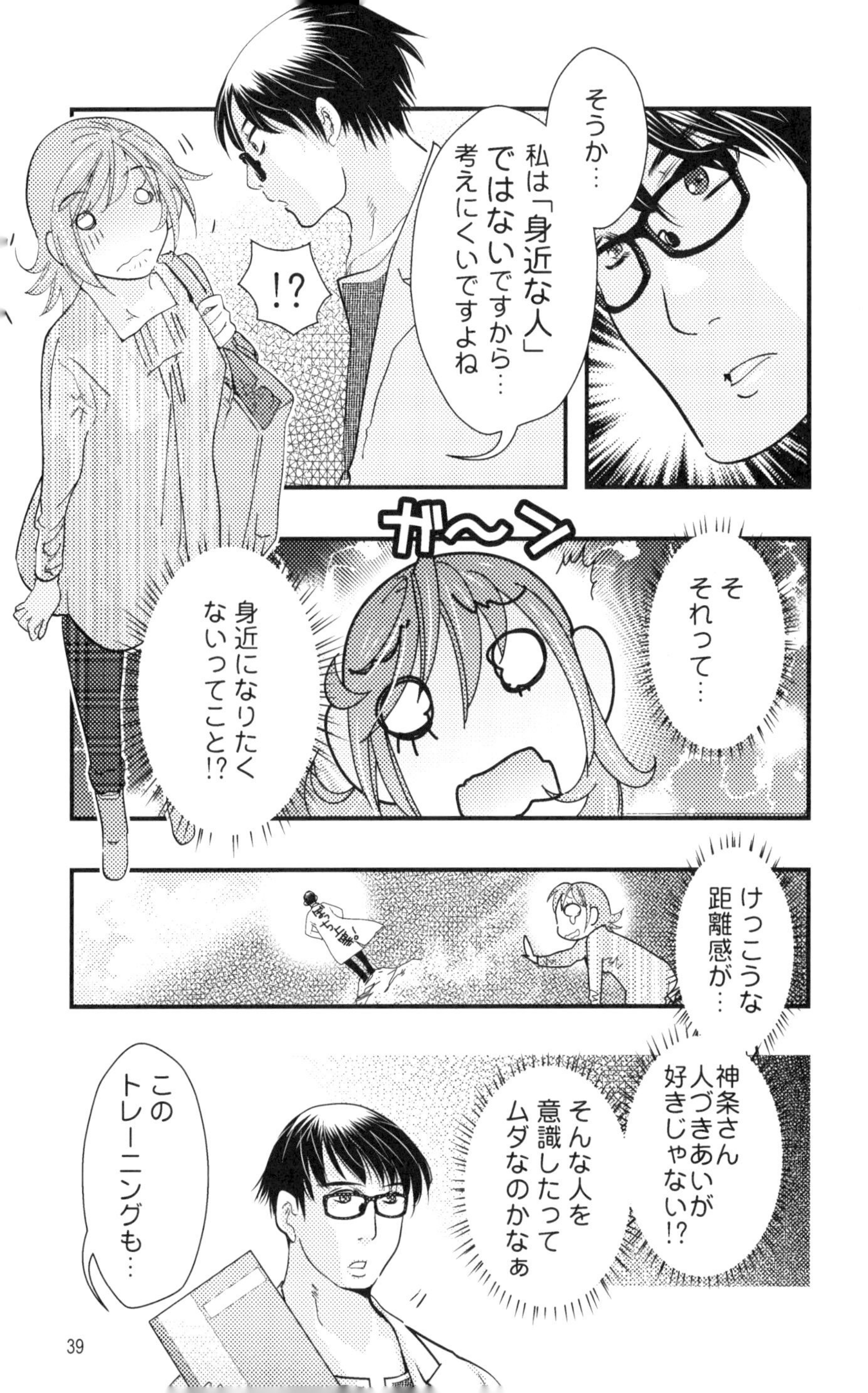

そうか…
私は「身近な人」ではないですから…考えにくいですよね
!?
が〜ン
そ それって…
身近になりたくないってこと!?
けっこうな距離感が…
神条さん人づきあいが好きじゃない!?
そんな人を意識したってムダなのかなぁ
このトレーニングも…

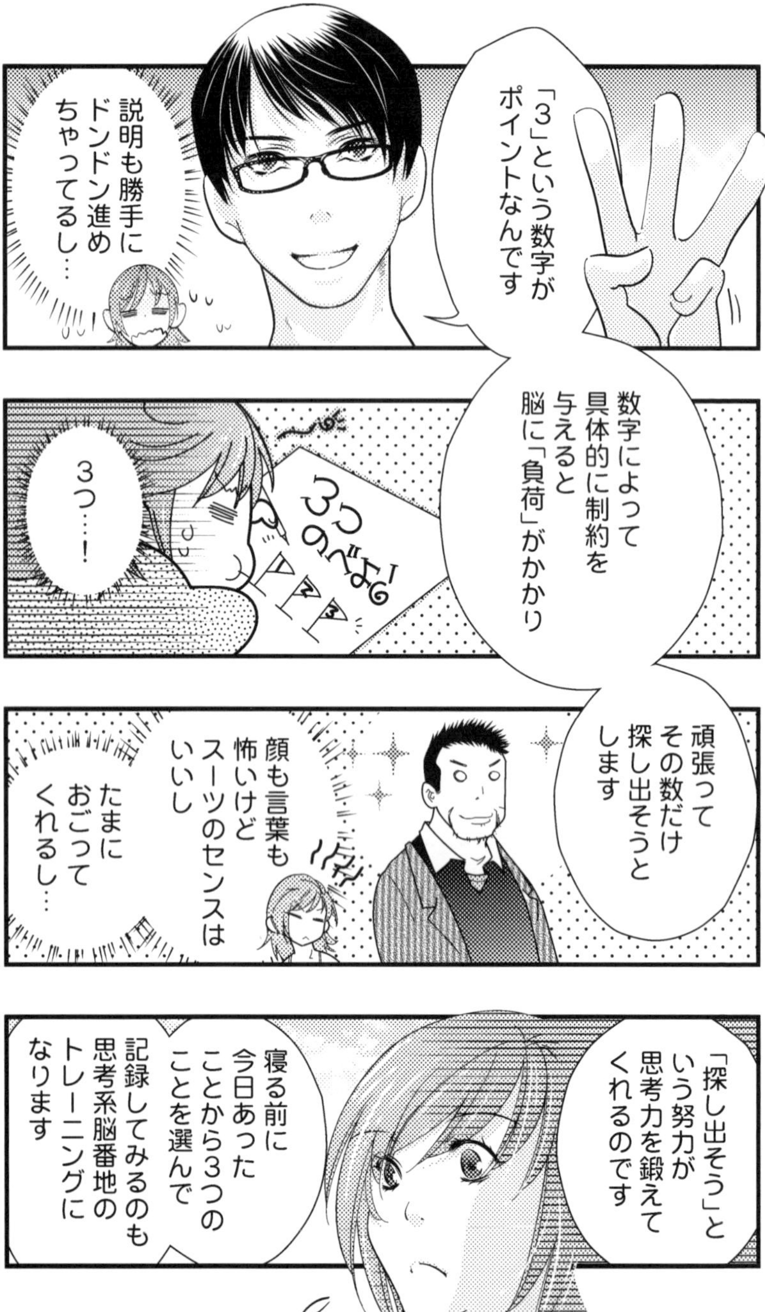
「3」という数字がポイントなんです
説明も勝手にドンドン進めちゃってるし…
数字によって具体的に制約を与えると脳に「負荷」がかかり
3つ…！
頑張ってその数だけ探し出そうとします
顔も言葉も怖いけどスーツのセンスはいいし
たまにおごってくれるし…
「探し出そう」という努力が思考力を鍛えてくれるのです
寝る前に今日あったことから3つのことを選んで
記録してみるのも思考系脳番地のトレーニングになります

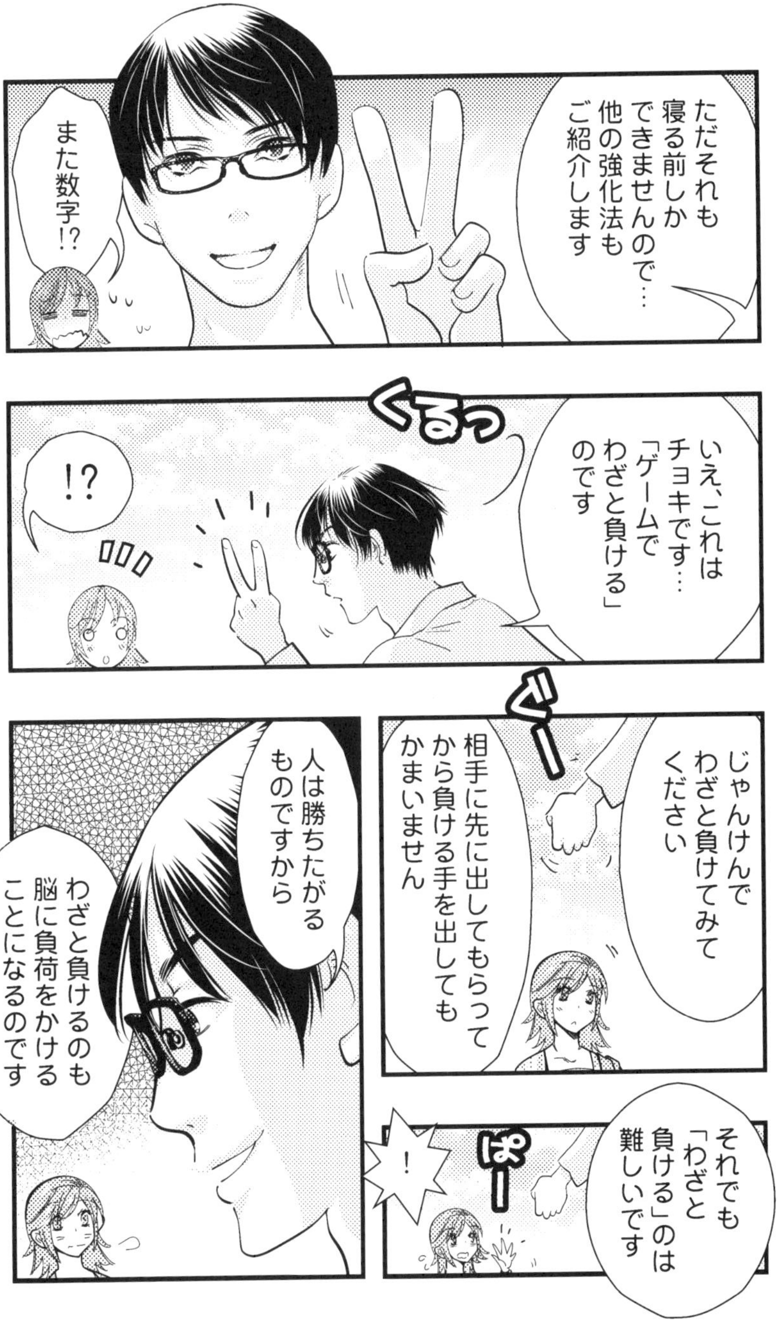
ただそれも寝る前しかできませんので…他の強化法もご紹介します
また数字!?
くるっ
いえ、これはチョキです…「ゲームでわざと負ける」のです
!?
ぐー
じゃんけんでわざと負けてみてください
相手に先に出してもらってから負ける手を出してもかまいません
それでも「わざと負ける」のは難しいです
ぱー
!
人は勝ちたがるものですから
わざと負けるのも脳に負荷をかけることになるのです

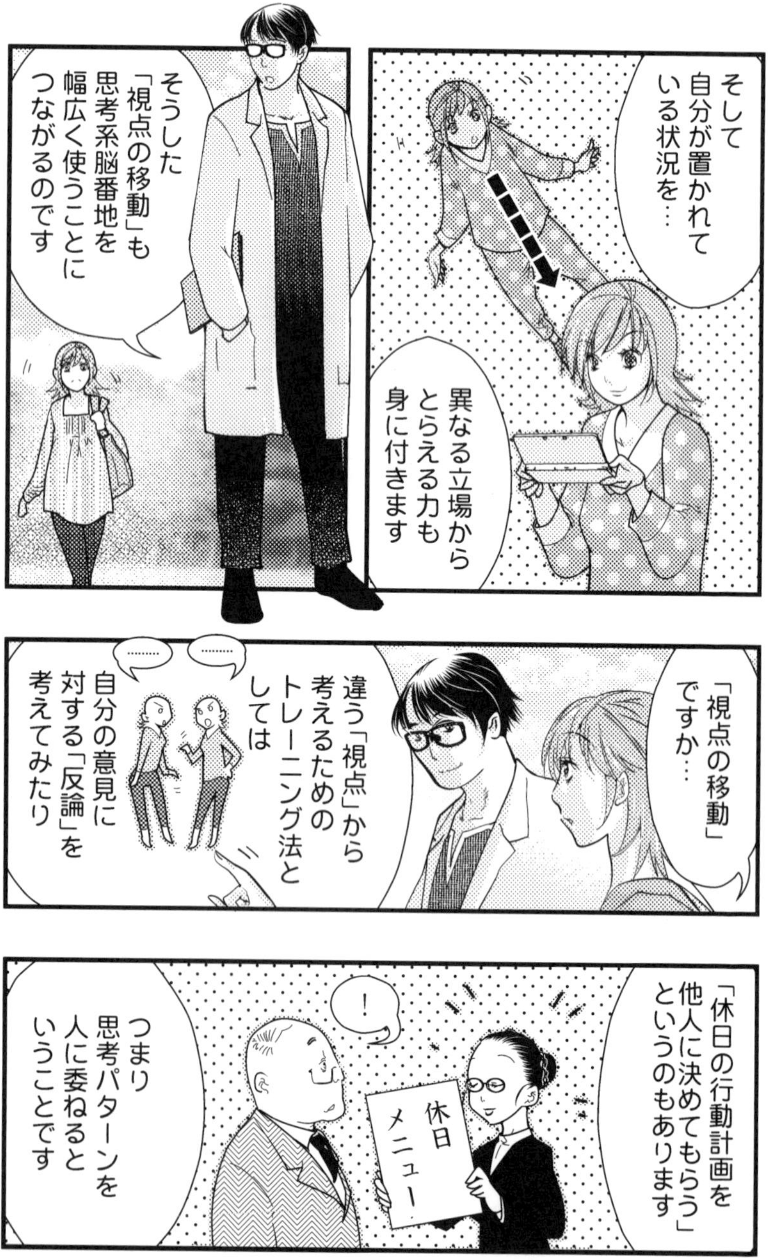

そして自分が置かれている状況を…
異なる立場からとらえる力も身に付きます
そうした「視点の移動」も思考系脳番地を幅広く使うことにつながるのです
「視点の移動」ですか…
違う「視点」から考えるためのトレーニング法としては
………
………
自分の意見に対する「反論」を考えてみたり
「休日の行動計画を他人に決めてもらう」というのもあります
!
休日メニュー
つまり思考パターンを人に委ねるということです

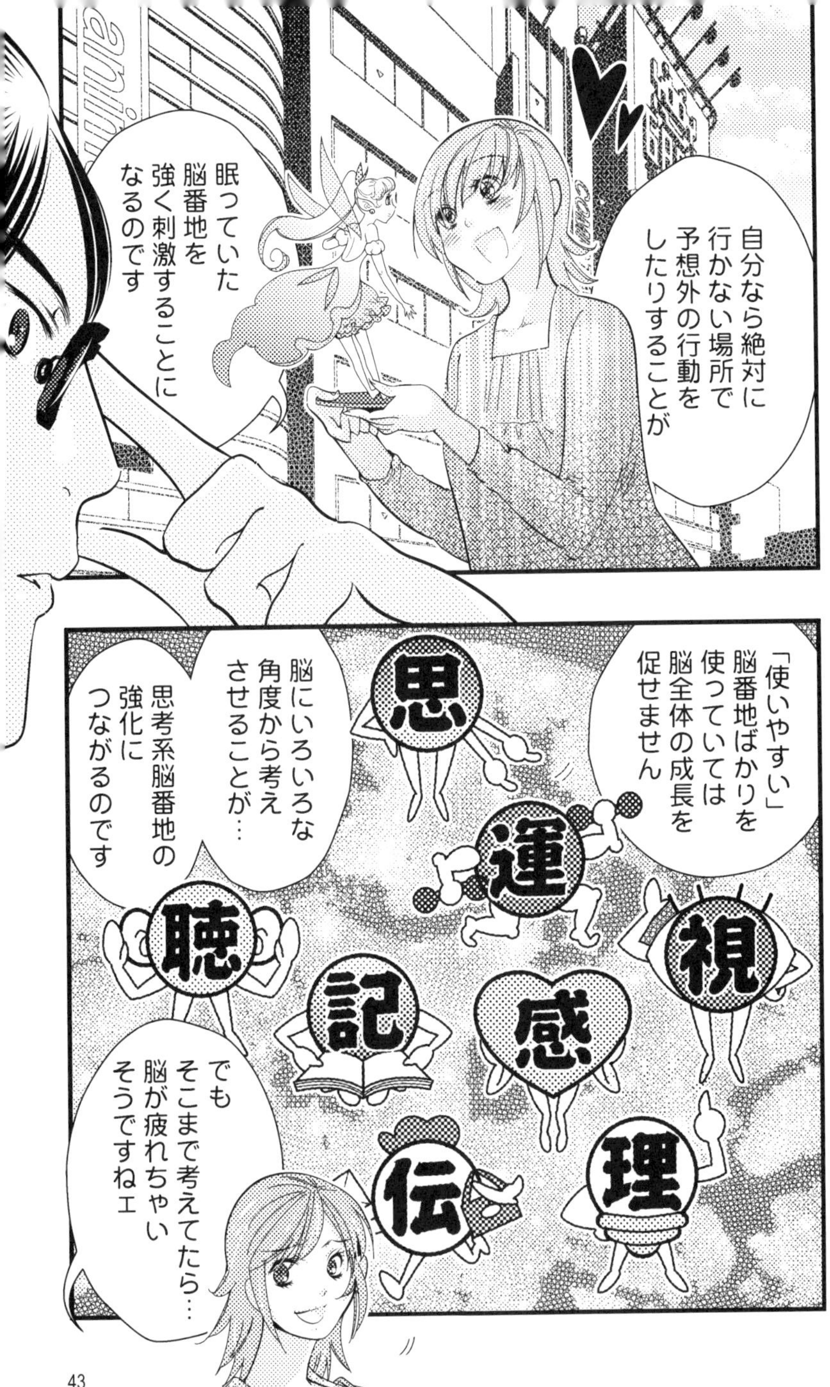
自分なら絶対に行かない場所で予想外の行動をしたりすることが
眠っていた脳番地を強く刺激することになるのです
「使いやすい」脳番地ばかりを使っていては脳全体の成長を促せません
思
運
脳にいろいろな角度から考えさせることが…
思考系脳番地の強化につながるのです
視
聴
感
記
理
伝
でもそこまで考えてたら…脳が疲れちゃいそうですねェ

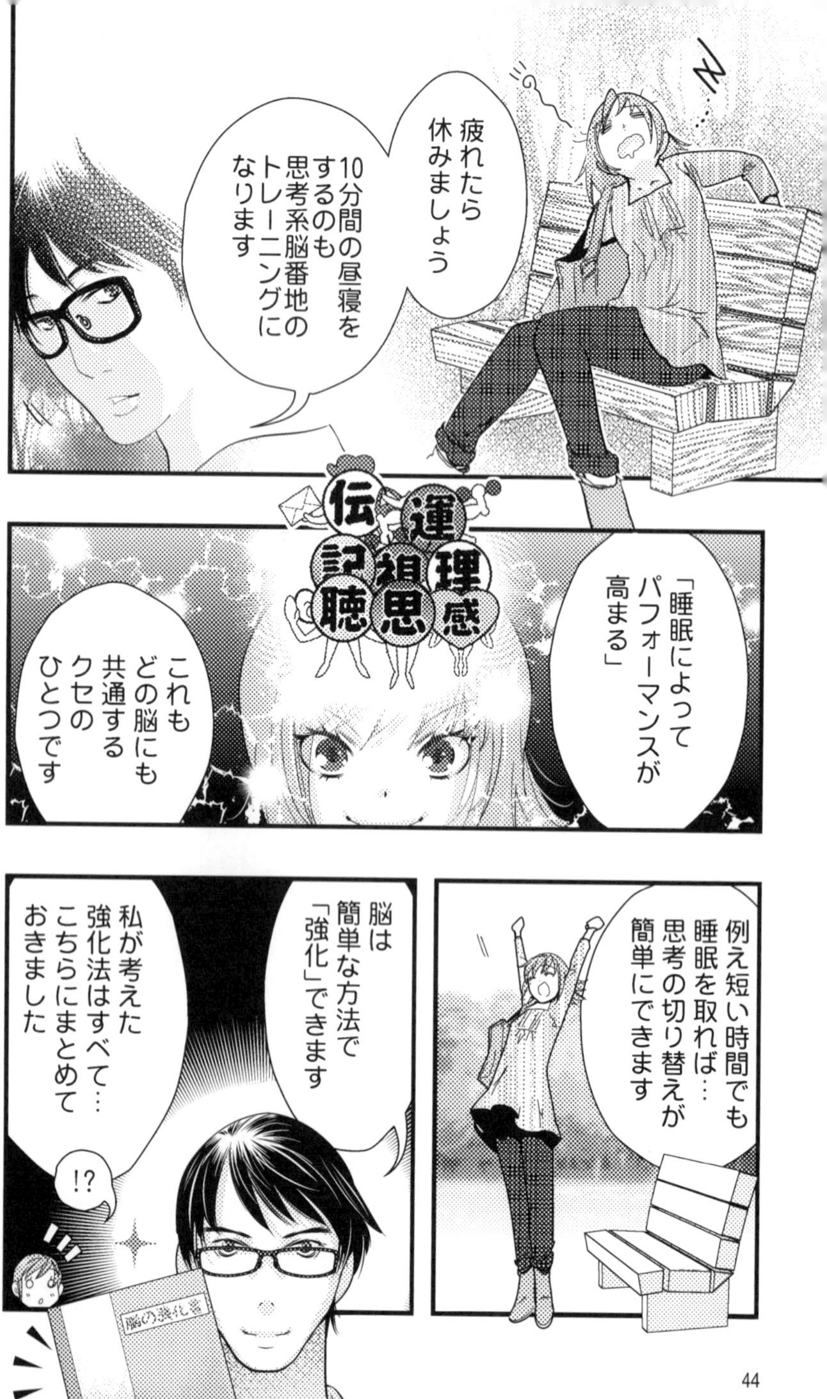
疲れたら休みましょう
10分間の昼寝をするのも思考系脳番地のトレーニングになります
伝 運 記 視 理 聴 思 感
「睡眠によってパフォーマンスが高まる」
これもどの脳にも共通するクセのひとつです
例え短い時間でも睡眠を取れば…思考の切り替えが簡単にできます
脳は簡単な方法で「強化」できます
私が考えた強化法はすべて…こちらにまとめておきました
!?
脳の強化書

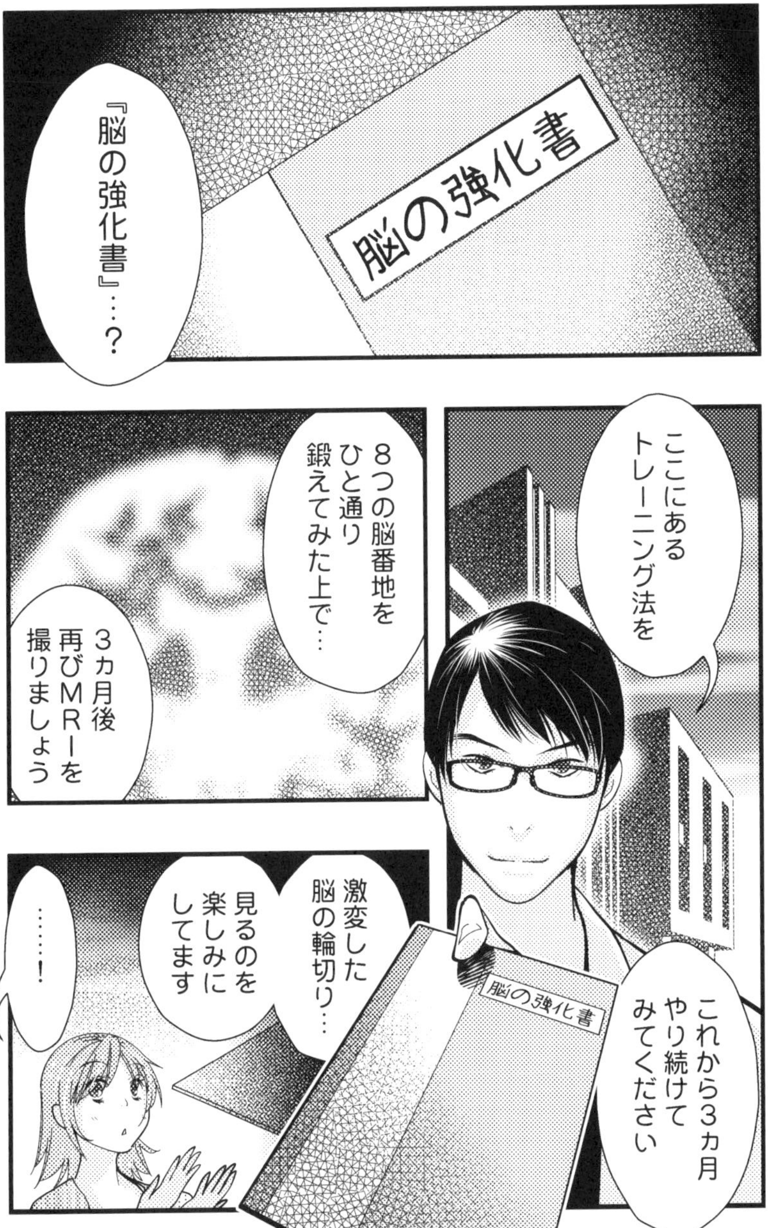
脳の強化書
『脳の強化書』…？
ここにあるトレーニング法を
これから3カ月やり続けてみてください
8つの脳番地をひと通り鍛えてみた上で…
3カ月後再びMRIを撮りましょう
脳の強化書
激変した脳の輪切り…
見るのを楽しみにしてます
……！

脳全体をひっぱるディレクター

1 思考系脳番地

人の脳の中で、高度な情報処理をするのが「大脳」です。この大脳の中で、中心より少し前にあるのが「前頭葉」という部位。前頭葉は、思考や創造、意欲のコントロールなど、人が生きていく中でとくに難しい活動を担当しています。「思考系脳番地」は、この前頭葉の前方に位置しています。

「思考系脳番地」とひと口にいっても、左脳側と右脳側の働きは同じではありません。

具体的で正確な答えを出すために使われるのが左脳の思考系脳番地、もの作りや映像の加工など言葉の操作をともなわない場合に活躍するのが、右脳の思考系脳番地です。

最近の研究では、右脳の思考系脳番地は、「善悪」の判断に関係していることがわかっています。

思考系脳番地

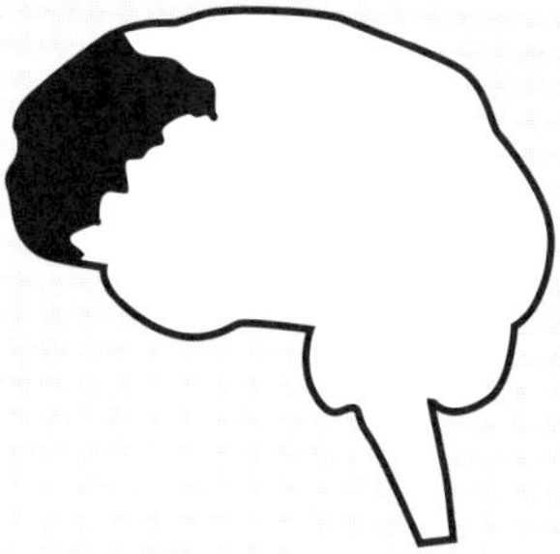

はなは神条と出会ってから、「脳を鍛えたい！」と強く願ってトレーニングを始めましたが、実はこの〝意思〟が関係しているのが思考系脳番地なのです。

思考系脳番地の中には、「意思決定」を行う番地（10番）がありますが、脳のMRI画像を見ると、強い意思表示をする人は、この部分の「枝ぶり」が太くなっていることがわかります。逆に、ストレスに弱く優柔不断な人は、あまり「枝ぶり」が発達していません。

思考系脳番地は、その人の将来のビジョンに対応しやすいという特徴があります。

「人に勝ちたい！」「出世したい！」「異性にモテたい！」という強い意思を持っている人ほど、その目標を実現するために、他の番地に必要な情報を取りに行くよう指示を出します。

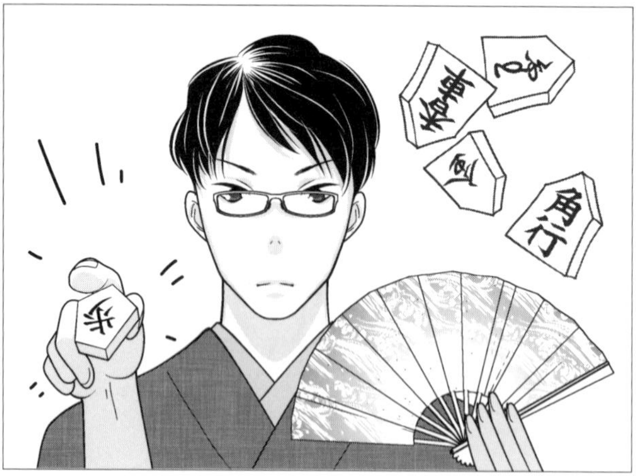

こう考えると、思考系脳番地は、脳全体のディレクター（監督）的役割を果たしているといえるかもしれません。

思考系脳番地を鍛えるとどうなる？

思考力が高くなるのはもちろんですが、とりわけ抽象的な思考ができるようになるという特徴があります。また、幅広く柔軟な情報操作にも対応できるようになります。

思考系脳番地が発達している職業

強い意志と判断力が要求される経営者、物語を創り出す小説家、盤面を見て何十手も先を予測する棋士など。

また、職業ではありませんが、複数の仕事を同時並行で進めている人などは、思考系脳番地が激しく反応することがわかっています。

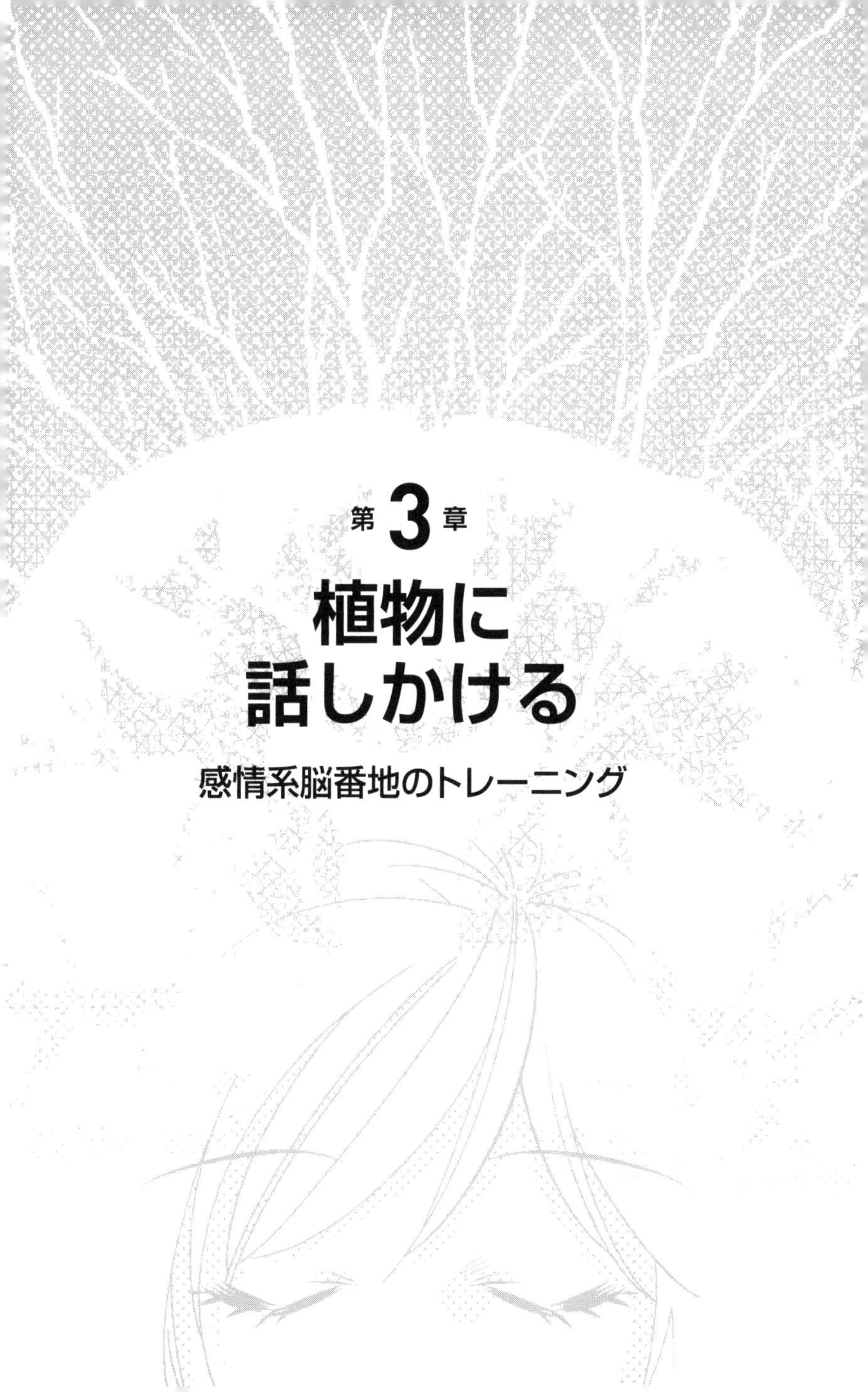

第3章

植物に話しかける

感情系脳番地のトレーニング

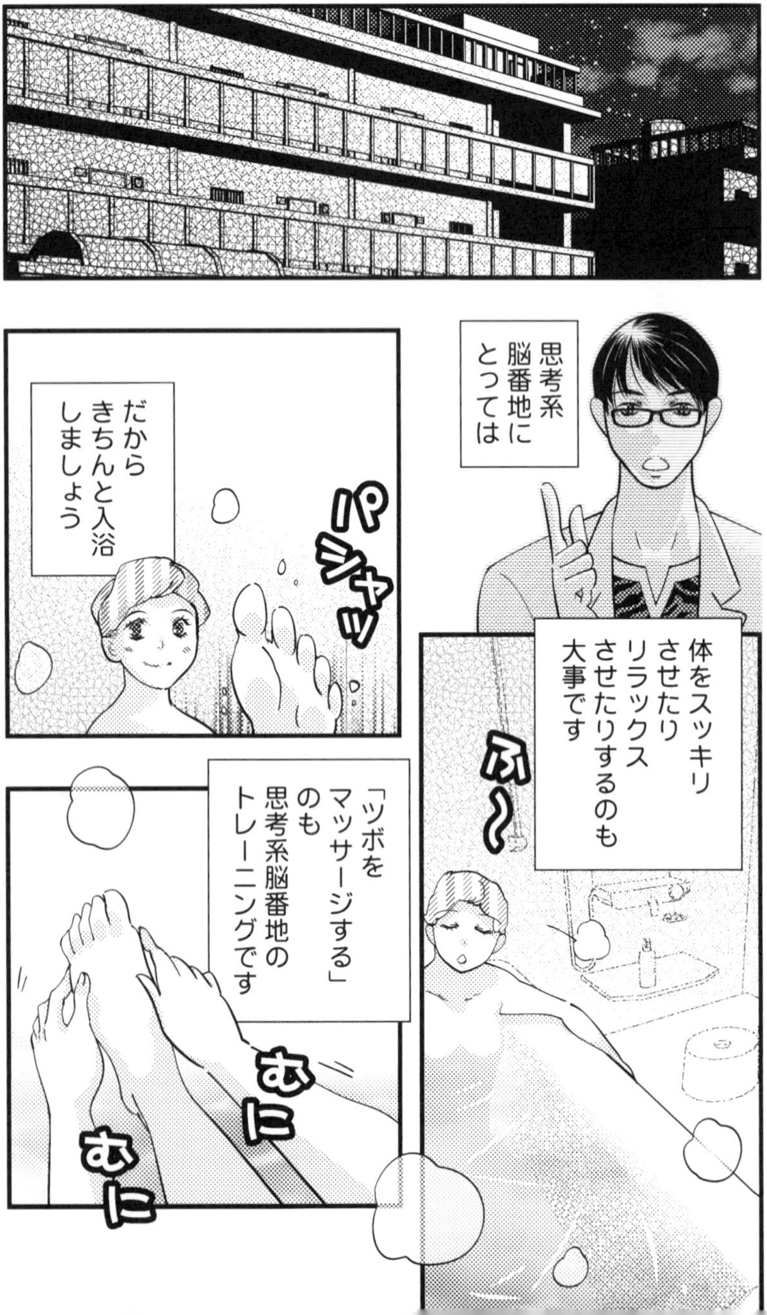

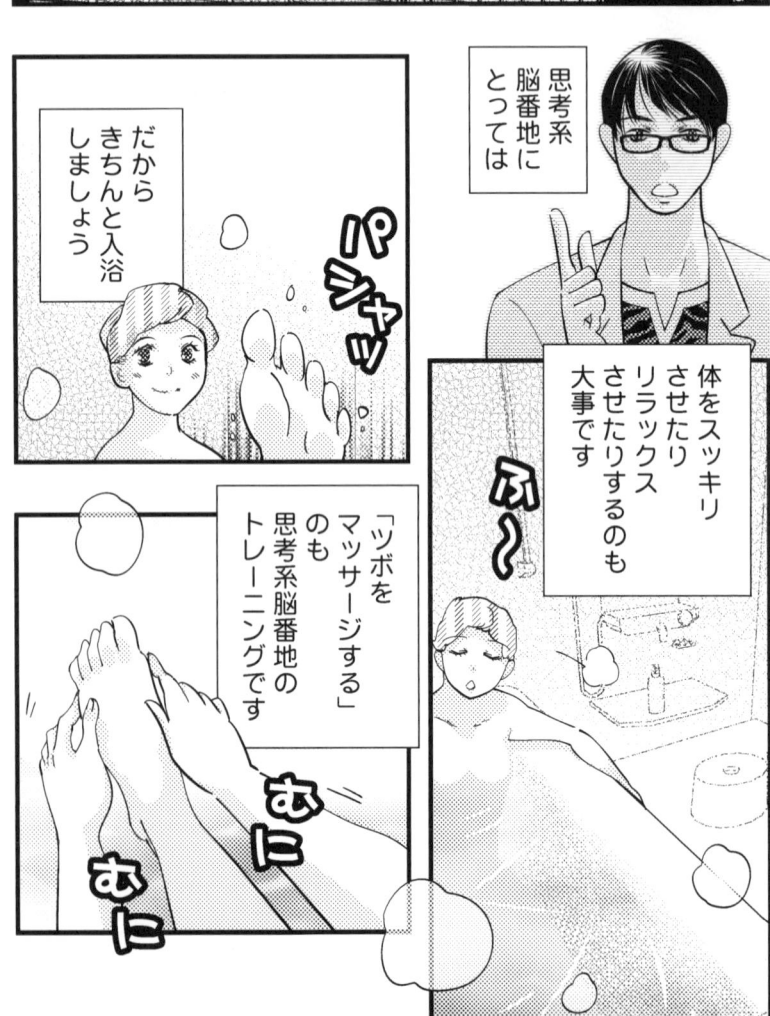

思考系脳番地にとっては
体をスッキリさせたりリラックスさせたりするのも大事です
ふ〜
だからきちんと入浴しましょう
パシャッ
「ツボをマッサージする」のも思考系脳番地のトレーニングです
むに
むに

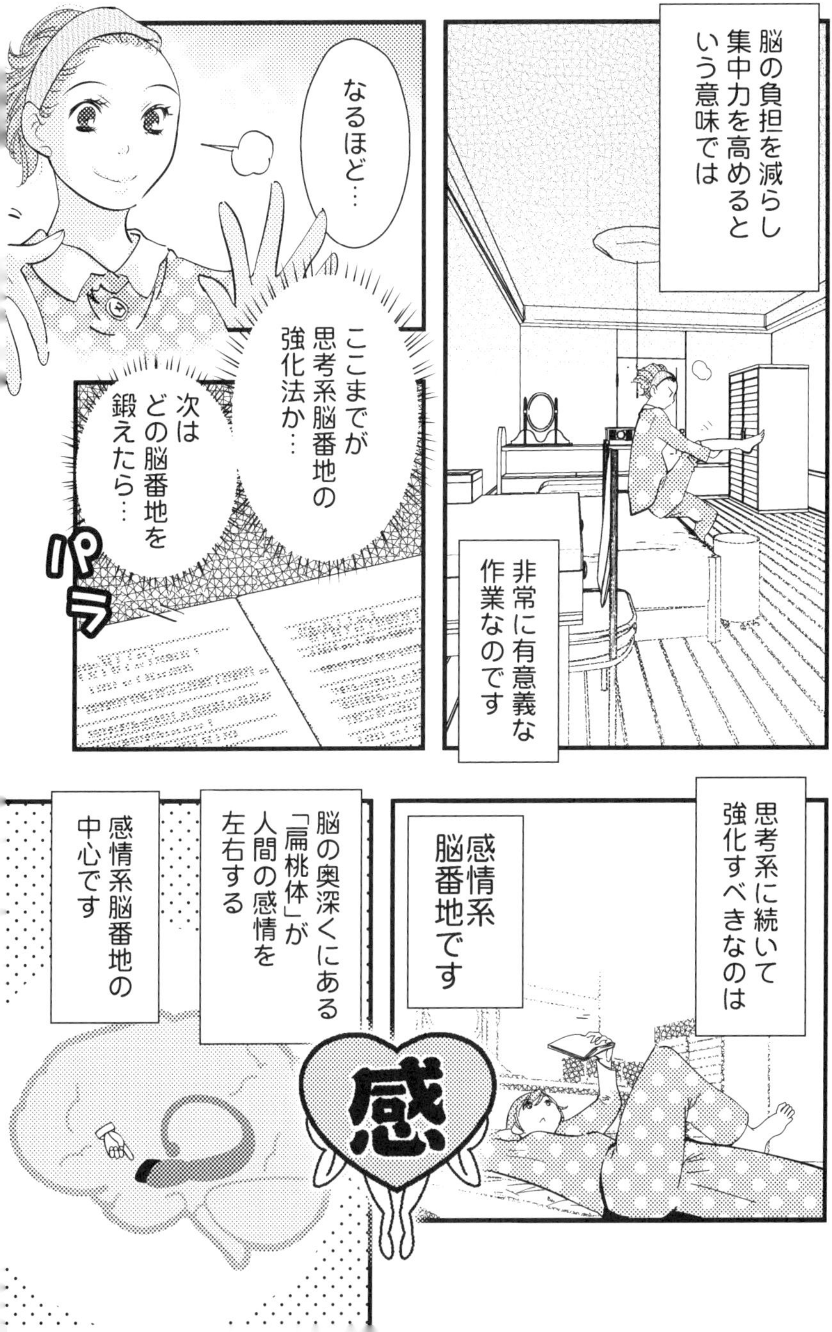
脳の負担を減らし集中力を高めるという意味では
非常に有意義な作業なのです
なるほど…
ここまでが思考系脳番地の強化法か…
次はどの脳番地を鍛えたら…
パラ
思考系に続いて強化すべきなのは
感情系脳番地です
感
脳の奥深くにある「扁桃体」が人間の感情を左右する
感情系脳番地の中心です

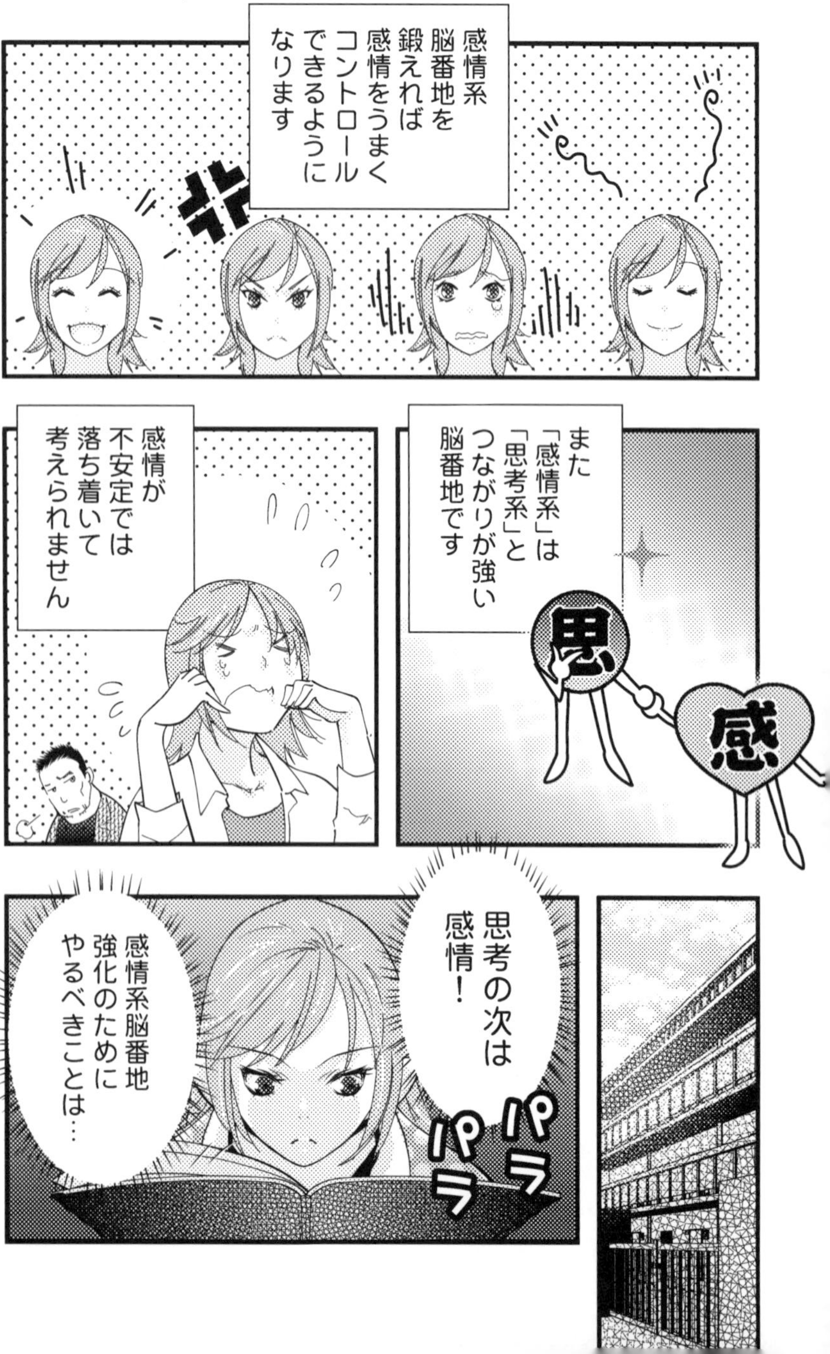
感情系脳番地を鍛えれば感情をうまくコントロールできるようになります
また「感情系」は「思考系」とつながりが強い脳番地です
思
感
感情が不安定では落ち着いて考えられません
思考の次は感情！
感情系脳番地強化のためにやるべきことは…
パラ
パラ

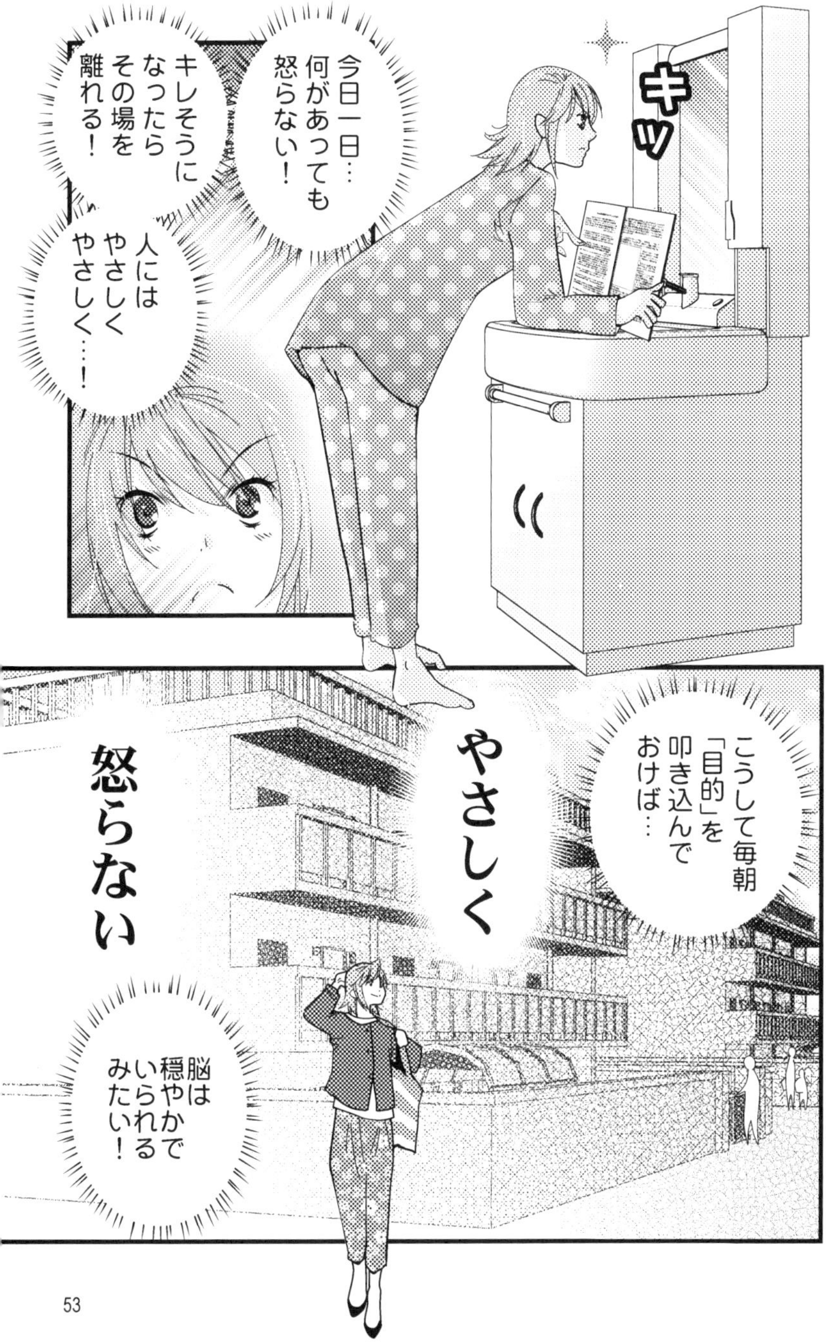
キッ
今日一日…何があっても怒らない！
キレそうになったらその場を離れる！
人にはやさしくやさしく…！
こうして毎朝「目的」を叩き込んでおけば…
やさしく
怒らない
脳は穏やかでいられるみたい！

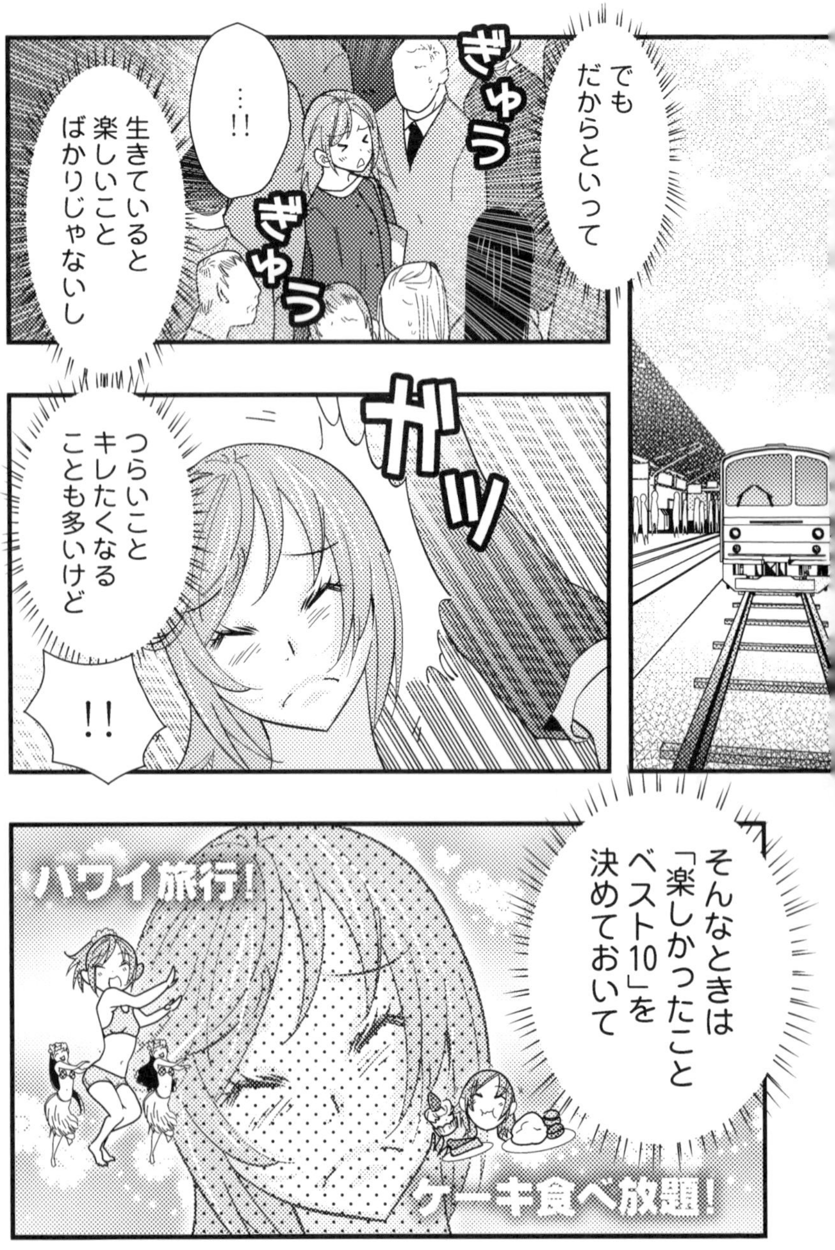
でも
だからといって
ぎゅう
ぎゅう
…!!
生きていると
楽しいこと
ばかりじゃないし
ガッ
つらいこと
キレたくなる
ことも多いけど
!!
そんなときは
「楽しかったこと
ベスト10」を
決めておいて
ハワイ旅行!
ケーキ食べ放題!

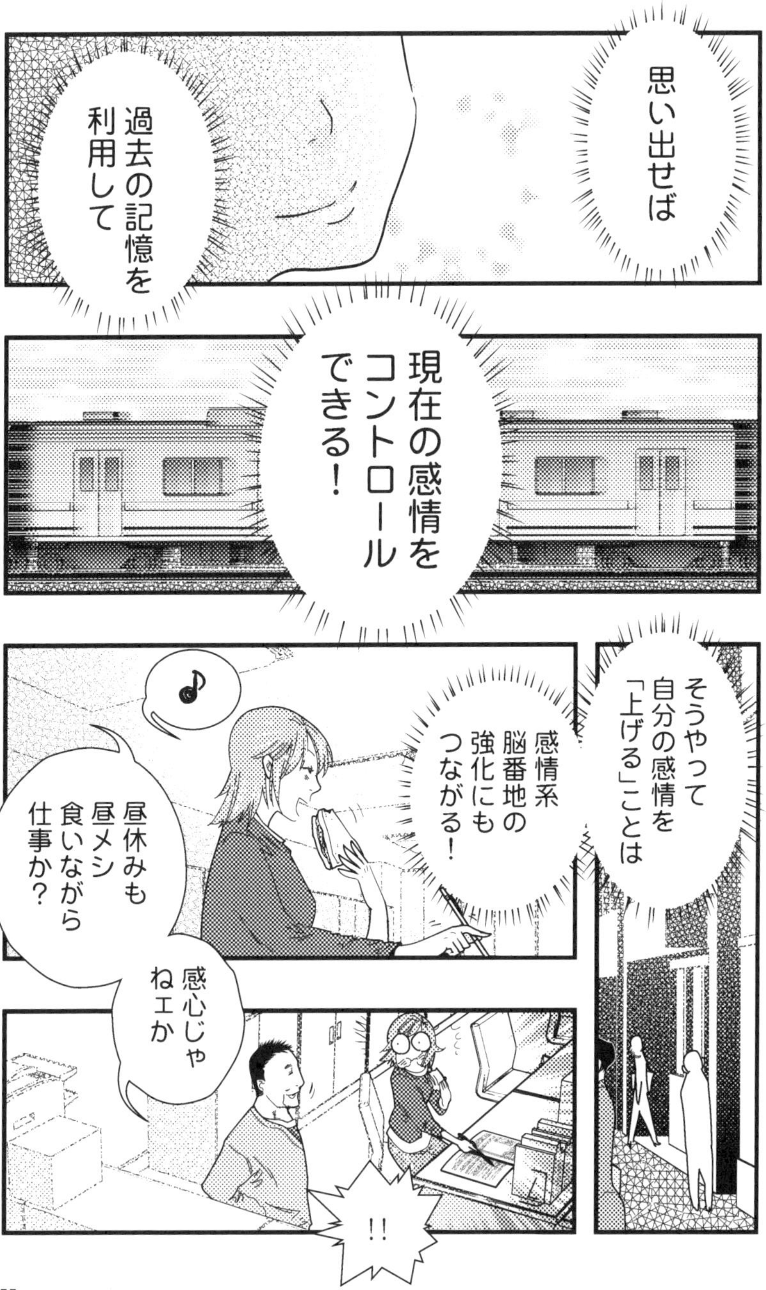
思い出せば
過去の記憶を利用して
現在の感情をコントロールできる！
そうやって自分の感情を「上げる」ことは
感情系脳番地の強化にもつながる！
♪
昼休みも昼メシ食いながら仕事か？
感心じゃねエか
!!

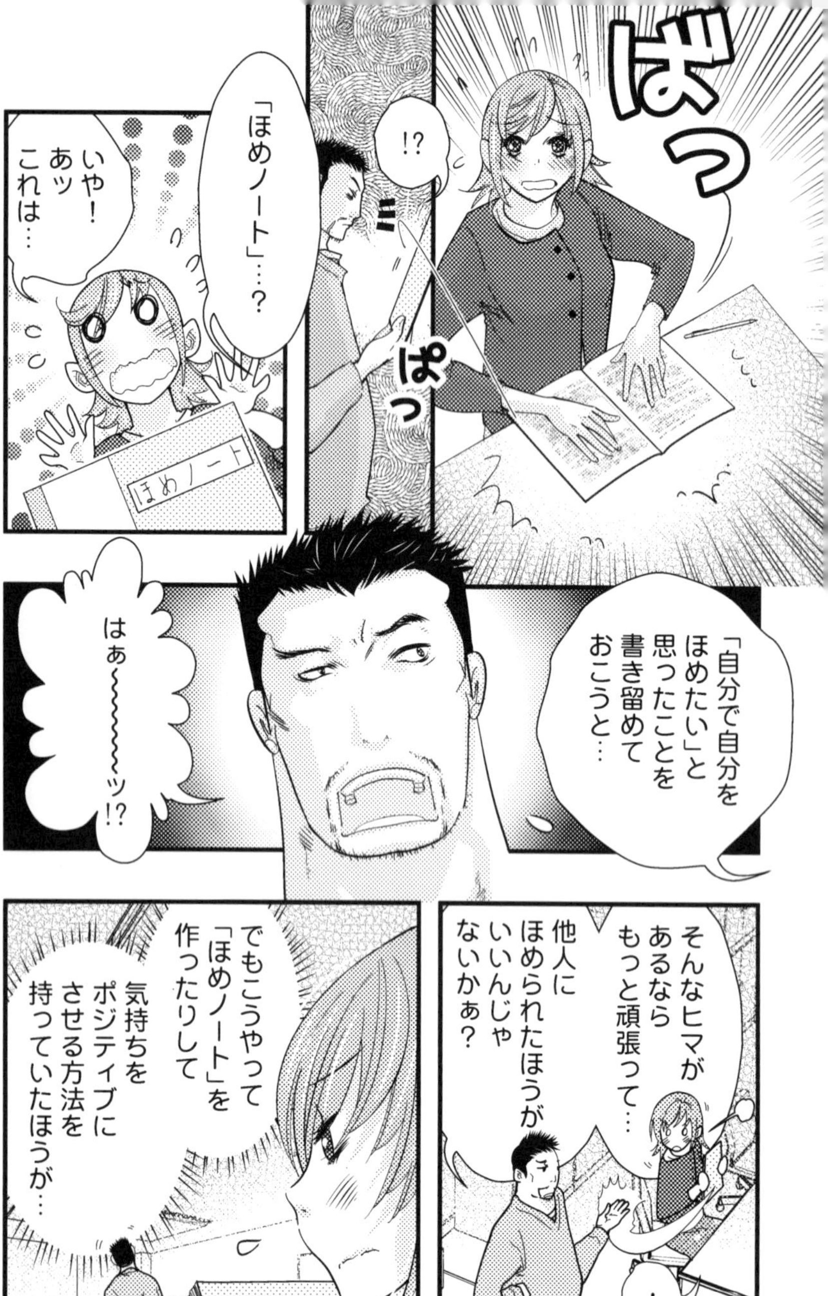
ぱっ
!?
ぱっ
「ほめノート」…？
いや！あッこれは…
ほめノート
「自分で自分をほめたい」と思ったことを書き留めておこうと…
はぁ〜〜〜〜〜ッ!?
そんなヒマがあるならもっと頑張って…他人にほめられたほうがいいんじゃないかぁ？
！
でもこうやって「ほめノート」を作ったりして気持ちをポジティブにさせる方法を持っていたほうが…

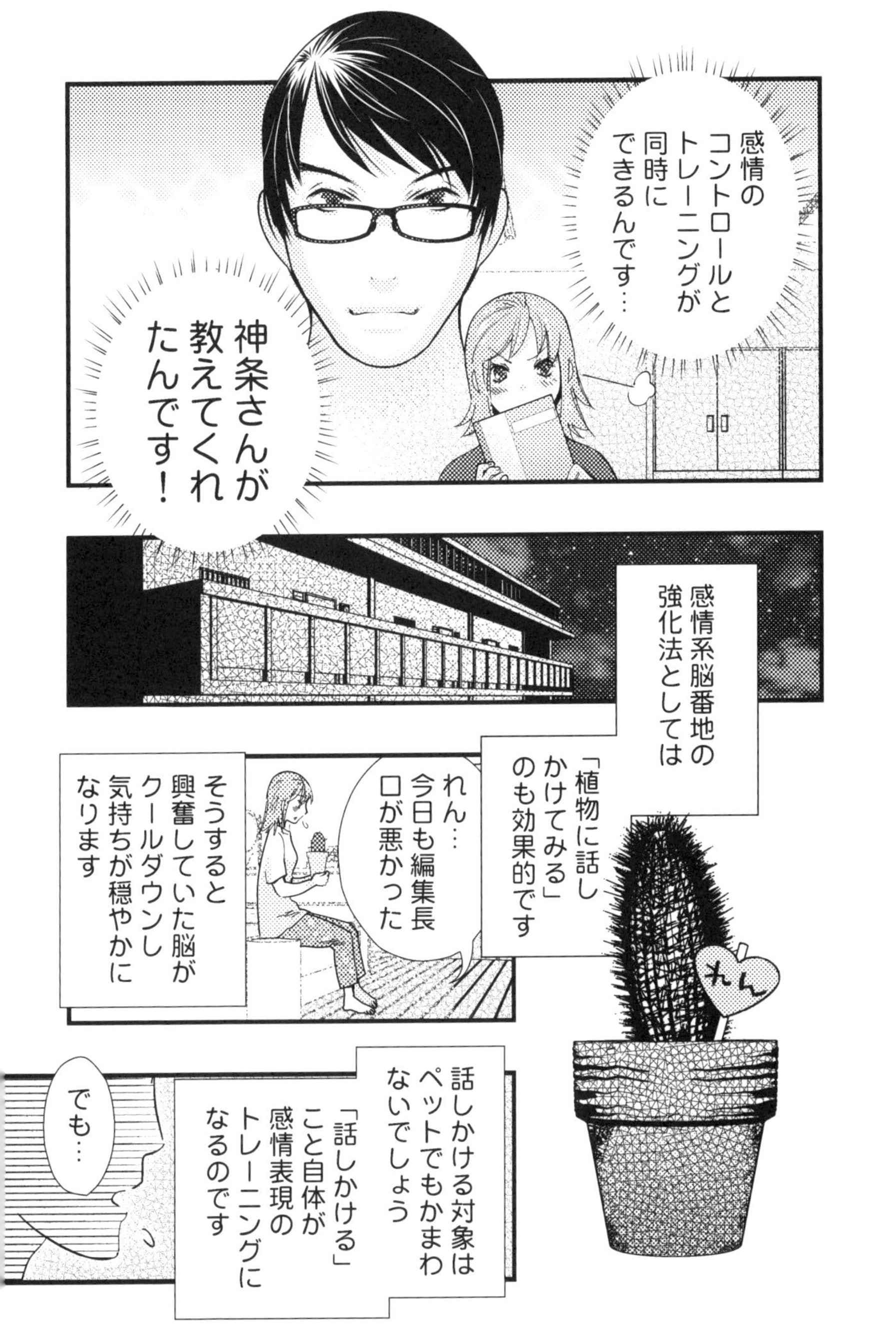
感情のコントロールとトレーニングが同時にできるんです…
神条さんが教えてくれたんです！
感情系脳番地の強化法としては
「植物に話しかけてみる」のも効果的です
れん…今日も編集長口が悪かった
そうすると興奮していた脳がクールダウンし気持ちが穏やかになります
れん
話しかける対象はペットでもかまわないでしょう
「話しかける」こと自体が感情表現のトレーニングになるのです
でも…

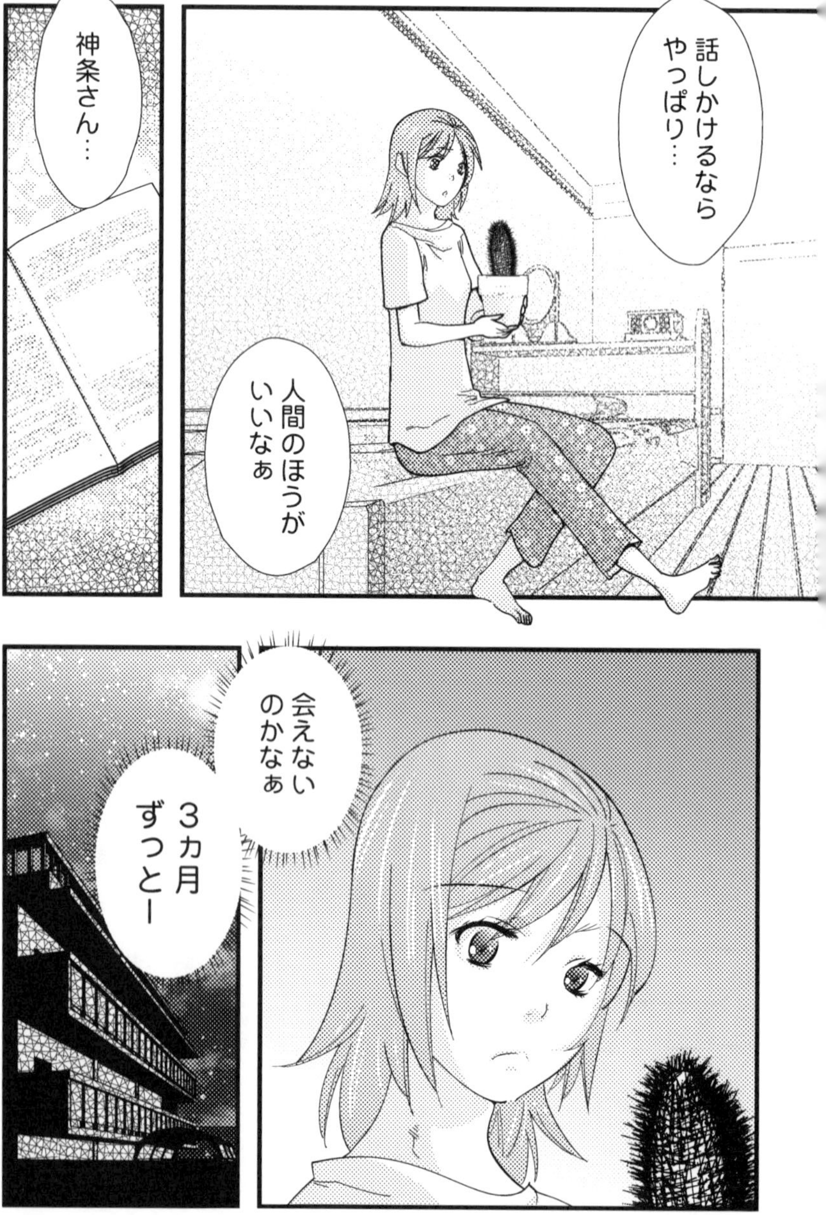
話しかけるなら
やっぱり…
人間のほうが
いいなぁ
神条さん…
会えない
のかなぁ
3カ月
ずっとー

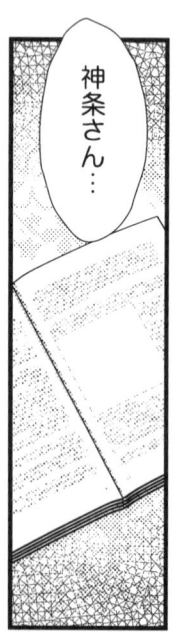

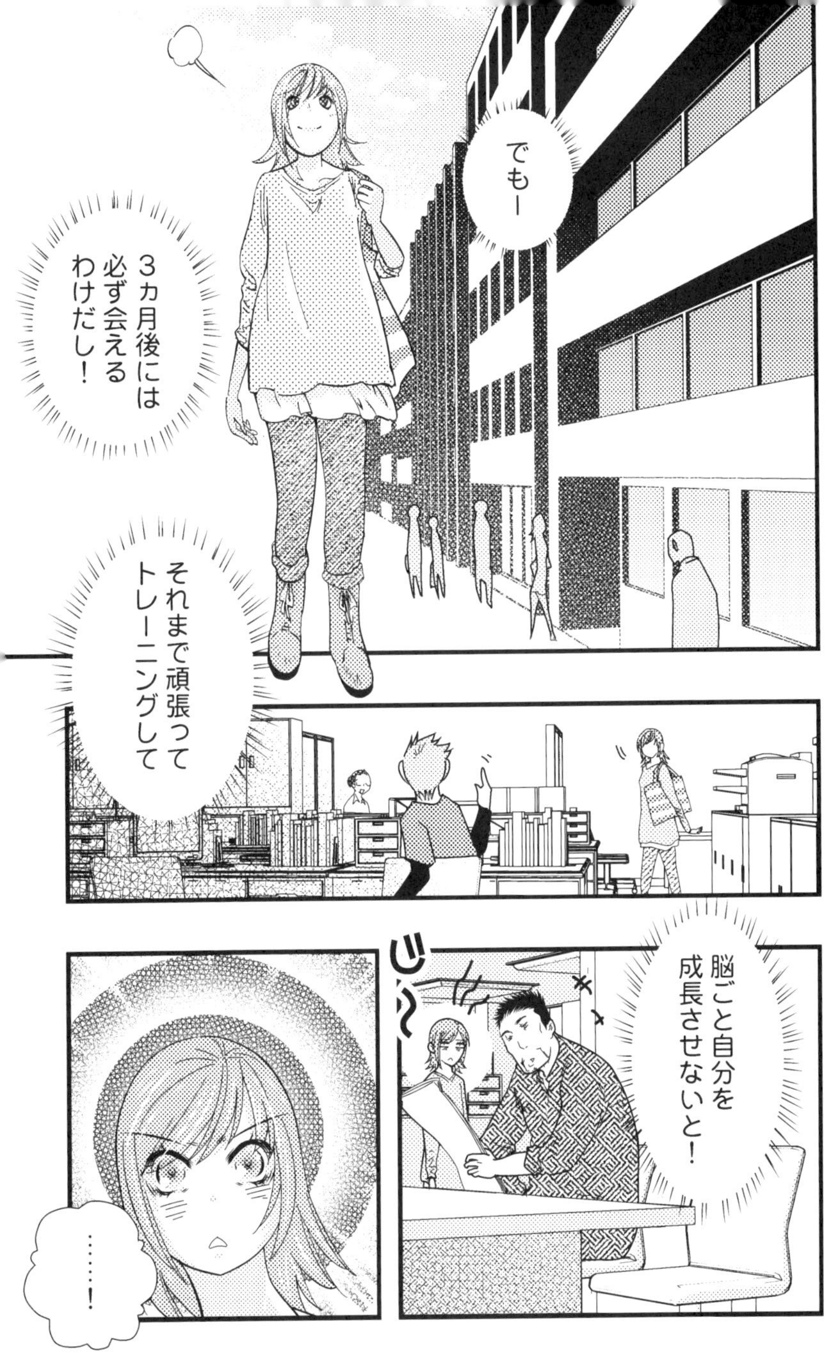
でもー
3カ月後には必ず会えるわけだし！
それまで頑張ってトレーニングして
脳ごと自分を成長させないと！
……！

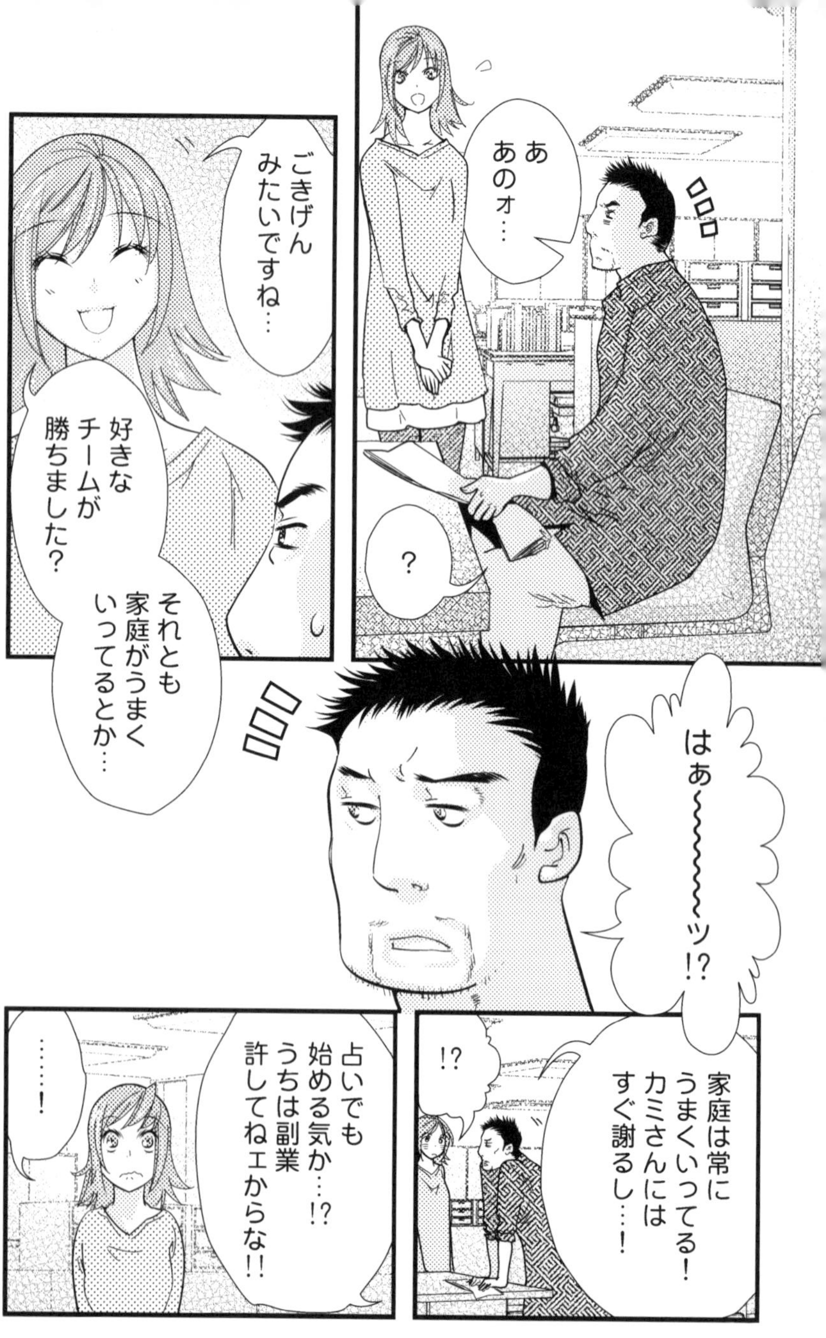
あ
あのォ…
?
ごきげん
みたいですね…
好きな
チームが
勝ちました?
それとも
家庭がうまく
いってるとか…
はぁ〜〜〜〜ッ!?
家庭は常に
うまくいってる!
カミさんには
すぐ謝るし…!
!?
占いでも
始める気か…!?
うちは副業
許してねェからな!!
……!

※はなが脳内に作った神条のイメージ

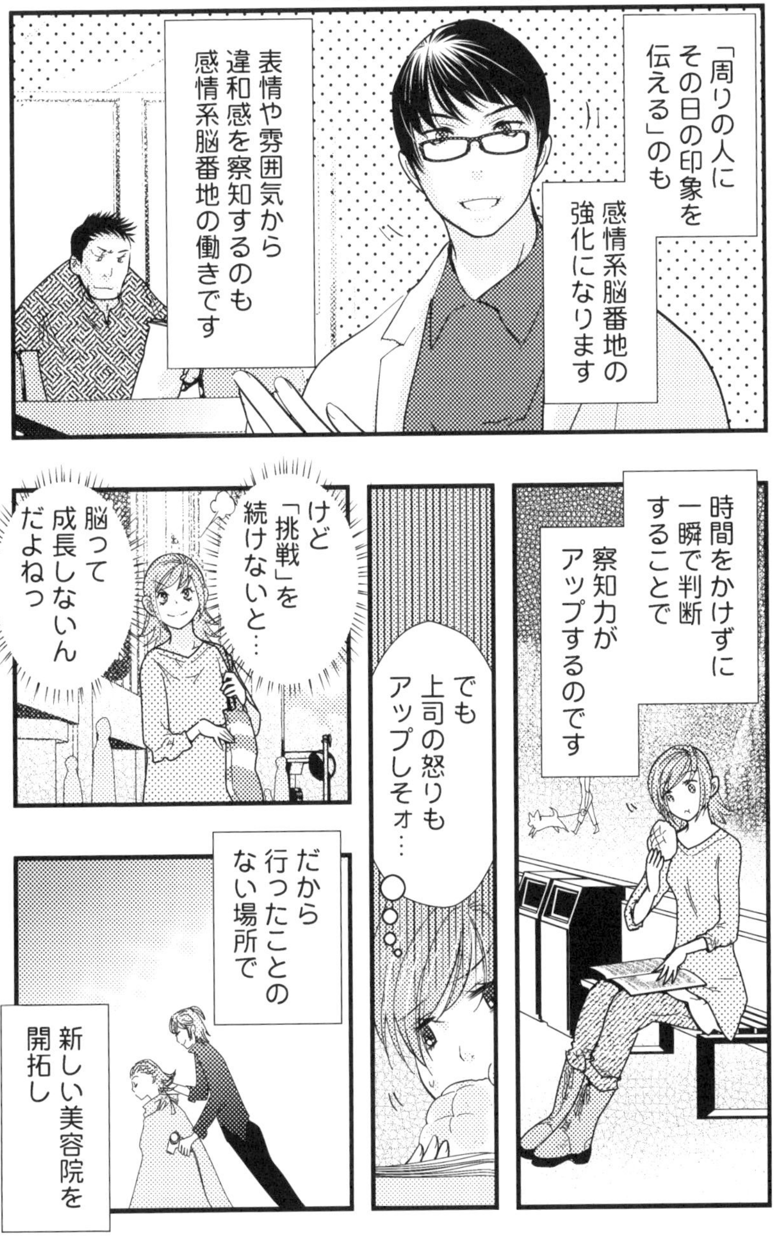
「周りの人にその日の印象を伝える」のも
感情系脳番地の強化になります
表情や雰囲気から違和感を察知するのも感情系脳番地の働きです
時間をかけずに一瞬で判断することで
察知力がアップするのです
でも上司の怒りもアップしそォ…
けど「挑戦」を続けないと…
脳って成長しないんだよねっ
だから行ったことのない場所で
新しい美容院を開拓し

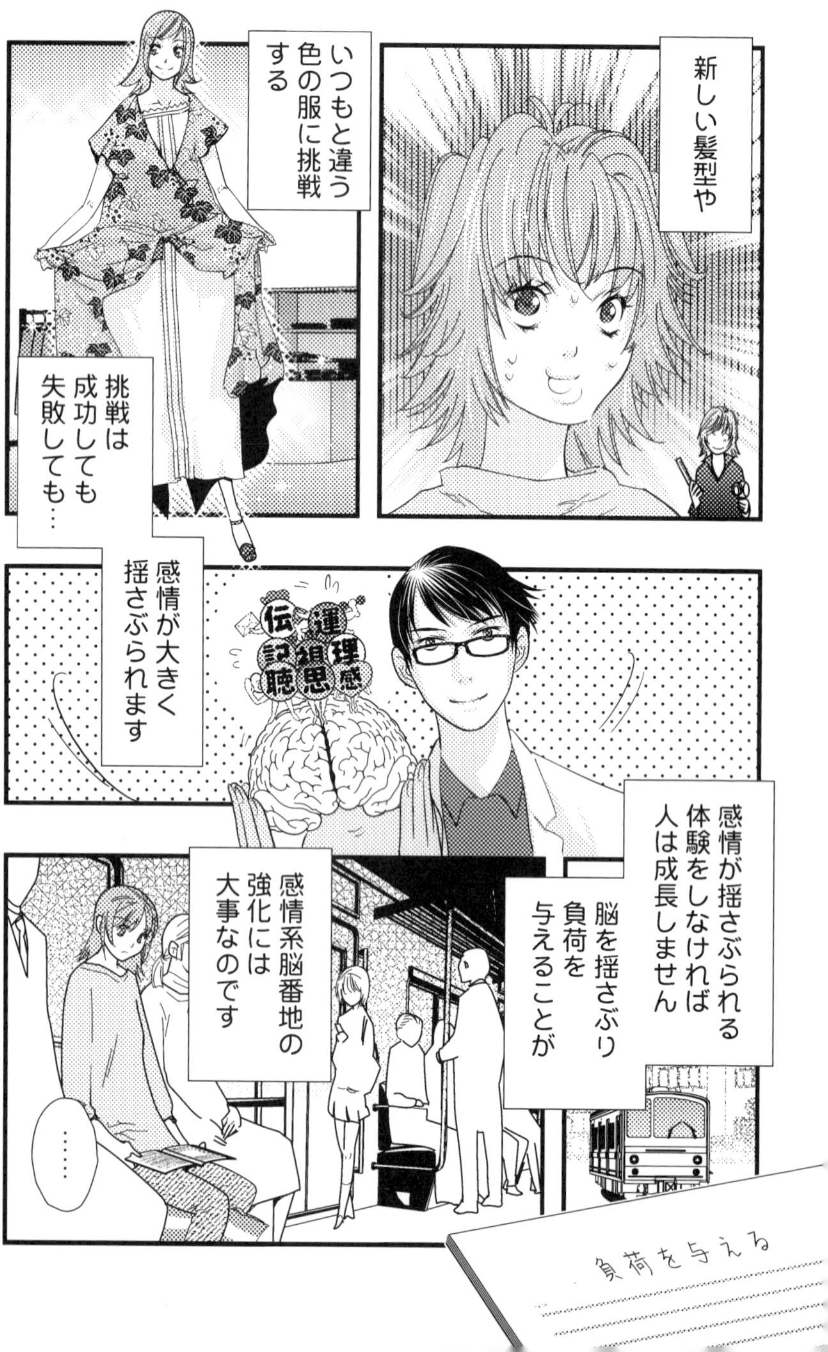
新しい髪型や
いつもと違う色の服に挑戦する
挑戦は成功しても失敗しても…
感情が大きく揺さぶられます
伝 運 記 視 理 聴 思 感
感情が揺さぶられる体験をしなければ人は成長しません
脳を揺さぶり負荷を与えることが
感情系脳番地の強化には大事なのです
……
負荷を与える

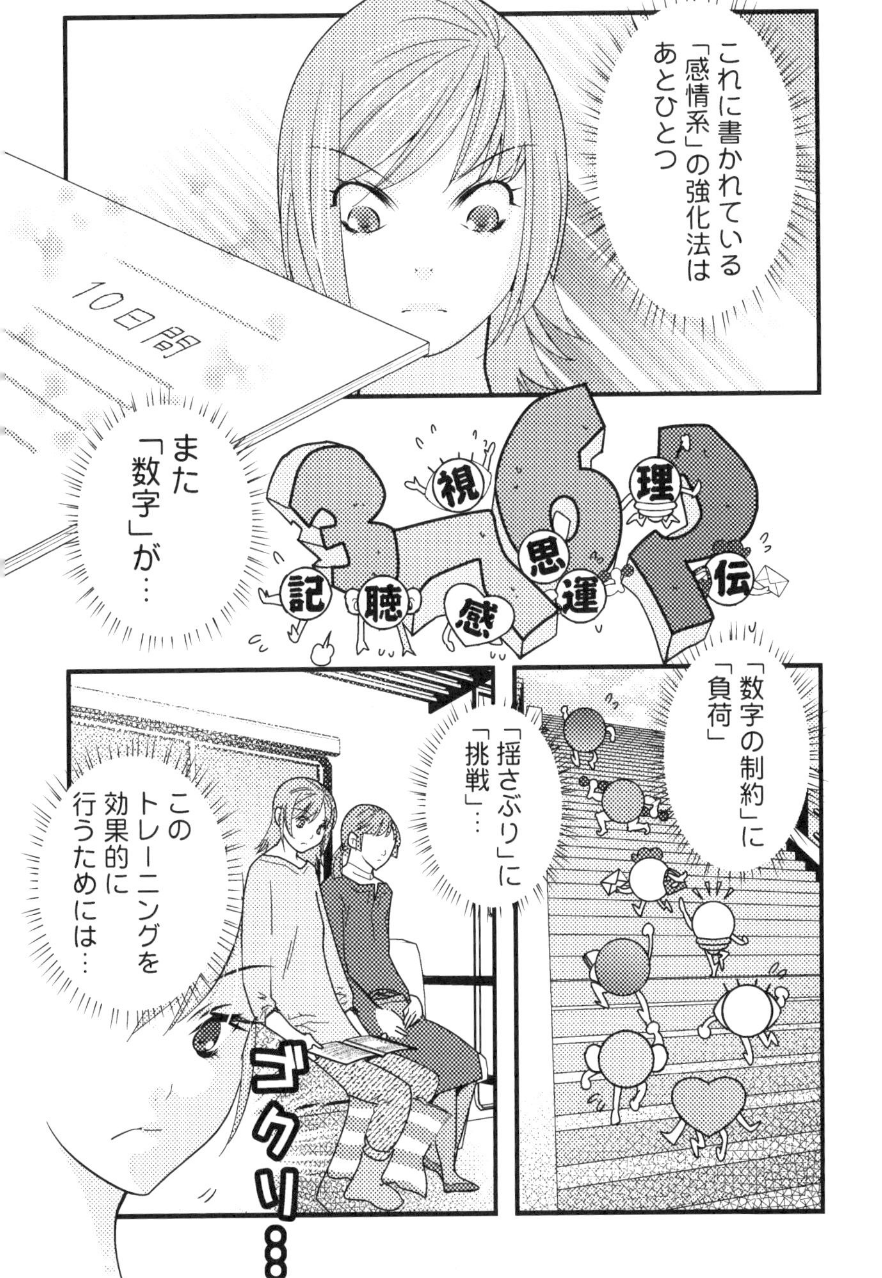

これに書かれている「感情系」の強化法はあとひとつ
10日間
また「数字」が…
視
理
思
記
聴
感
運
伝
「数字の制約」に「負荷」
「揺さぶり」に「挑戦」…
このトレーニングを効果的に行うためには…
ゴクリ…

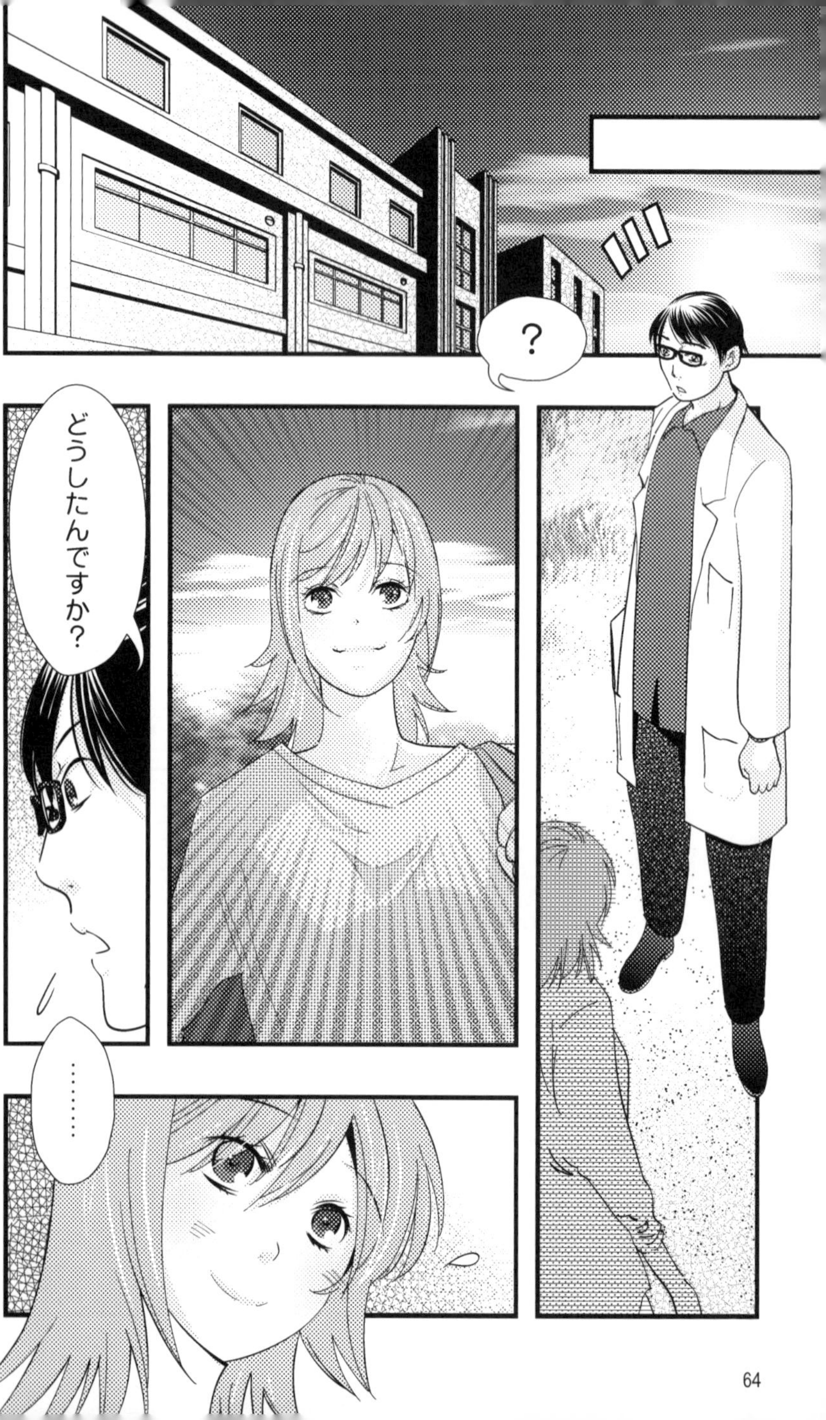
?
どうしたんですか?
………

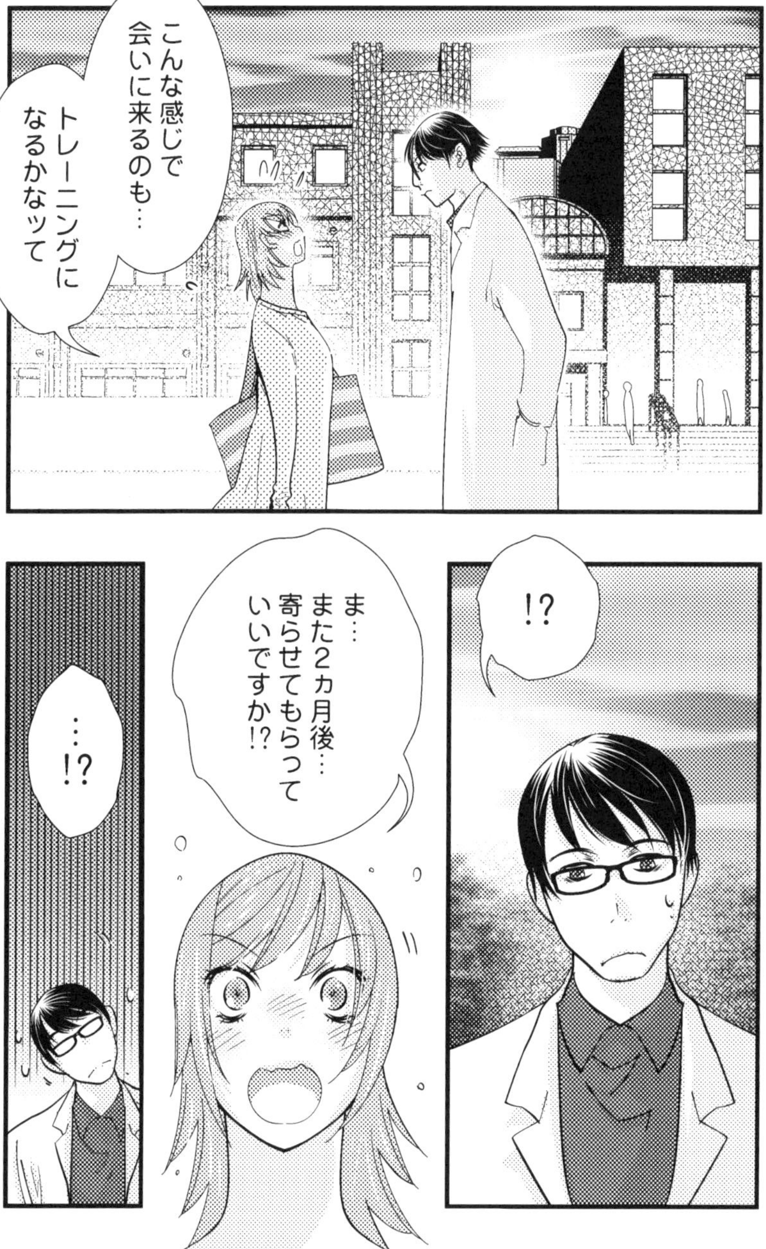

こんな感じで会いに来るのも…トレーニングになるかなッて
!?
ま…また2カ月後…寄らせてもらっていいですか!?
…!?

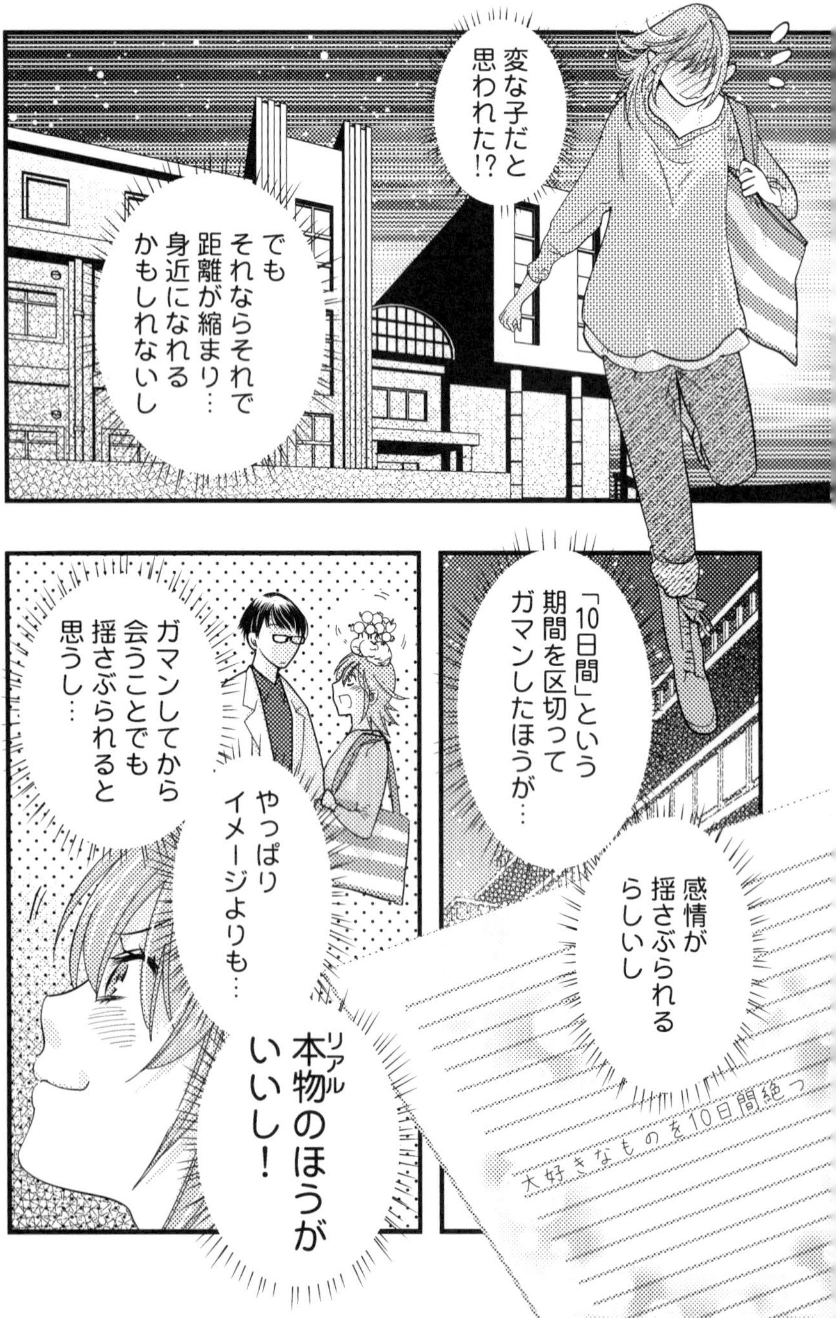
変な子だと思われた!?
でもそれならそれで距離が縮まり…身近になれるかもしれないし
「10日間」という期間を区切ってガマンしたほうが…
感情が揺さぶられるらしいし
大好きなものを10日間絶っ
ガマンしてから会うことでも揺さぶられると思うし…
やっぱりイメージよりも…
本物《リアル》のほうがいいし!

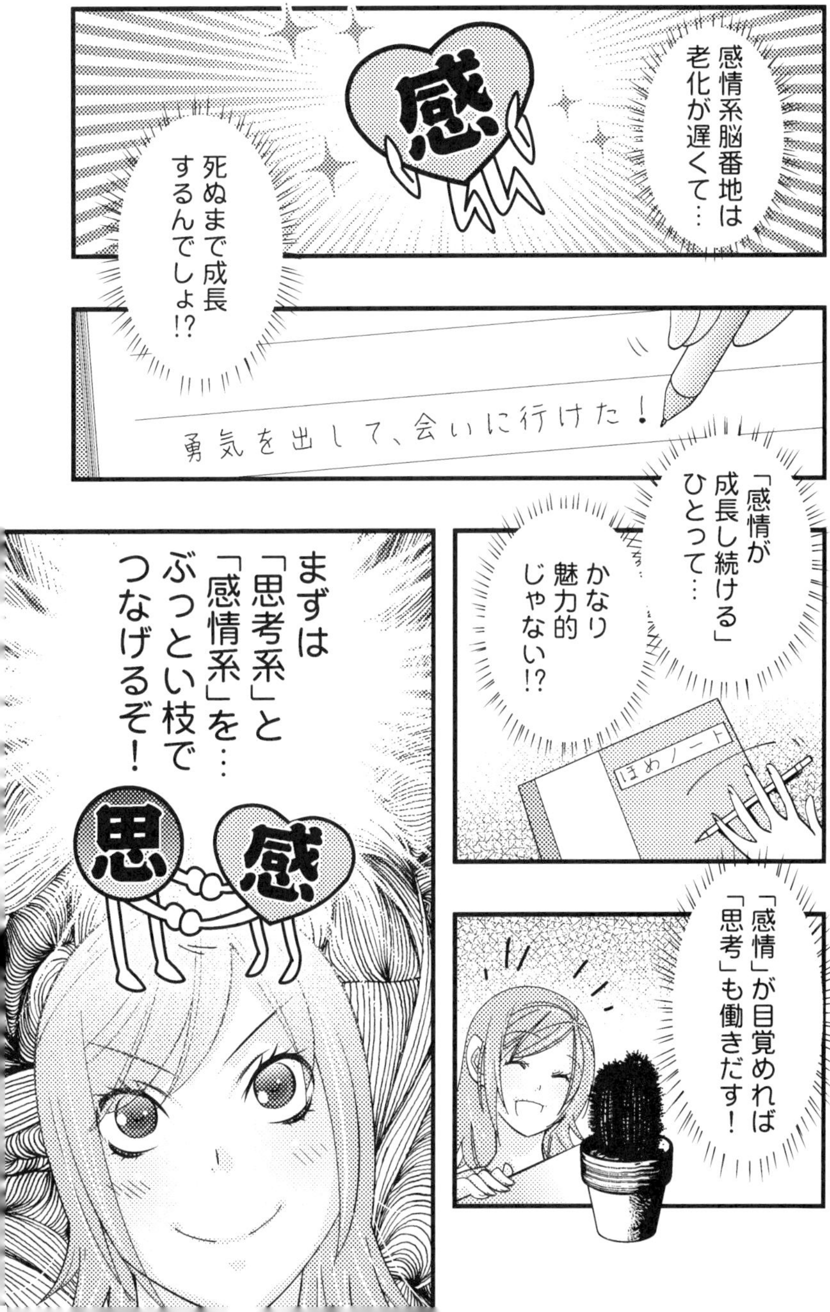
感情系脳番地は老化が遅くて…
死ぬまで成長するんでしょ!?
勇気を出して、会いに行けた！
「感情が成長し続ける」ひとって…
かなり魅力的じゃない!?
ほめノート
「感情」が目覚めれば「思考」も働きだす！
まずは「思考系」と「感情系」を…ぶっとい枝でつなげるぞ！
思
感
感

年を重ねてもさらに成長し続ける

2 感情系脳番地

左脳と右脳、それぞれの側面にある「側頭葉」の内側には、感情（喜怒哀楽）を動かす「扁桃体」という部位があります。扁桃体は、名前の通り「アーモンド（扁桃）」のような形をしており、大きさは1〜1.5センチくらい。この扁桃体が感※情系脳番地の中心となります。

感情系脳番地も左右で働き方が異なります。

左脳側の脳番地は、「私は○○さんが好きだ」というように、ハッキリとした感情の生成によって刺激されますが、右脳側は、「もしかしたら、あの人のことが好きかも……」というような、ばくぜんとした感情に反応します。また、右脳側の感情系番地は、環境や社会から刺激される感情に関係することがわかっています。

※他に視床、視床下部も感情系脳番地に含まれる。また、皮膚をつねられて痛いとすぐに感情が変わることからもわかるように、運動系脳番地の真後ろにも感情系脳番地がある。

感情系脳番地

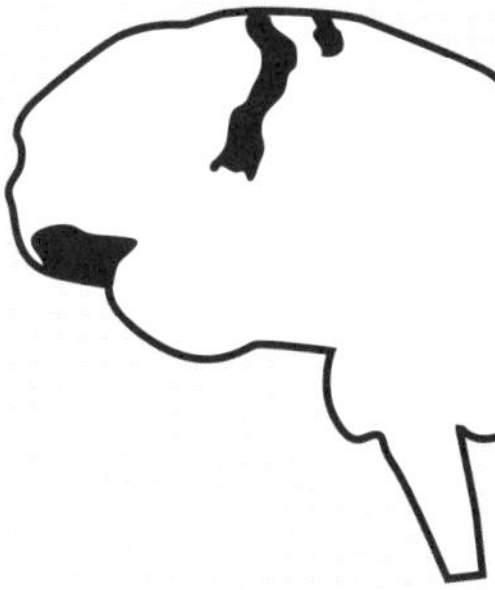

まんがでも触れられているように、感情系は思考系と密接な関係にあります。

感情系と思考系は、〝ガスバーナー〟と〝やかん〟の関係だと考えてください。

ガスバーナーに火がつくと、やかんが加熱されてお湯がわきます。逆に、ガスバーナーを止めれば、やかんの熱は次第に冷めていきます。

同じように、感情が高ぶっていれば物事を落ち着いて考えることができませんが、感情が穏やかなら、冷静に思考することができるでしょう。

また、感情系脳番地の最大の特徴は、機能が衰えにくいこと。老化のスピードが遅いだけでなく、他者との交流を増やせば、年をとってからもさらに成長することがわかっています。

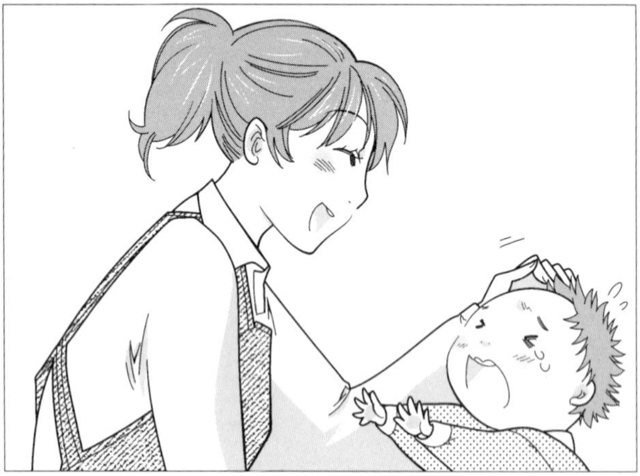

感情系脳番地を鍛えるとどうなる？

感情系脳番地を鍛えれば、自分の表情が豊かになるだけでなく、相手の気持ちの変化にも敏感になります。また、喜怒哀楽をうまくコントロールできるようになるでしょう。

皮膚刺激に対する感情の反応が敏感になるという効果もあります。

感情系脳番地が発達している職業

感情系脳番地が強いのは、俳優やタレント、あるいはヨガのインストラクターや整体師など。感情を豊かに表現する人や、人の表情の変化に敏感な人たちです。

また、保育士やベビーシッター、小児科医など感情豊かな子どもを相手にする人たちも、この番地が発達しています。

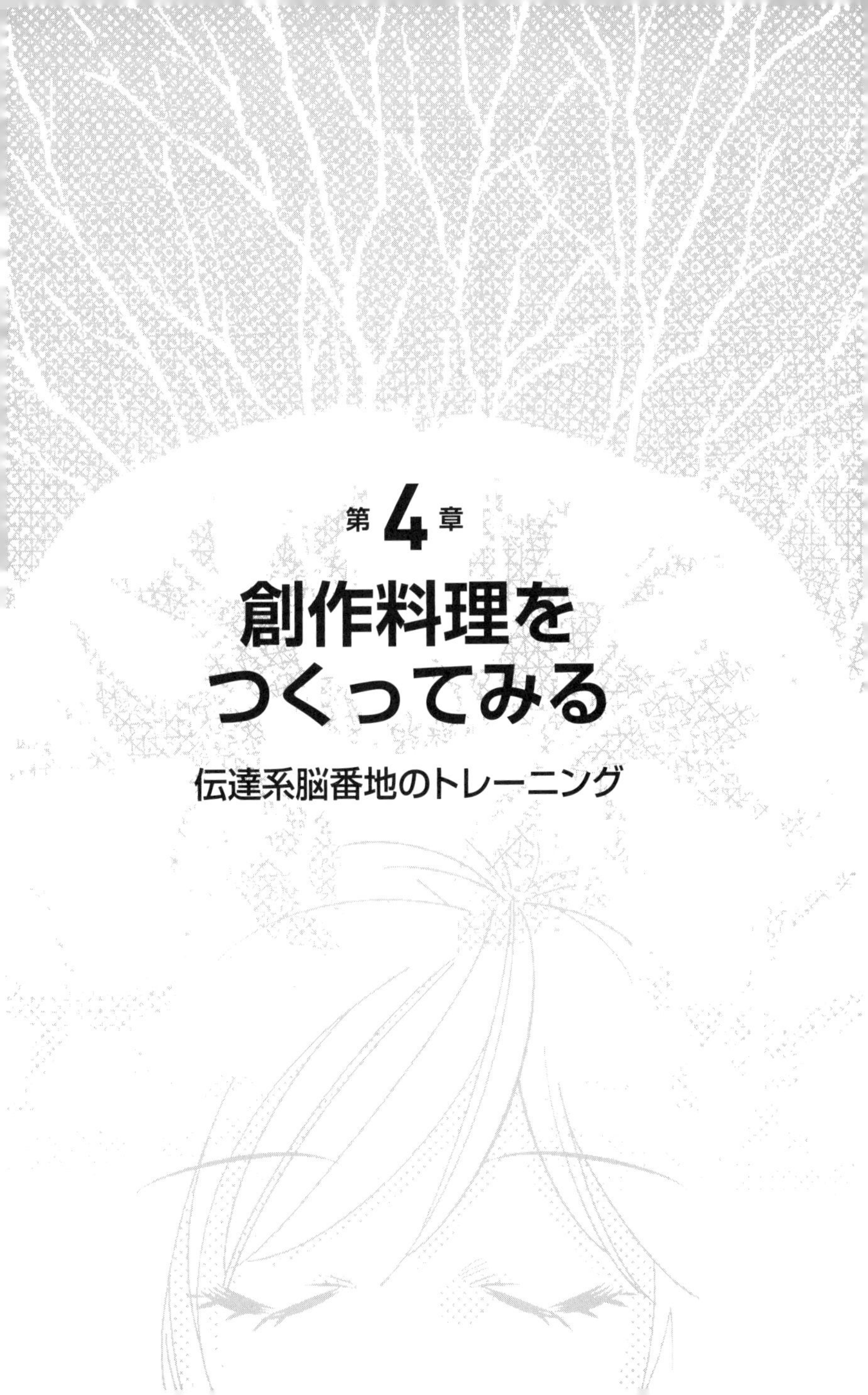

第4章 創作料理をつくってみる

伝達系脳番地のトレーニング

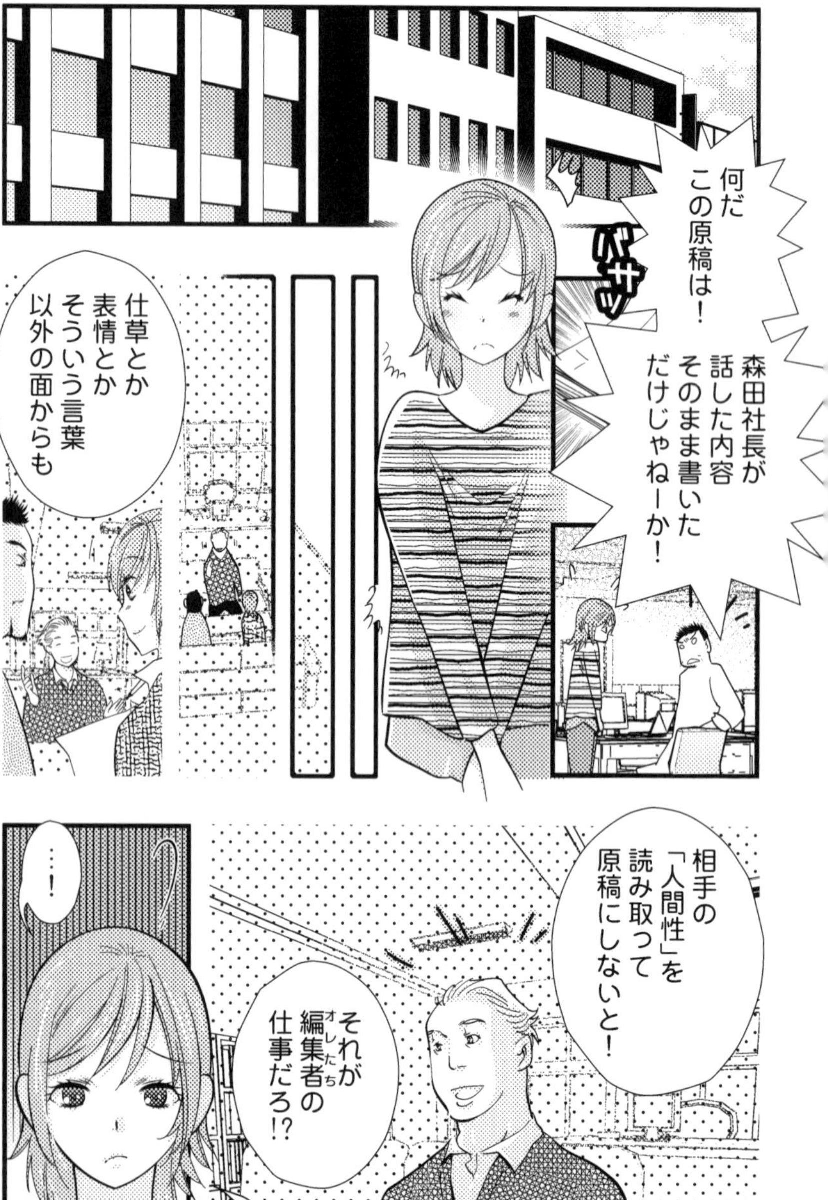

何だ この原稿は！
バサッ
森田社長が話した内容そのまま書いただけじゃねーか！
仕草とか 表情とか そういう言葉以外の面からも
相手の「人間性」を読み取って原稿にしないと！
それが編集者《オレたち》の仕事だろ!?
…！

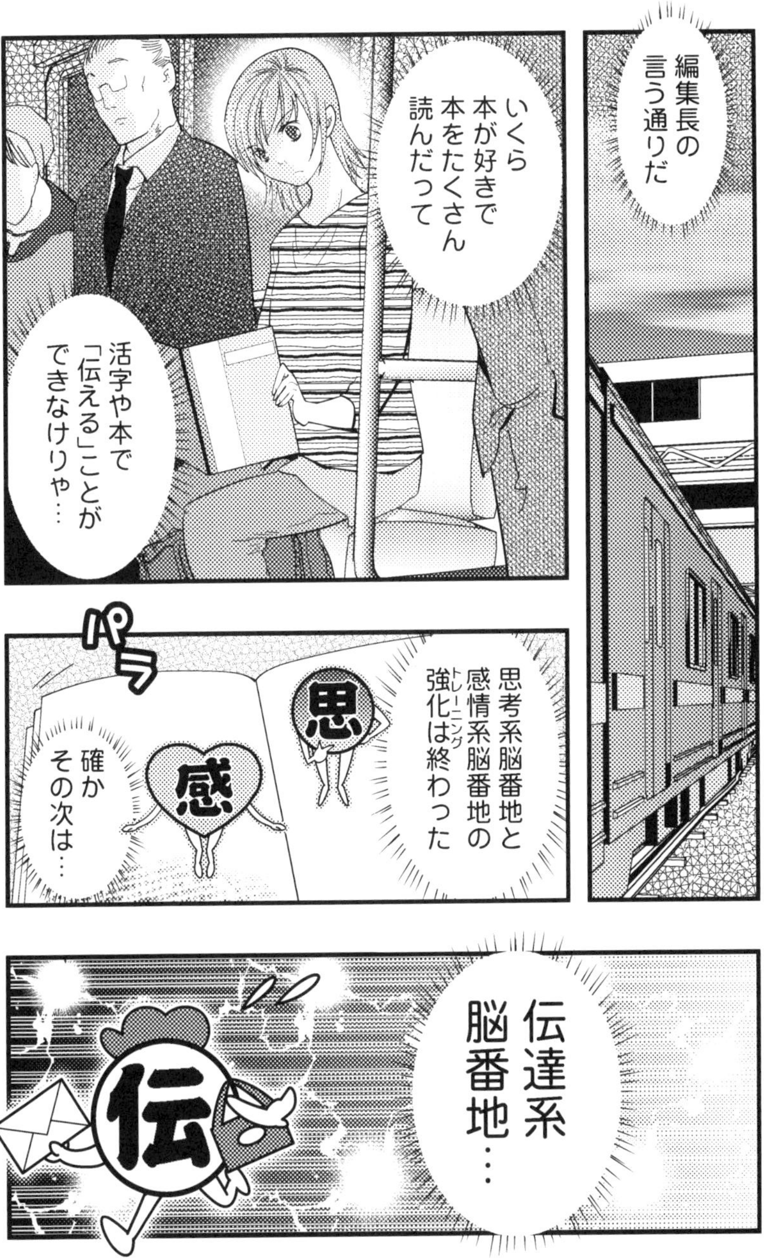
編集長の言う通りだ
いくら本が好きで本をたくさん読んだって
活字や本で「伝える」ことができなけりゃ…
パラ
思考系脳番地と感情系脳番地の強化《トレーニング》は終わった
思
感
確かその次は…
伝達系脳番地…
伝

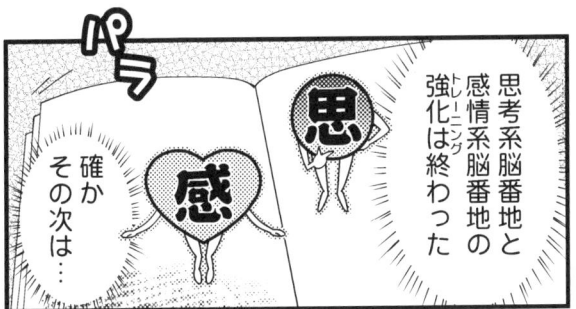

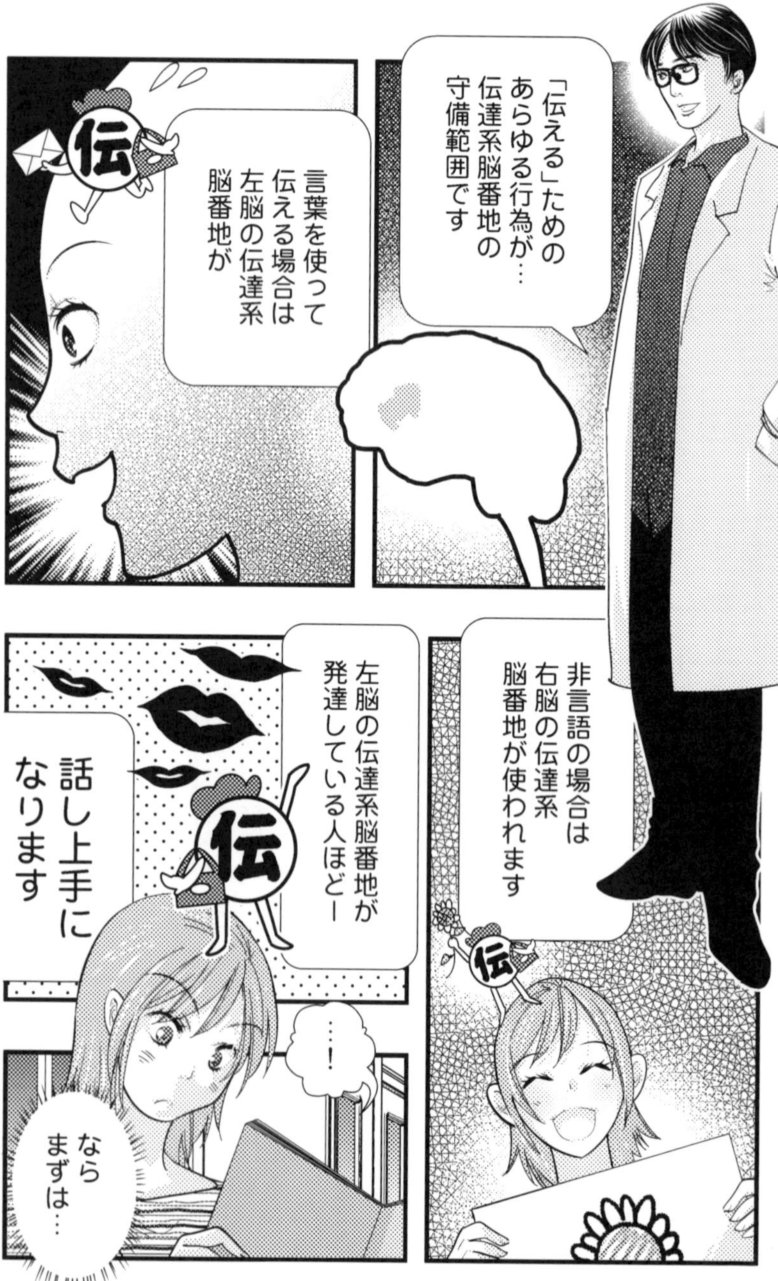
「伝える」ための
あらゆる行為が…
伝達系脳番地の
守備範囲です
伝
言葉を使って
伝える場合は
左脳の伝達系
脳番地が
非言語の場合は
右脳の伝達系
脳番地が使われます
伝
左脳の伝達系脳番地が
発達している人ほどー
伝
話し上手に
なります
…！
なら
まずは…

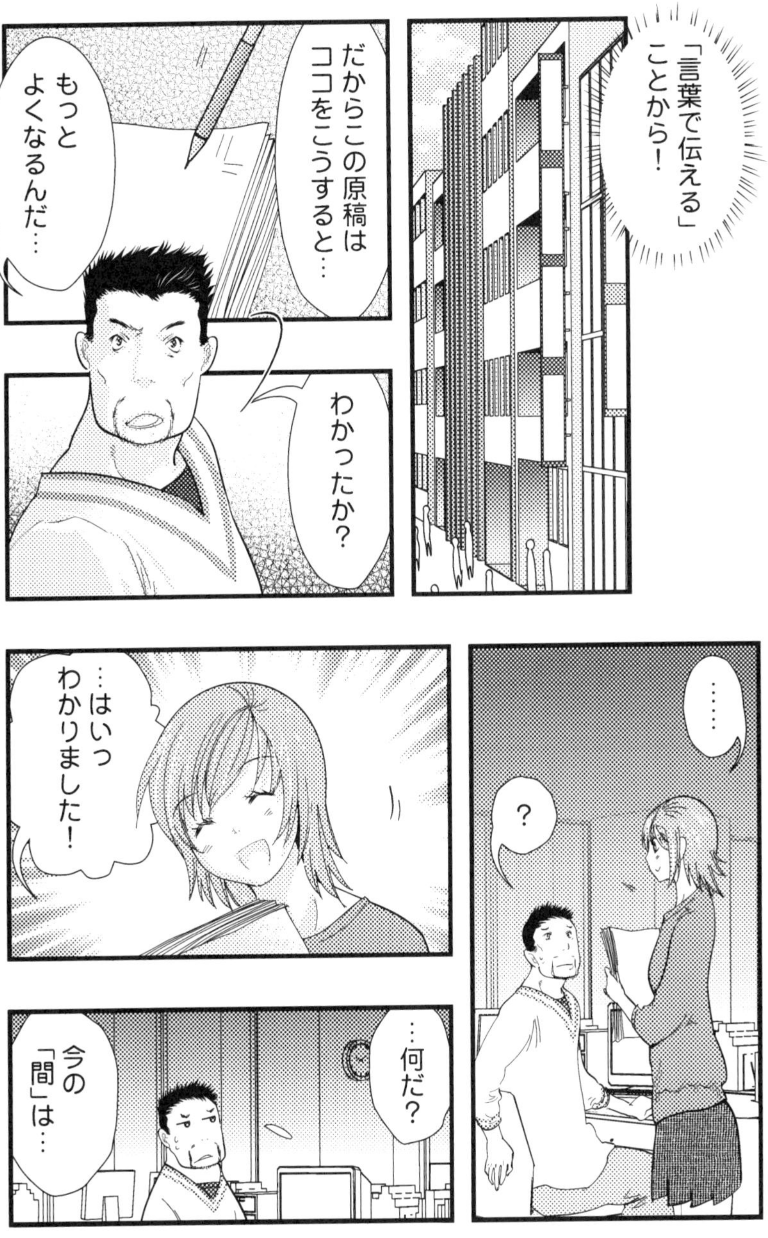
「言葉で伝える」ことから！
だからこの原稿はココをこうすると…
もっとよくなるんだ…
わかったか？
……
？
…はいっ
わかりました！
…何だ？
今の「間」は…

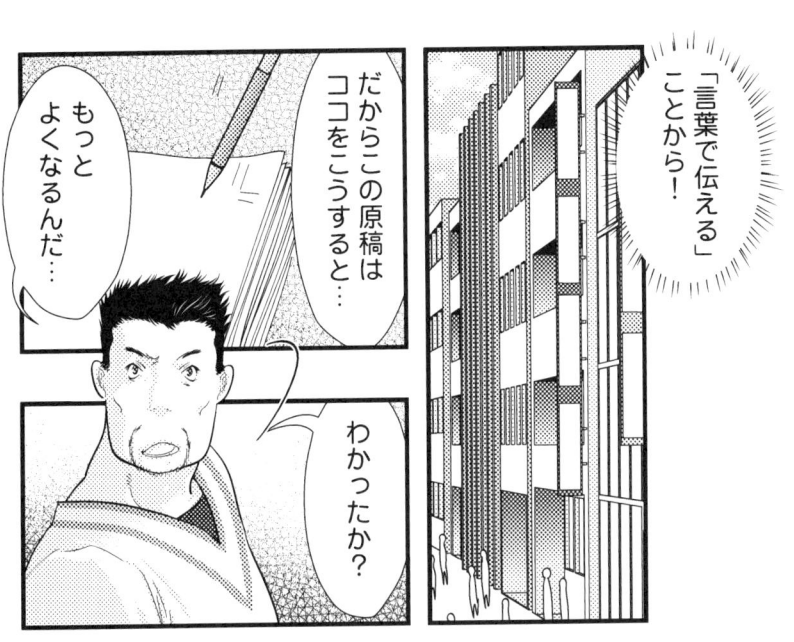

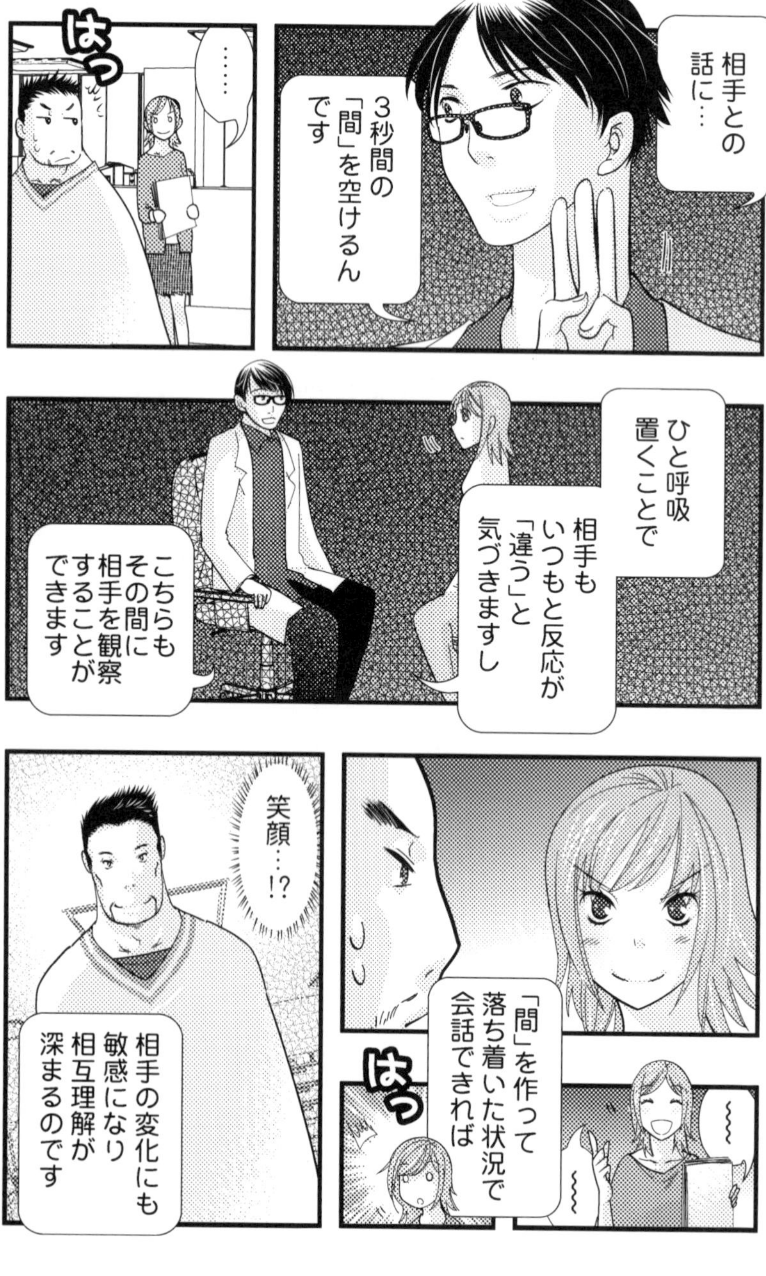
相手との話に…
3秒間の「間」を空けるんです
……
はっ
ひと呼吸置くことで
相手もいつもと反応が「違う」と気づきますし
こちらもその間に相手を観察することができます
「間」を作って落ち着いた状況で会話できれば
はっ
笑顔…!?
相手の変化にも敏感になり相互理解が深まるのです

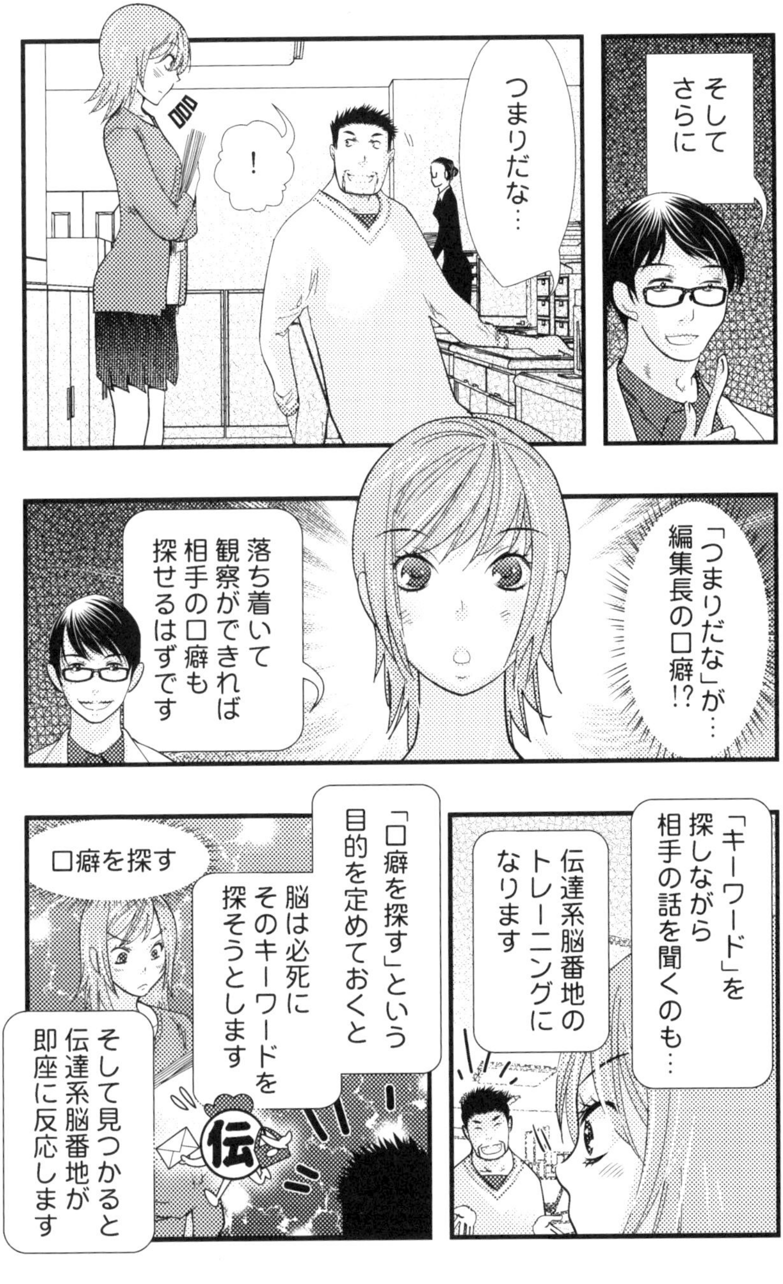
そしてさらに
つまりだな…
！
「つまりだな」が…編集長の口癖!?
落ち着いて観察ができれば相手の口癖も探せるはずです
「キーワード」を探しながら相手の話を聞くのも…
伝達系脳番地のトレーニングになります
「口癖を探す」という目的を定めておくと
脳は必死にそのキーワードを探そうとします
口癖を探す
伝
そして見つかると伝達系脳番地が即座に反応します

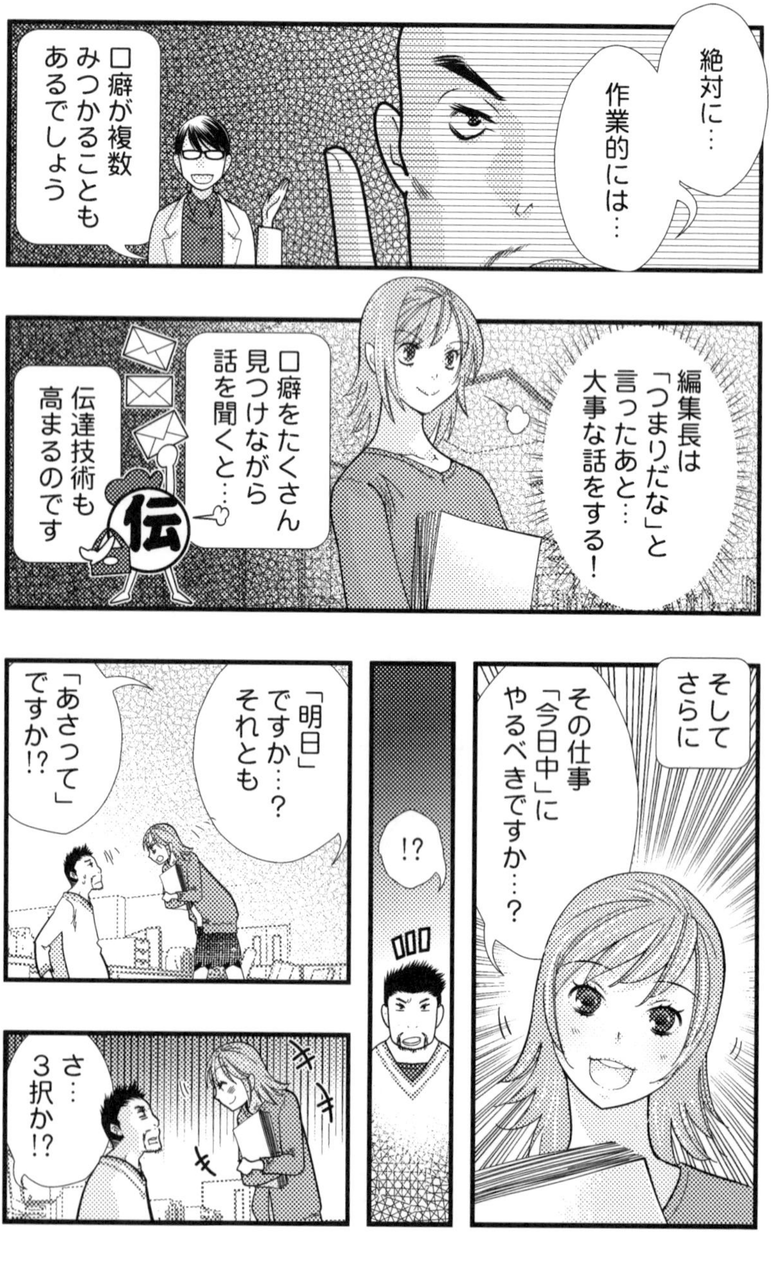

絶対に…
作業的には…
口癖が複数みつかることもあるでしょう
編集長は「つまりだな」と言ったあと…大事な話をする!
口癖をたくさん見つけながら話を聞くと…
伝
伝達技術も高まるのです
そしてさらに
その仕事「今日中」にやるべきですか…?
!?
「明日」ですか…?それとも
「あさって」ですか!?
さ…3択か!?

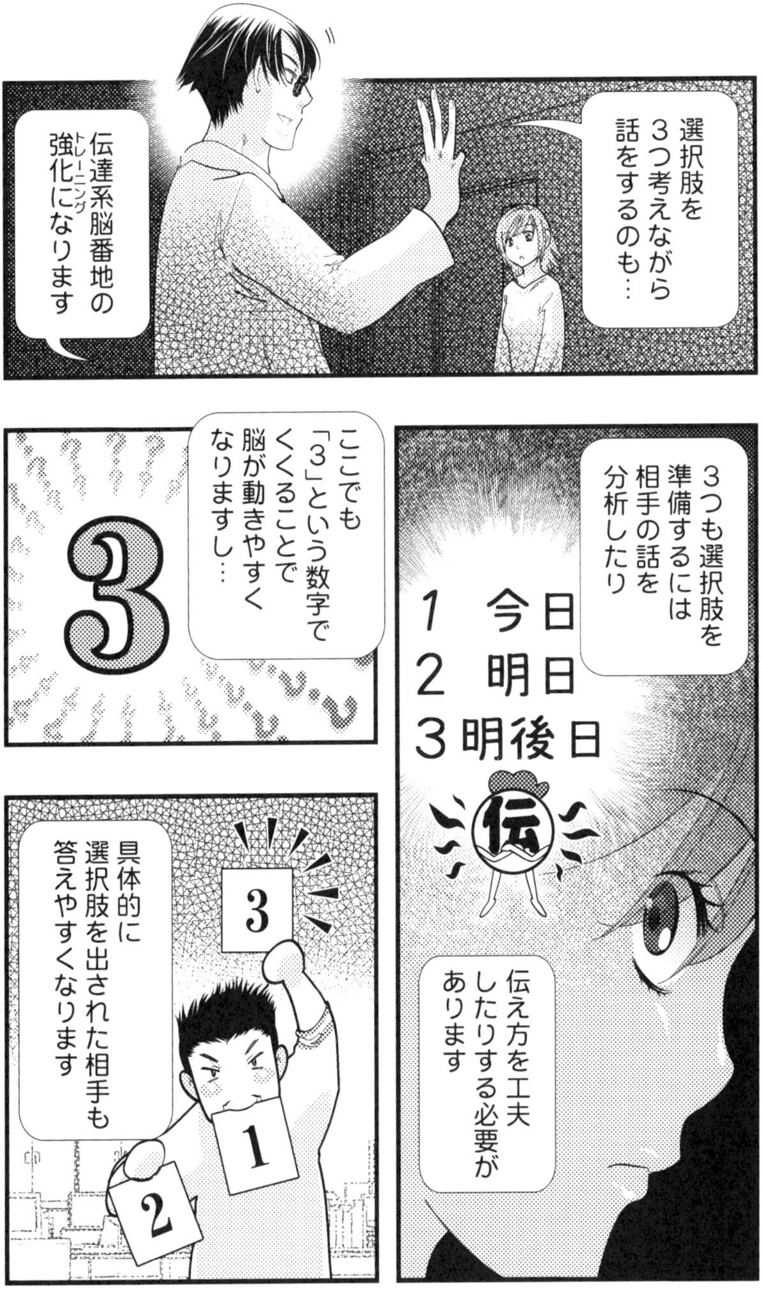

選択肢を3つ考えながら話をするのも…
伝達系脳番地の強化《トレーニング》になります
3つも選択肢を準備するには相手の話を分析したり
1 今日
2 明日
3 明後日
伝
伝え方を工夫したりする必要があります
ここでも「3」という数字でくくることで脳が動きやすくなりますし…
3
具体的に選択肢を出された相手も答えやすくなります
3
1
2

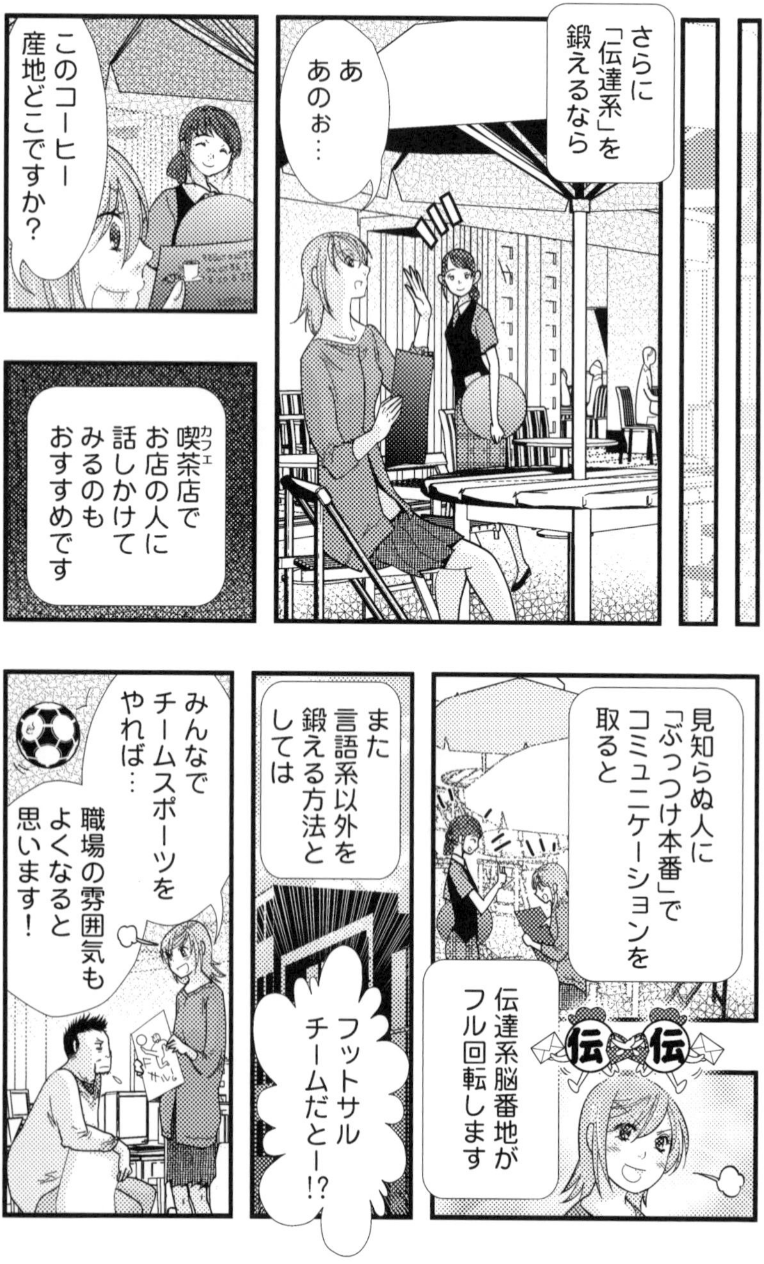
さらに「伝達系」を鍛えるなら
あ あのぉ…
このコーヒー産地どこですか?
喫茶店《カフェ》でお店の人に話しかけてみるのもおすすめです
見知らぬ人に「ぶっつけ本番」でコミュニケーションを取ると
伝達系脳番地がフル回転します
伝 伝
また言語系以外を鍛える方法としては
フットサルチームだとー!?
みんなでチームスポーツをやれば…
職場の雰囲気もよくなると思います!

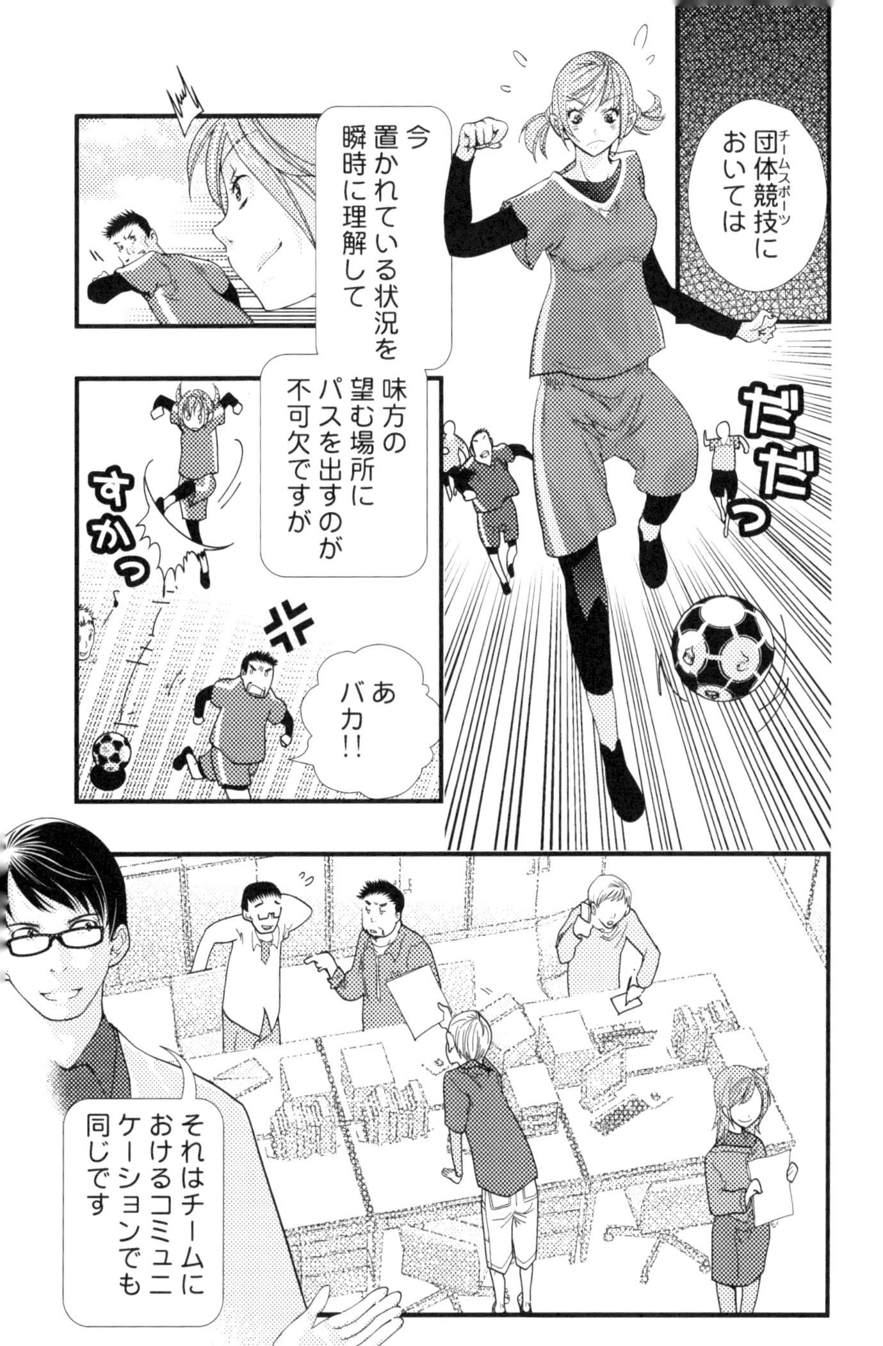
団体競技《チームスポーツ》においては
今置かれている状況を瞬時に理解して
だだっ
味方の望む場所にパスを出すのが不可欠ですが
すかっ
あ バカ!!
それはチームにおけるコミュニケーションでも同じです

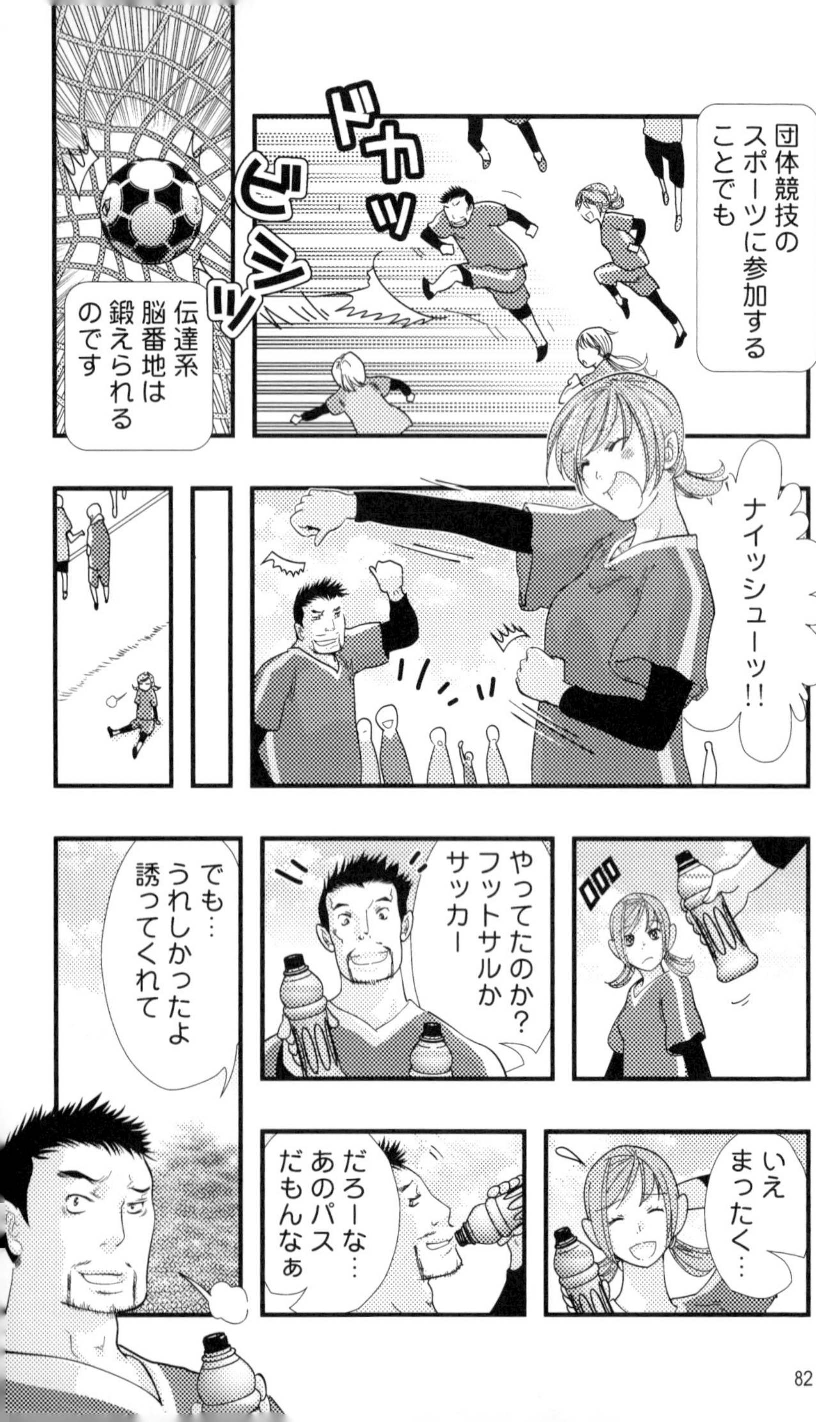
団体競技のスポーツに参加することでも
ドカッ
ビシッ
伝達系脳番地は鍛えられるのです
ナイッシューーッ!!
やってたのか? フットサルかサッカー
でも… うれしかったよ 誘ってくれて
いえ まったく…
だろーな… あのパスだもんなぁ

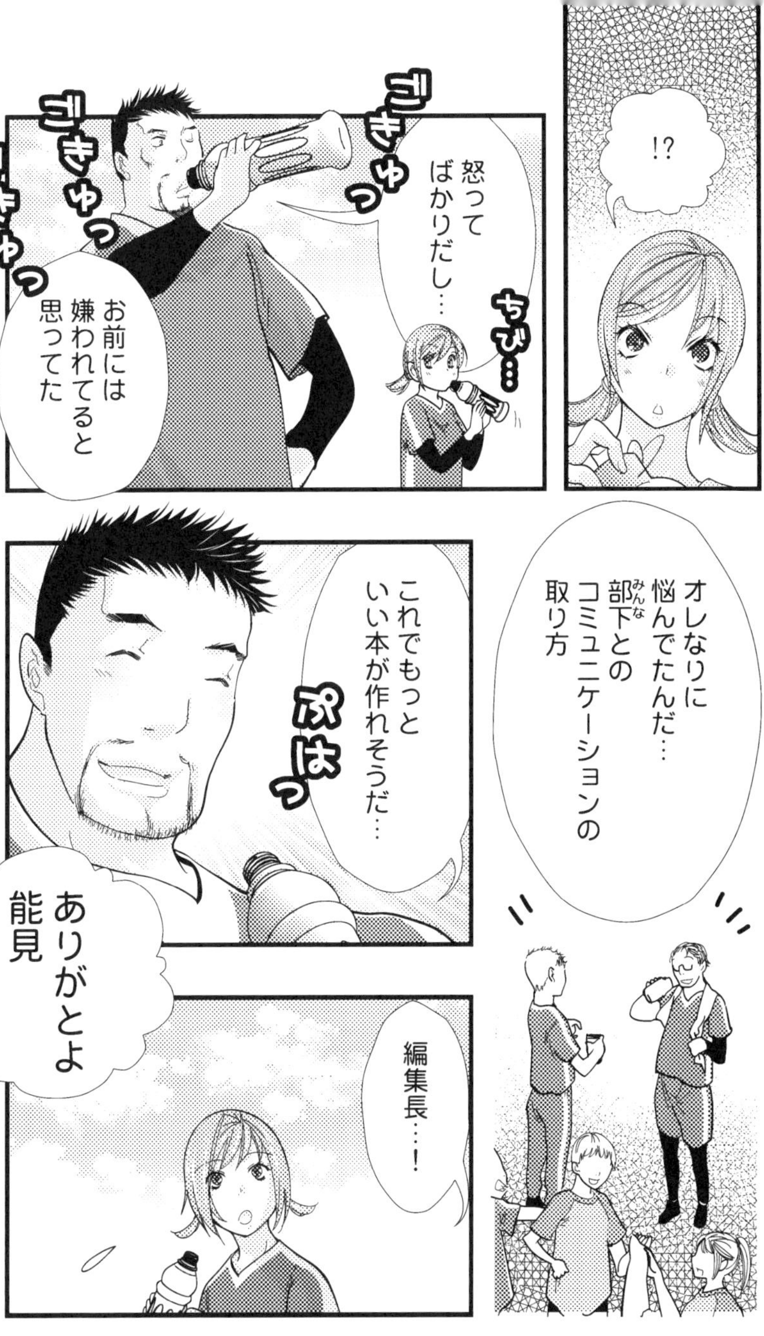
!?
ごきゅっ
怒ってばかりだし…
ちび…
お前には嫌われてると思ってた
ごきゅっ
ごきゅっ
オレなりに悩んでたんだ…部下《みんな》とのコミュニケーションの取り方
これでもっといい本が作れそうだ…
ぷはっ
ありがとよ能見
編集長…！

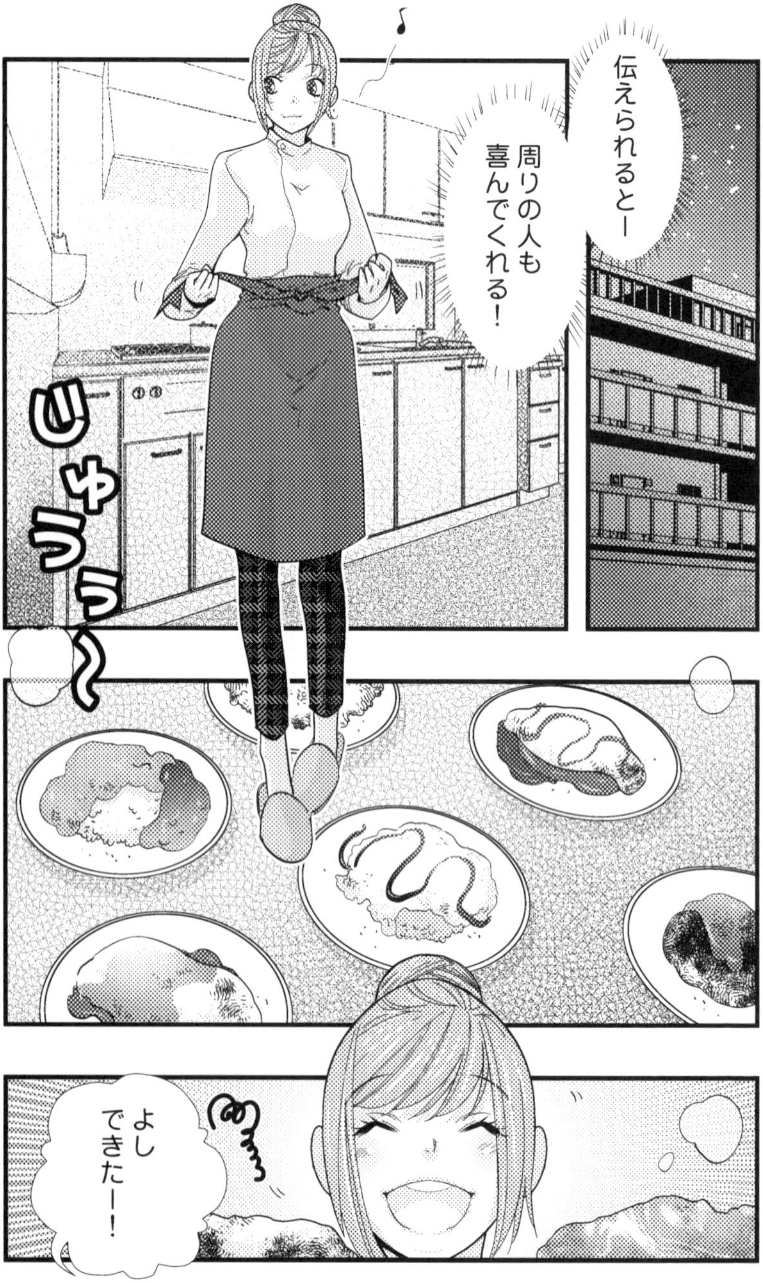
伝えられると—
周りの人も喜んでくれる！
じゅうう〜
よしできたー！

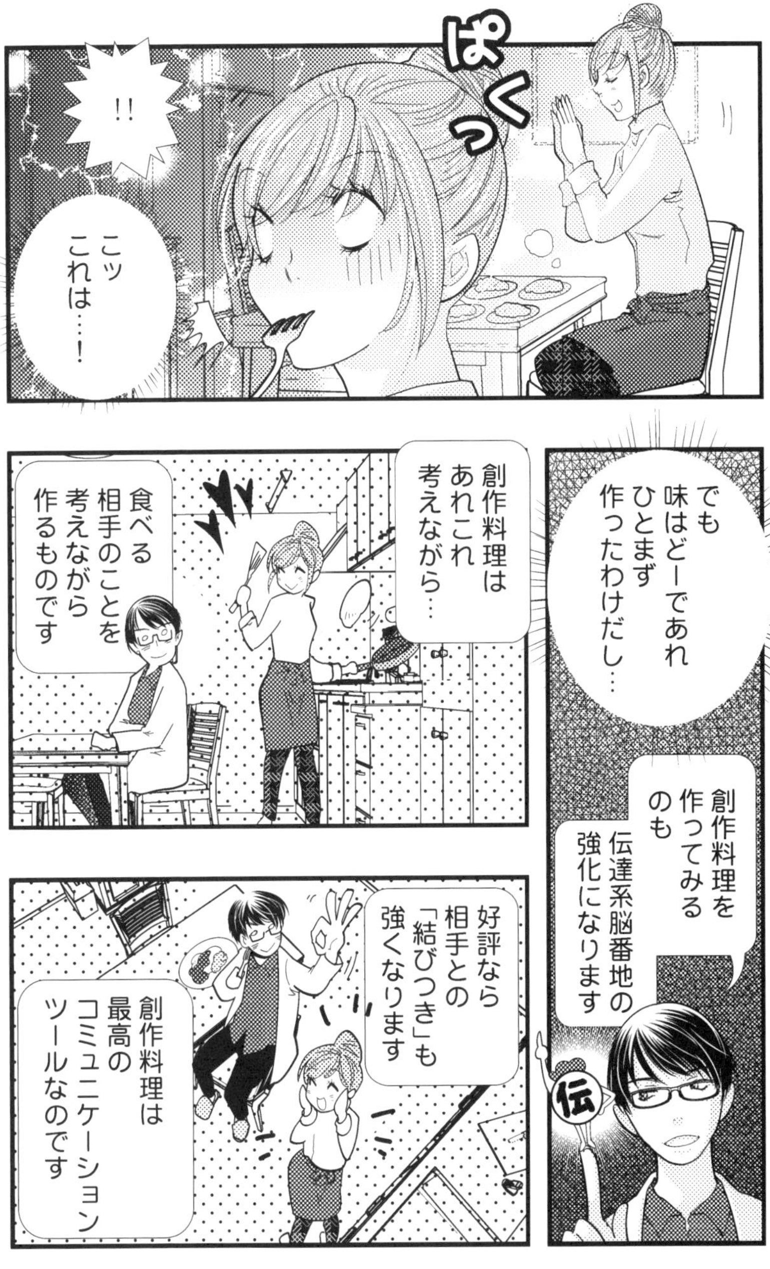
ぱくっ
!!
コッ
これは…!
でも
味はどーであれ
ひとまず
作ったわけだし…
創作料理は
あれこれ
考えながら…
食べる
相手のことを
考えながら
作るものです
創作料理を
作ってみる
のも
伝達系脳番地の
強化になります
伝
好評なら
相手との
「結びつき」も
強くなります
創作料理は
最高の
コミュニケーション
ツールなのです

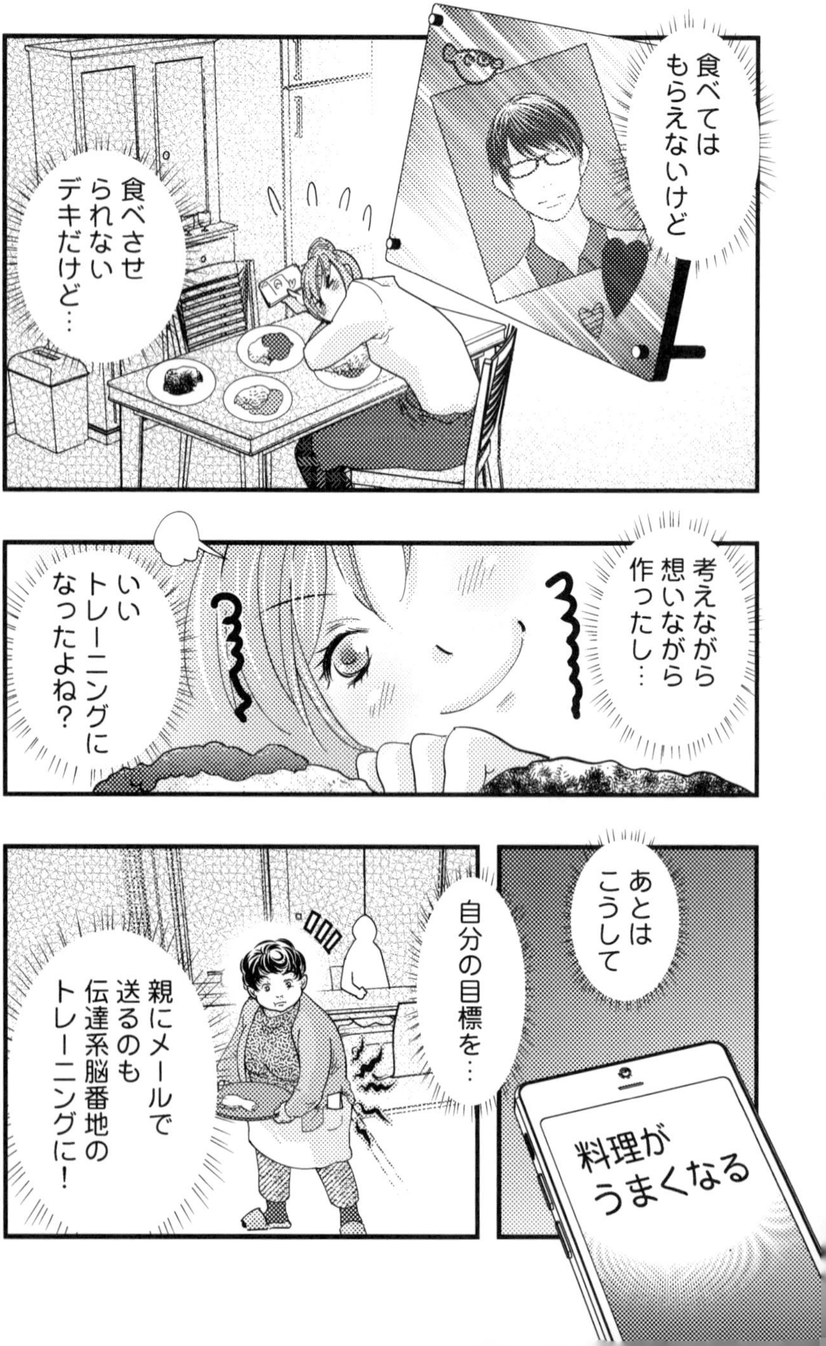

食べてはもらえないけど
食べさせられないデキだけど…
考えながら想いながら作ったし…
いいトレーニングになったよね？
あとはこうして
自分の目標を…
料理がうまくなる
親にメールで送るのも伝達系脳番地のトレーニングに！

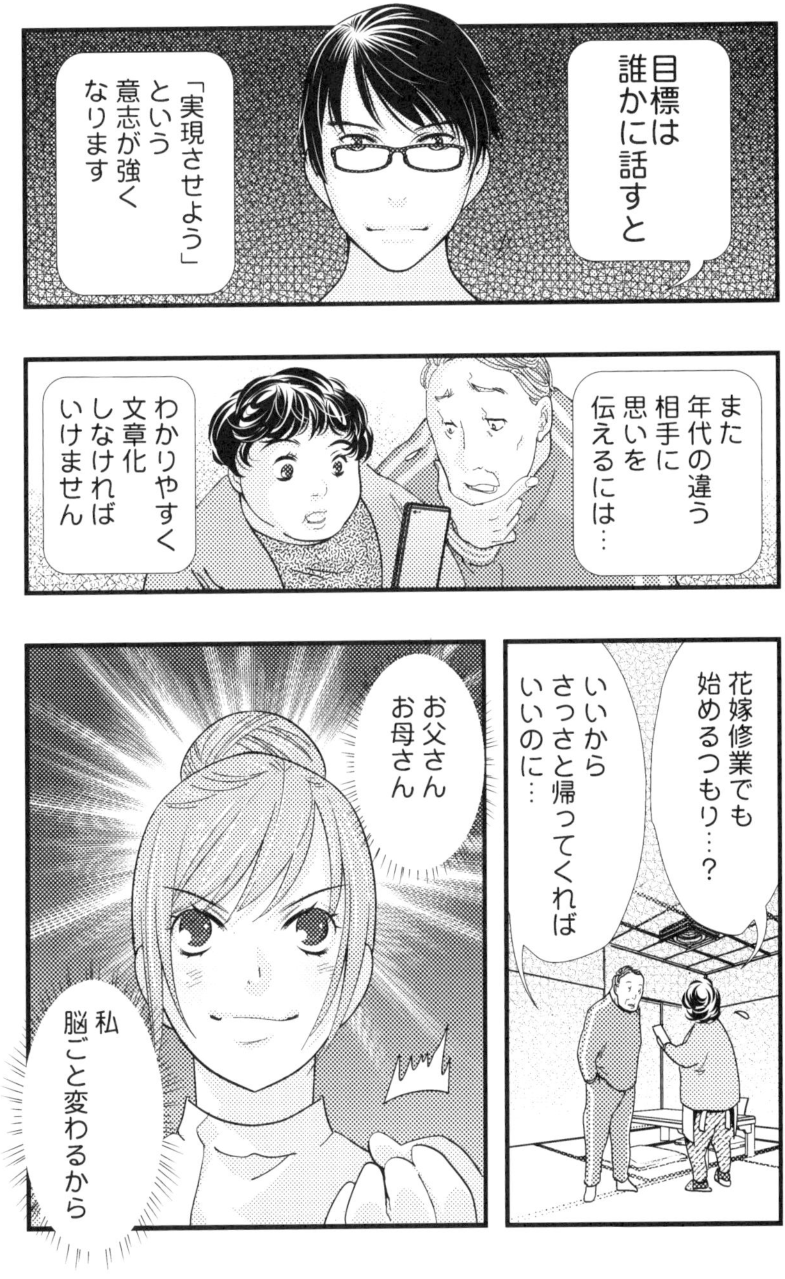
目標は
誰かに話すと
「実現させよう」
という
意志が強く
なります
また
年代の違う
相手に
思いを
伝えるには…
わかりやすく
文章化
しなければ
いけません
花嫁修業でも
始めるつもり…？
いいから
さっさと帰ってくれば
いいのに…
お父さん
お母さん
私
脳ごと変わるから

すべての「伝える行為」をつかさどる

3 伝達系脳番地

伝達系脳番地は、誰かに何かを「伝える」ときに働く脳番地です。この「何か」という部分が重要で、伝える内容は言葉であるとは限りません。

手を使ったジェスチャーや、記号や絵の提示など、人に物事を伝えるあらゆる行為が「伝達系脳番地」の守備範囲なのです。

したがって、伝達系脳番地は、言葉が関係する言語系と、図形や映像など言葉以外が関係する非言語系の2種類に分かれます。

私たちが言葉を使用するときに依存するのは左脳ですから、言語系は左脳側の番地、非言語系は右脳側の番地が使われます。

はなはまんがの中で、応答するのに3秒の間を空けたり、

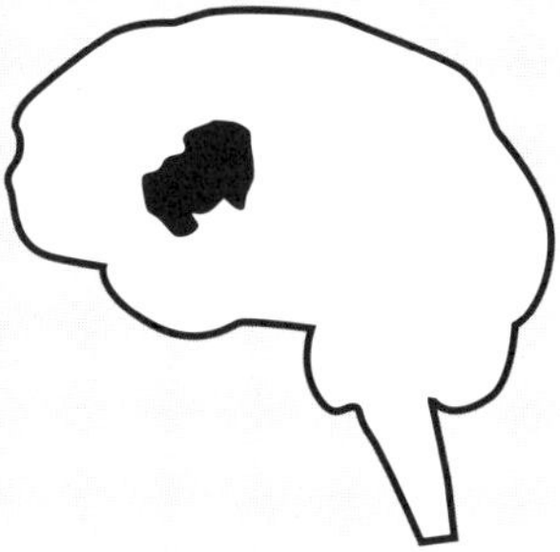

相手（吉田編集長）の口癖を探したりしながら会話をしていました。
このように、日常のコミュニケーションにちょっとしたアレンジを加えたり、いつも気にしないことに注意を向けたりすると、それが伝達系脳番地を刺激するトレーニングになるのです。

伝達系脳番地とつながりが深いのは、この番地の後方にある理解系脳番地と、脳の側面にある聴覚系脳番地です（いずれも後述）。
人は耳から聞いたことを情報として取り入れ、理解系脳番地でその情報の意味付けや分析をします。これが伝達系脳番地に蓄積されて、伝達をする際の材料になるのです。

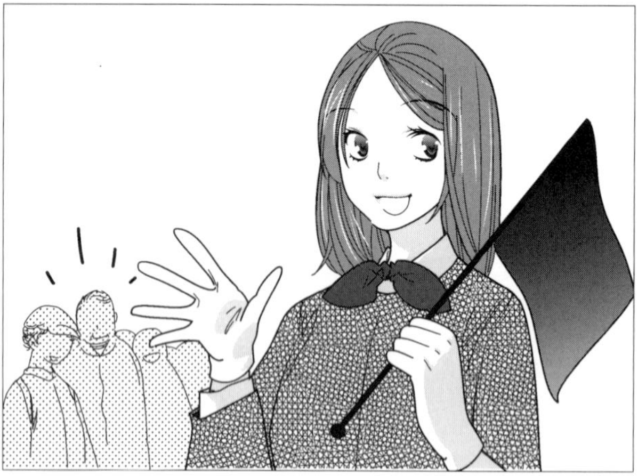

伝達系脳番地を鍛えるとどうなる？

伝達力が上がるので、自分の伝えたいことをうまく言えるようになります。

また、相手との間で誤解が生じにくくなるので、コミュニケーションのトラブルが減るという効果もあるでしょう。

伝達系脳番地を鍛えると、「内《ない》言《げん》語《ご》」といって、音を発しないで自分で自分に問いかける言葉の力が発達します。その結果、自分のことを言葉で理解する力が身につきます。

伝達系脳番地が発達している職業

結婚式やイベントの司会者、実演販売のセールスマン、インフォメーションセンターのスタッフ、旅行の添乗員など。

また、政治家や手話通訳者なども伝達系脳番地の「枝ぶり」が発達しています。

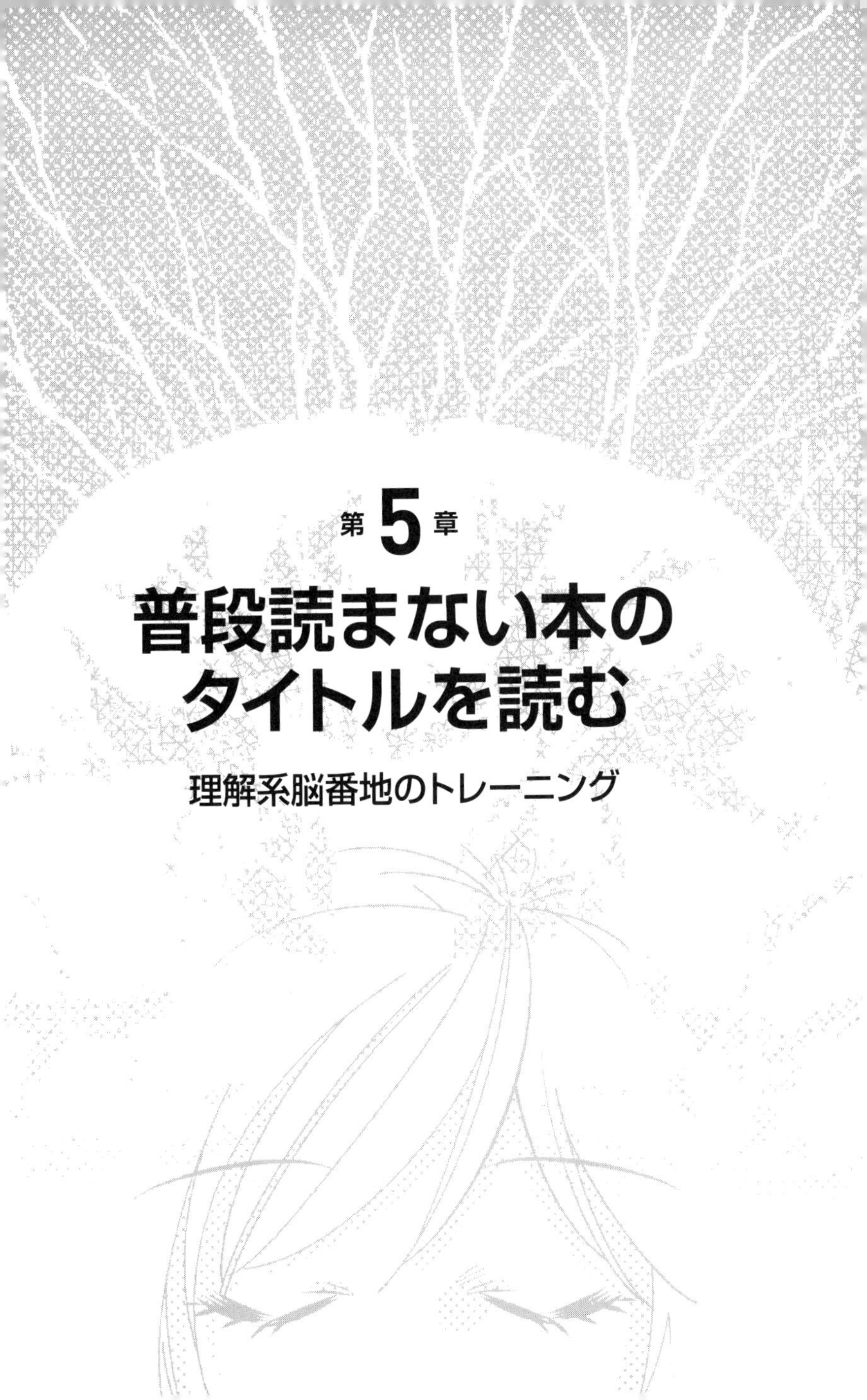

第5章 普段読まない本のタイトルを読む

理解系脳番地のトレーニング

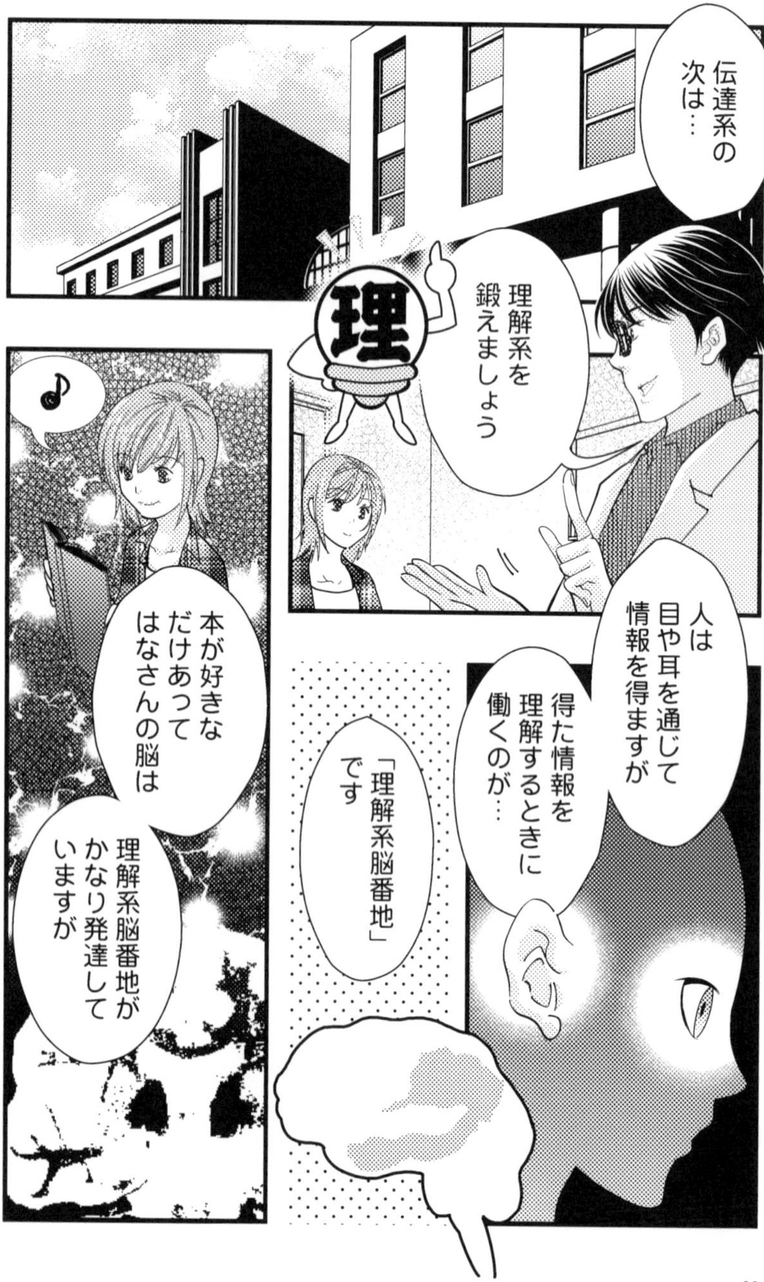
伝達系の次は…
理
理解系を鍛えましょう
♪
本が好きなだけあってはなさんの脳は
理解系脳番地がかなり発達していますが
人は目や耳を通じて情報を得ますが
得た情報を理解するときに働くのが…
「理解系脳番地」です

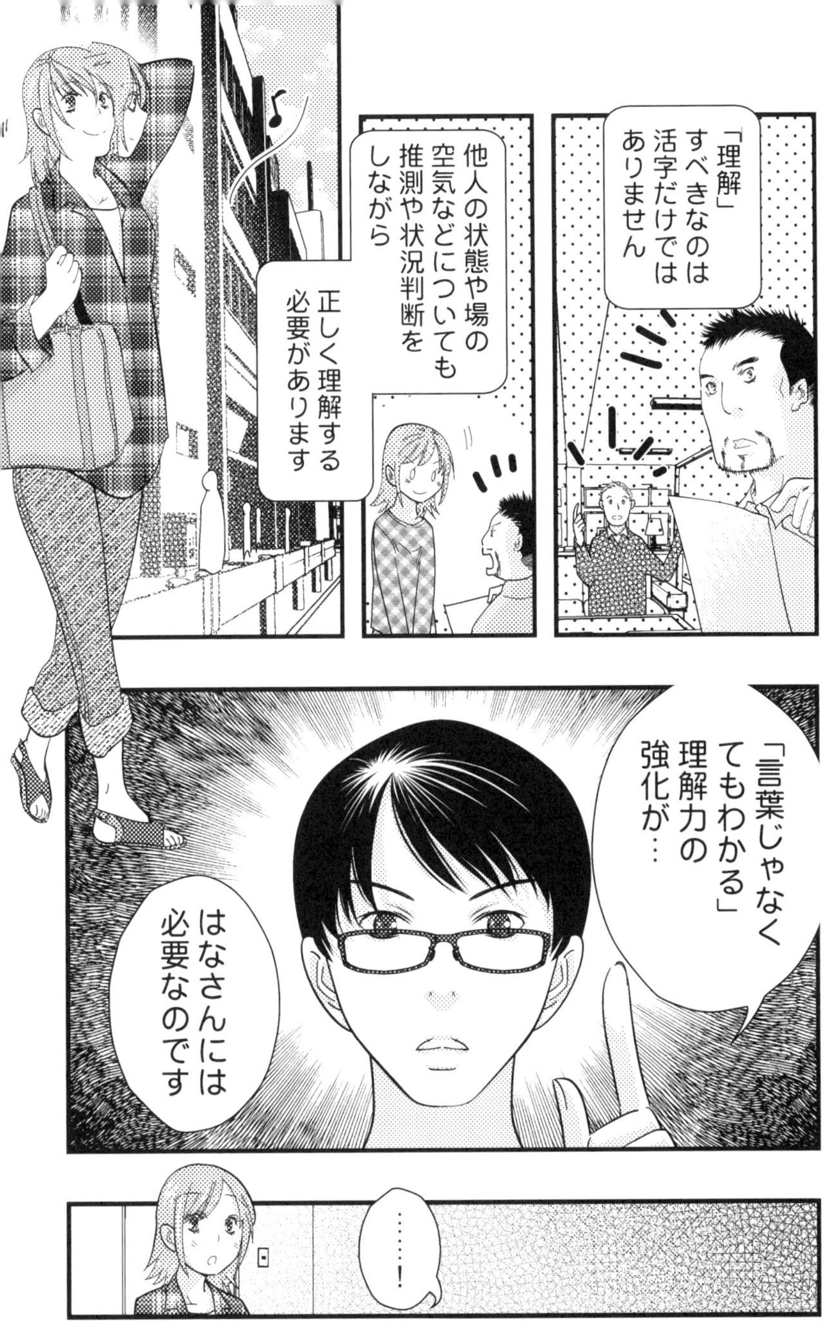

「理解」すべきなのは活字だけではありません
他人の状態や場の空気などについても推測や状況判断をしながら
正しく理解する必要があります
「言葉じゃなくてもわかる」理解力の強化が…
はなさんには必要なのです
……!

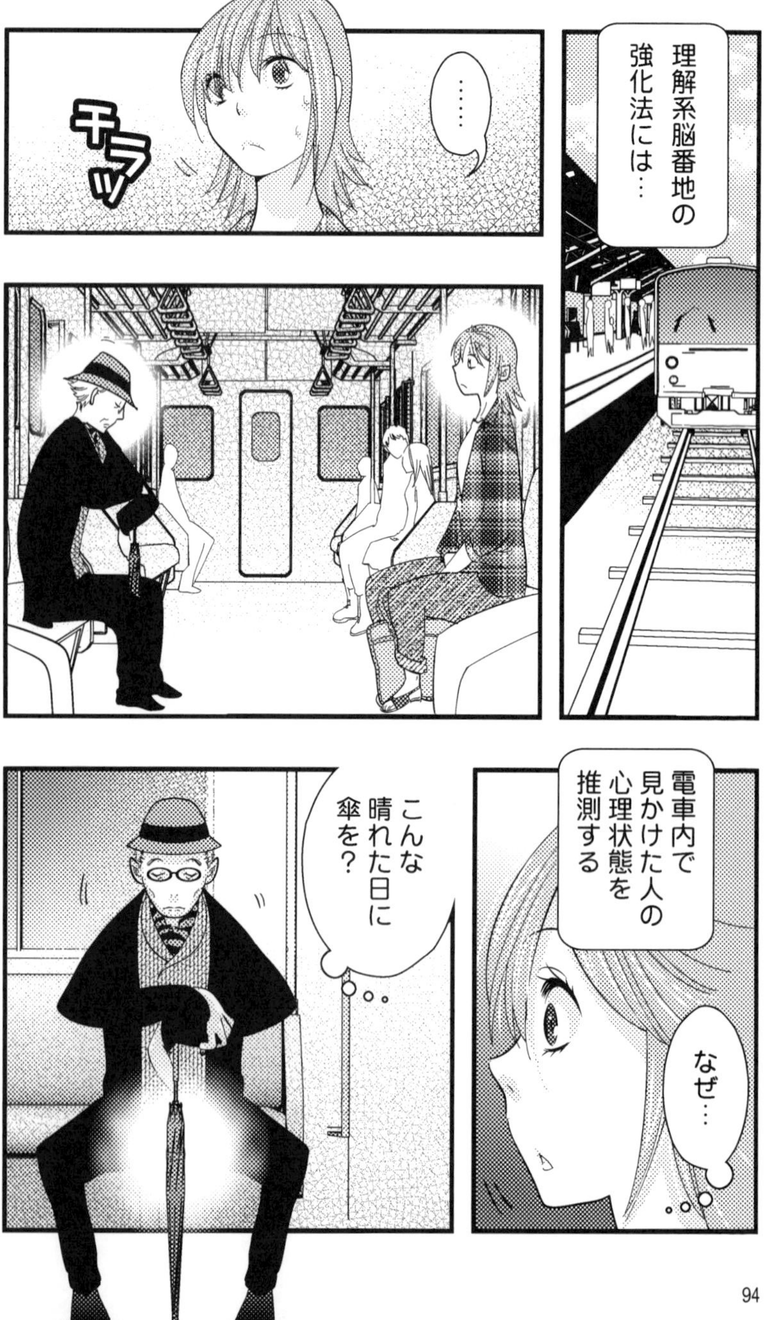
理解系脳番地の強化法には…
……
チラッ
電車内で見かけた人の心理状態を推測する
なぜ…
こんな晴れた日に傘を？

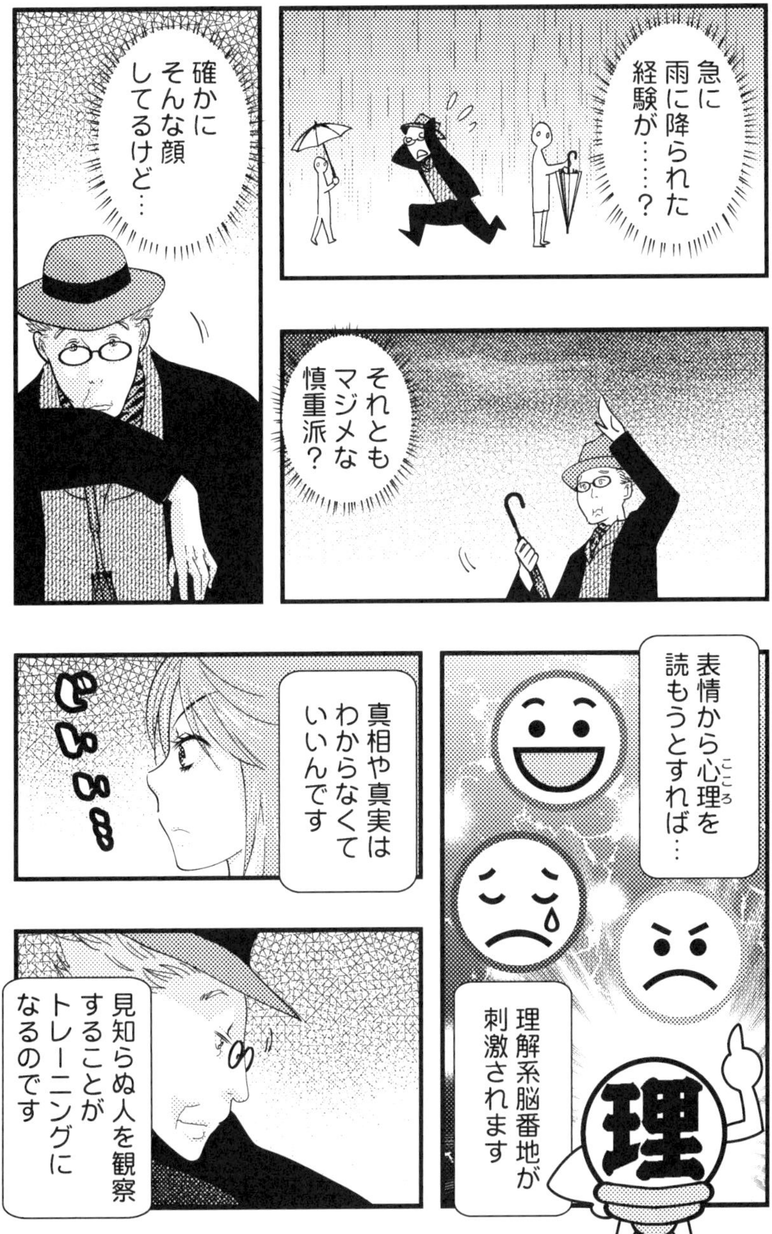
急に雨に降られた経験が……？
それともマジメな慎重派？
確かにそんな顔してるけど…
表情から心理《こころ》を読もうとすれば…
理解系脳番地が刺激されます
理
真相や真実はわからなくていいんです
見知らぬ人を観察することがトレーニングになるのです

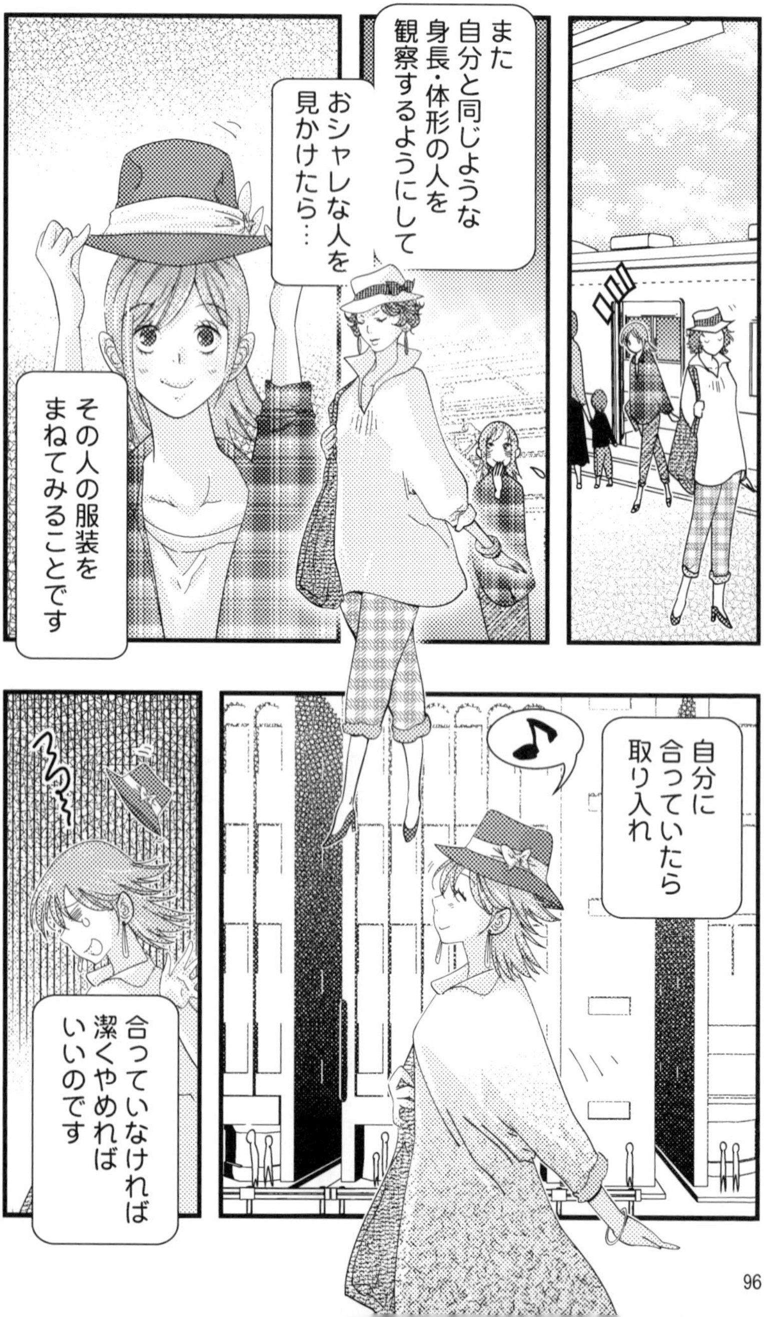
また自分と同じような身長・体形の人を観察するようにして
おシャレな人を見かけたら…
その人の服装をまねてみることです
自分に合っていたら取り入れ
合っていなければ潔くやめればいいのです

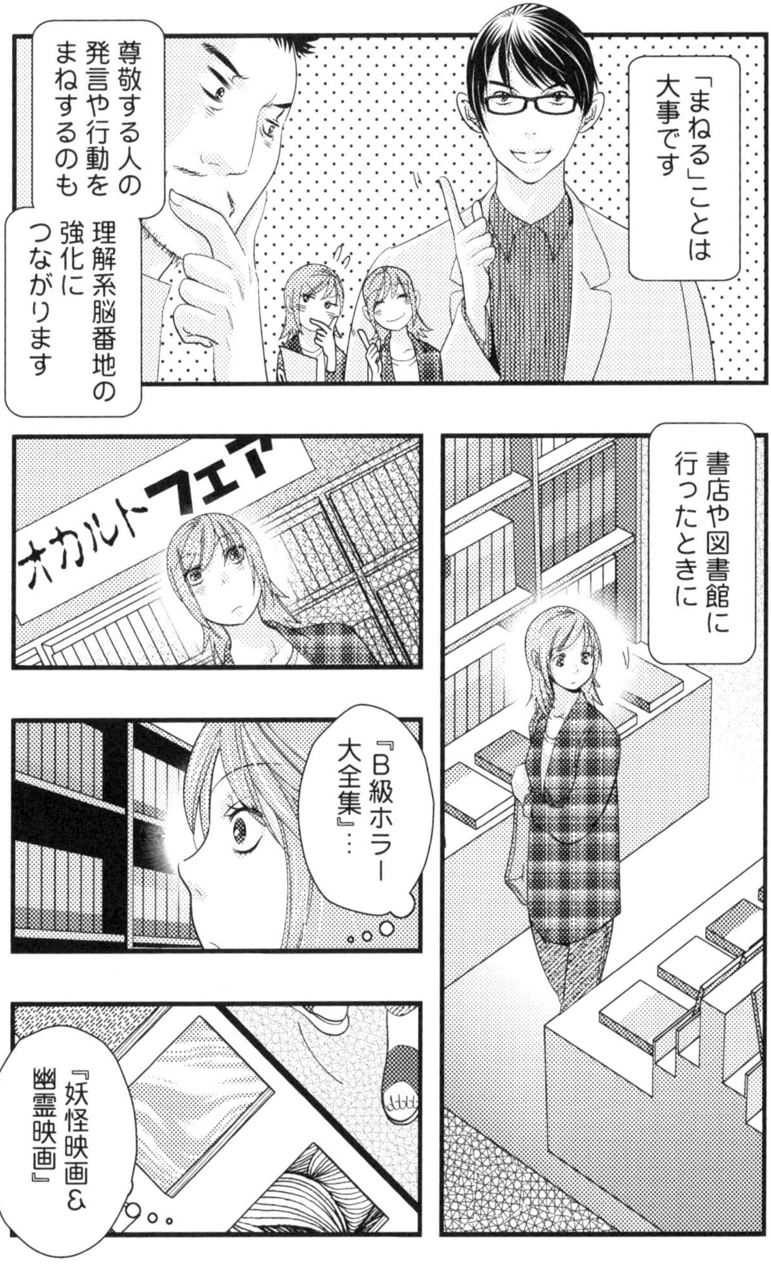
「まねる」ことは大事です
尊敬する人の発言や行動をまねるのも
理解系脳番地の強化につながります
書店や図書館に行ったときに
オカルトフェア
『B級ホラー大全集』…
『妖怪映画&幽霊映画』

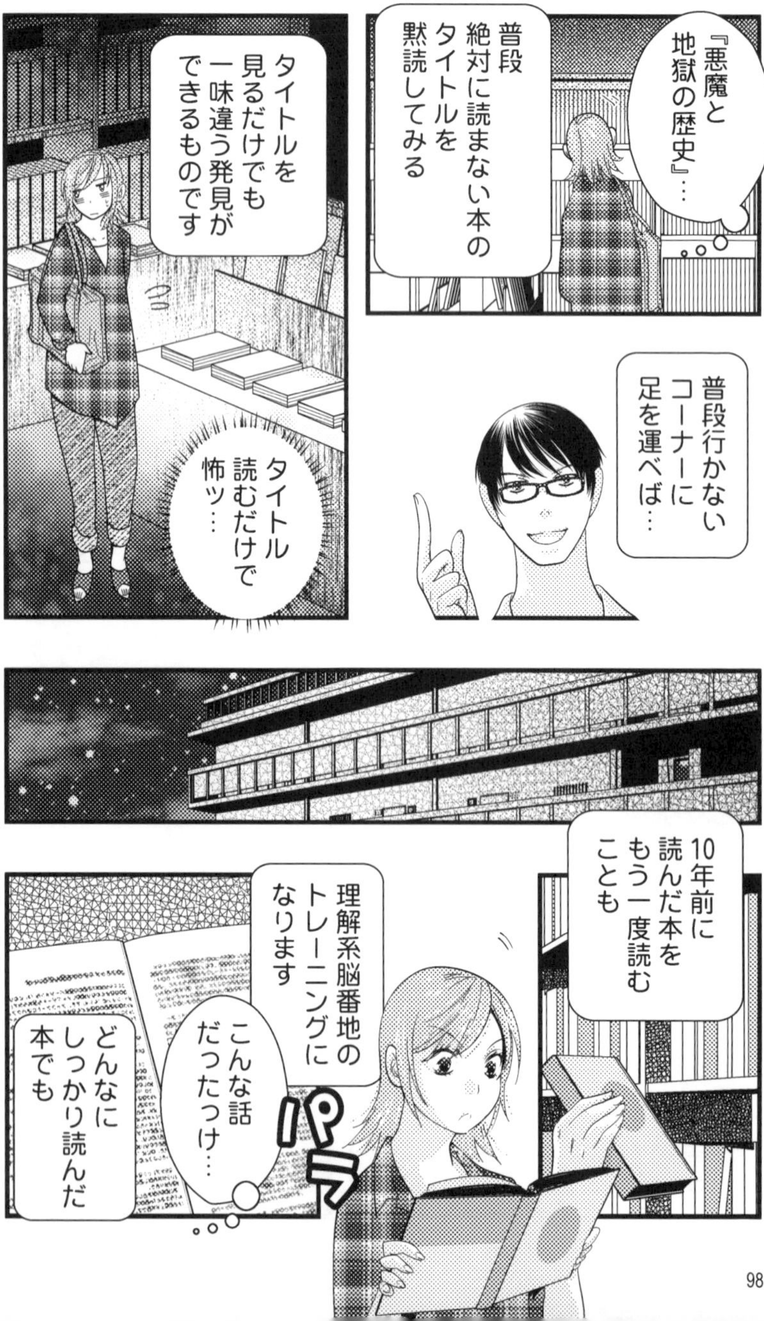

『悪魔と地獄の歴史』…
普段絶対に読まない本のタイトルを黙読してみる
普段行かないコーナーに足を運べば…
タイトルを見るだけでも一味違う発見ができるものです
タイトル読むだけで怖ッ…
10年前に読んだ本をもう一度読むことも
理解系脳番地のトレーニングになります
こんな話だったっけ…
パラ
どんなにしっかり読んだ本でも

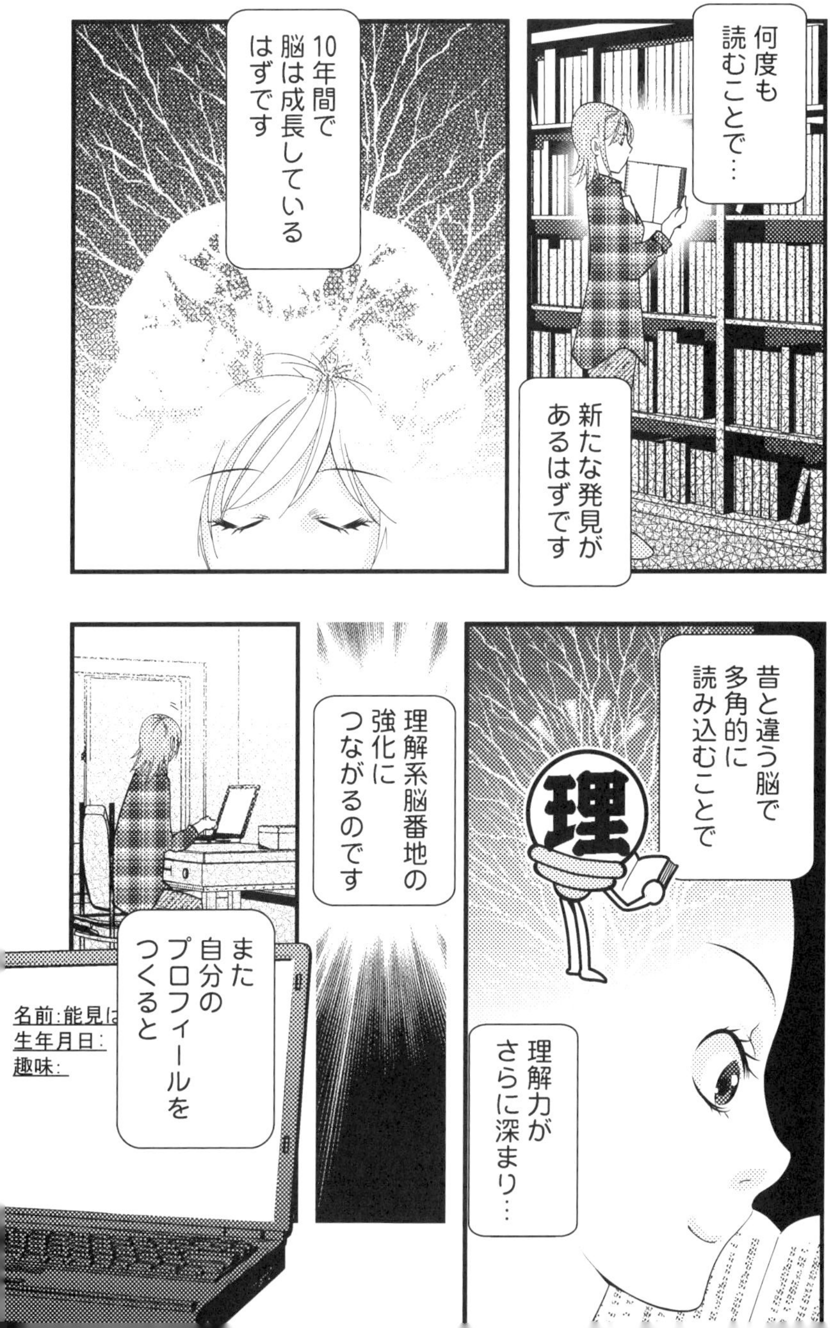
何度も読むことで…
新たな発見があるはずです
10年間で脳は成長しているはずです
昔と違う脳で多角的に読み込むことで
理
理解力がさらに深まり…
理解系脳番地の強化につながるのです
また自分のプロフィールをつくると
名前:能見は
生年月日:
趣味:

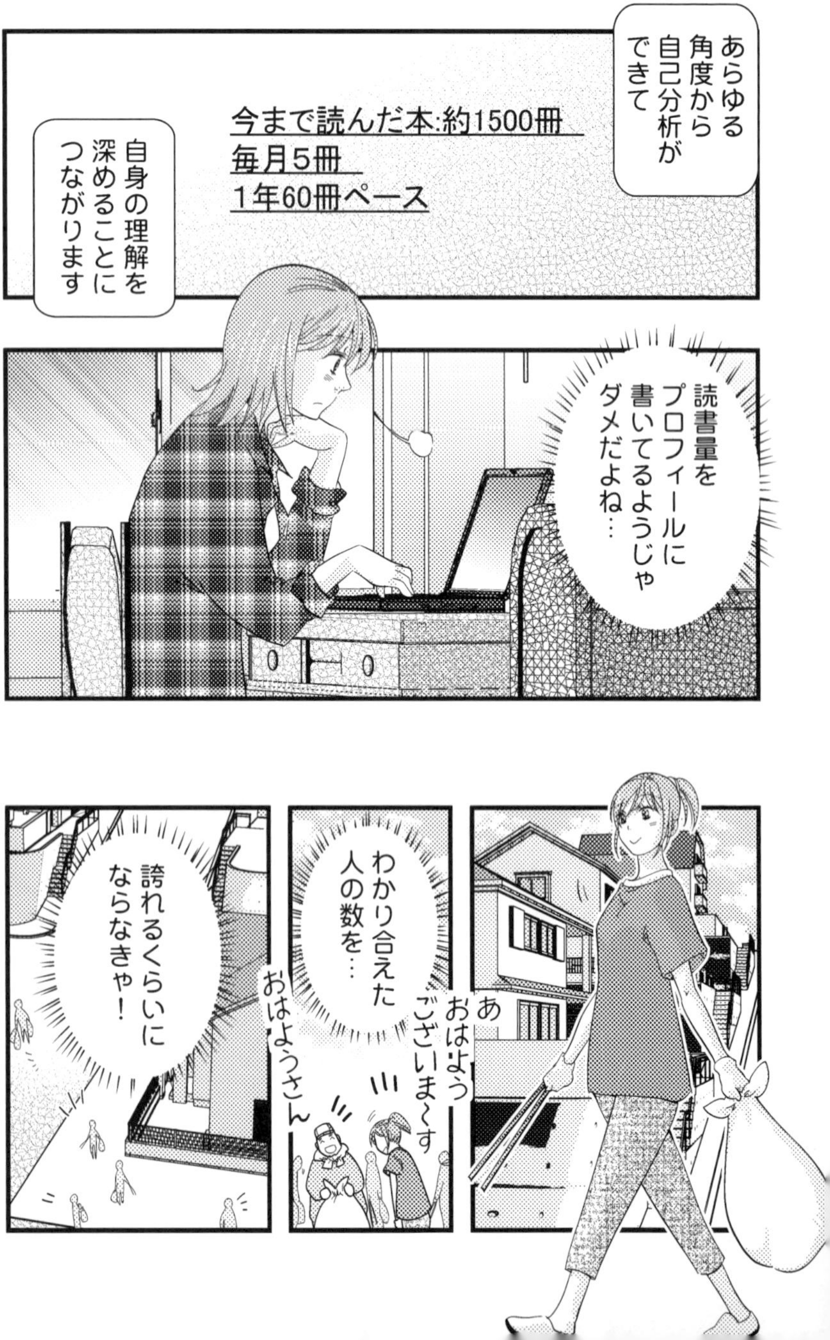
あらゆる角度から自己分析ができて
今まで読んだ本:約1500冊
毎月5冊
1年60冊ペース
自身の理解を深めることにつながります
読書量をプロフィールに書いてるようじゃダメだよね…
あ おはようございま〜す
おはようさん
わかり合えた人の数を…
誇れるくらいにならなきゃ!

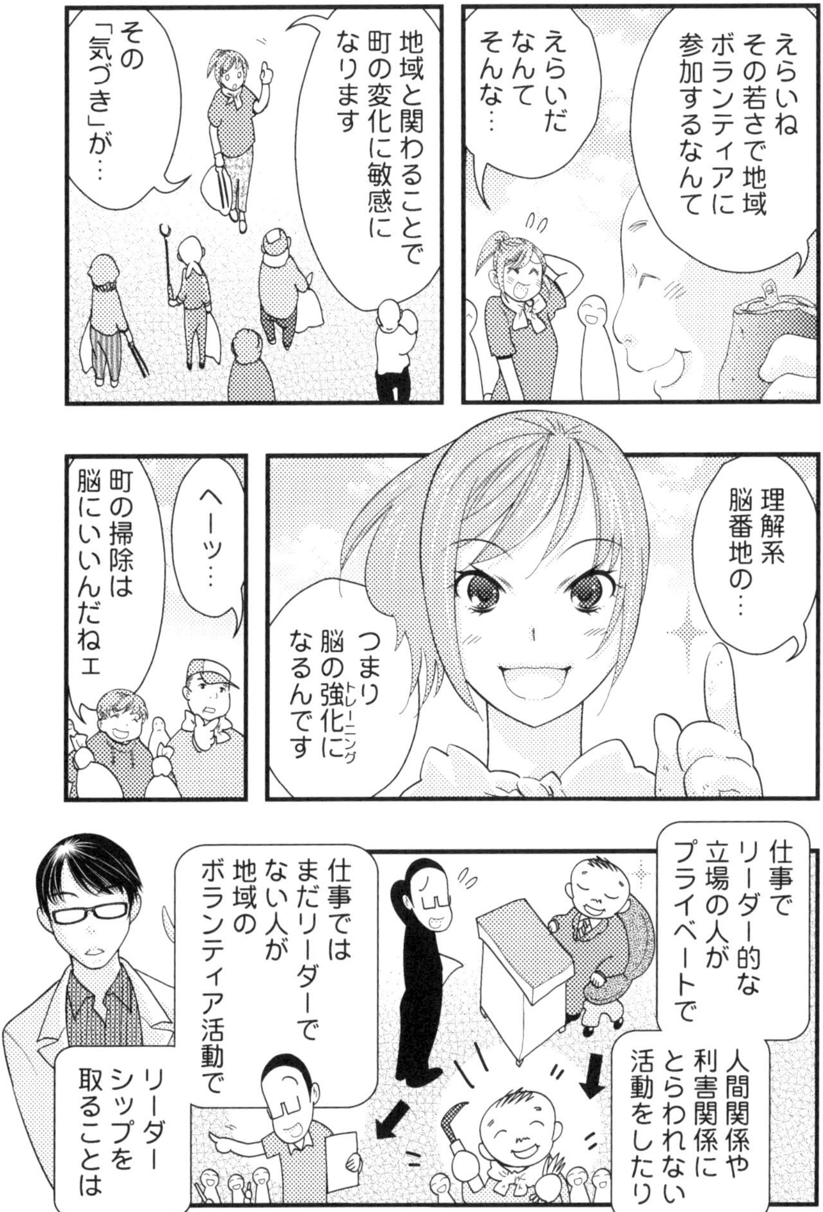
えらいね その若さで地域 ボランティアに 参加するなんて
えらいだ なんて そんな…
地域と関わることで 町の変化に敏感に なります
その「気づき」が…
理解系 脳番地の…
つまり 脳の強化《トレーニング》に なるんです
へーッ…
町の掃除は 脳にいいんだねェ
仕事でリーダー的な 立場の人が プライベートで
人間関係や 利害関係に とらわれない 活動をしたり
仕事では まだリーダーで ない人が 地域の ボランティア活動で
リーダー シップを 取ることは

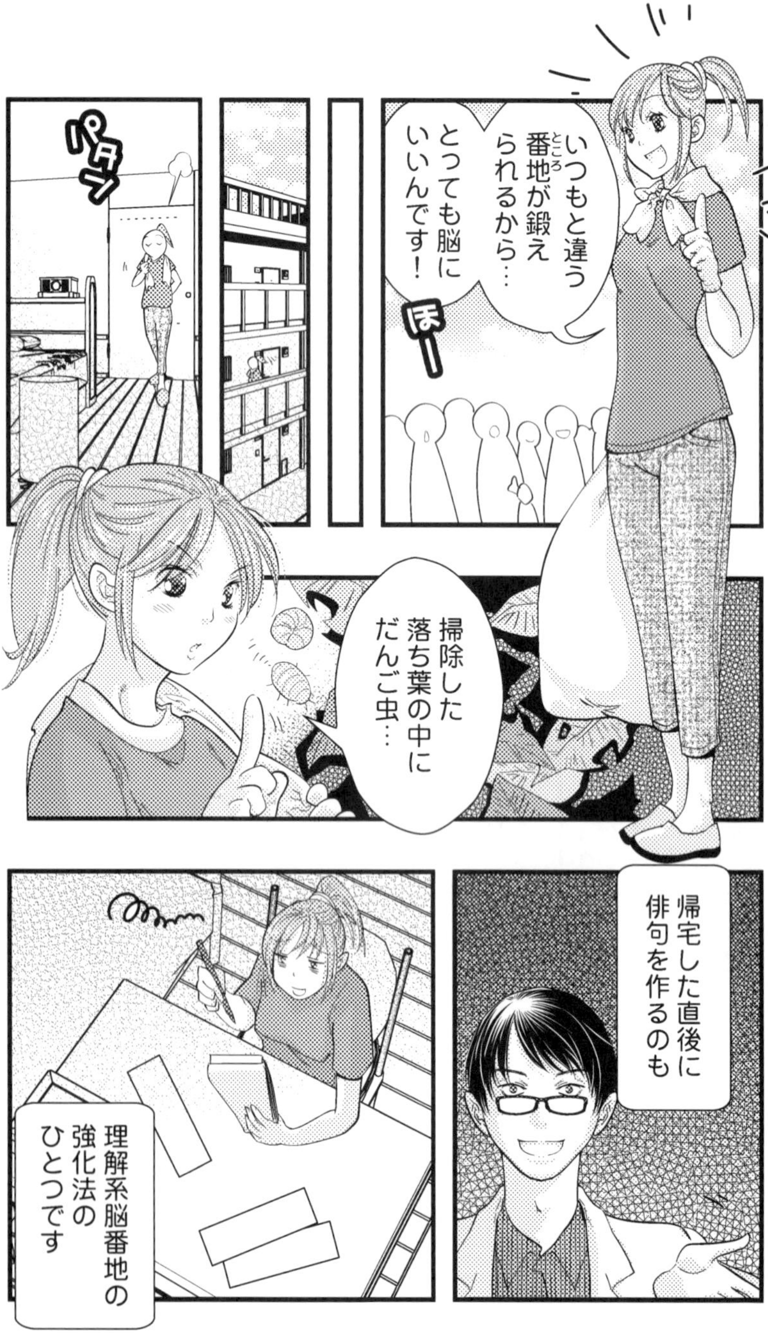
いつもと違う番地《ところ》が鍛えられるから…
とっても脳にいいんです！
ほー
パタン
掃除した落ち葉の中にだんご虫…
帰宅した直後に俳句を作るのも
理解系脳番地の強化法のひとつです

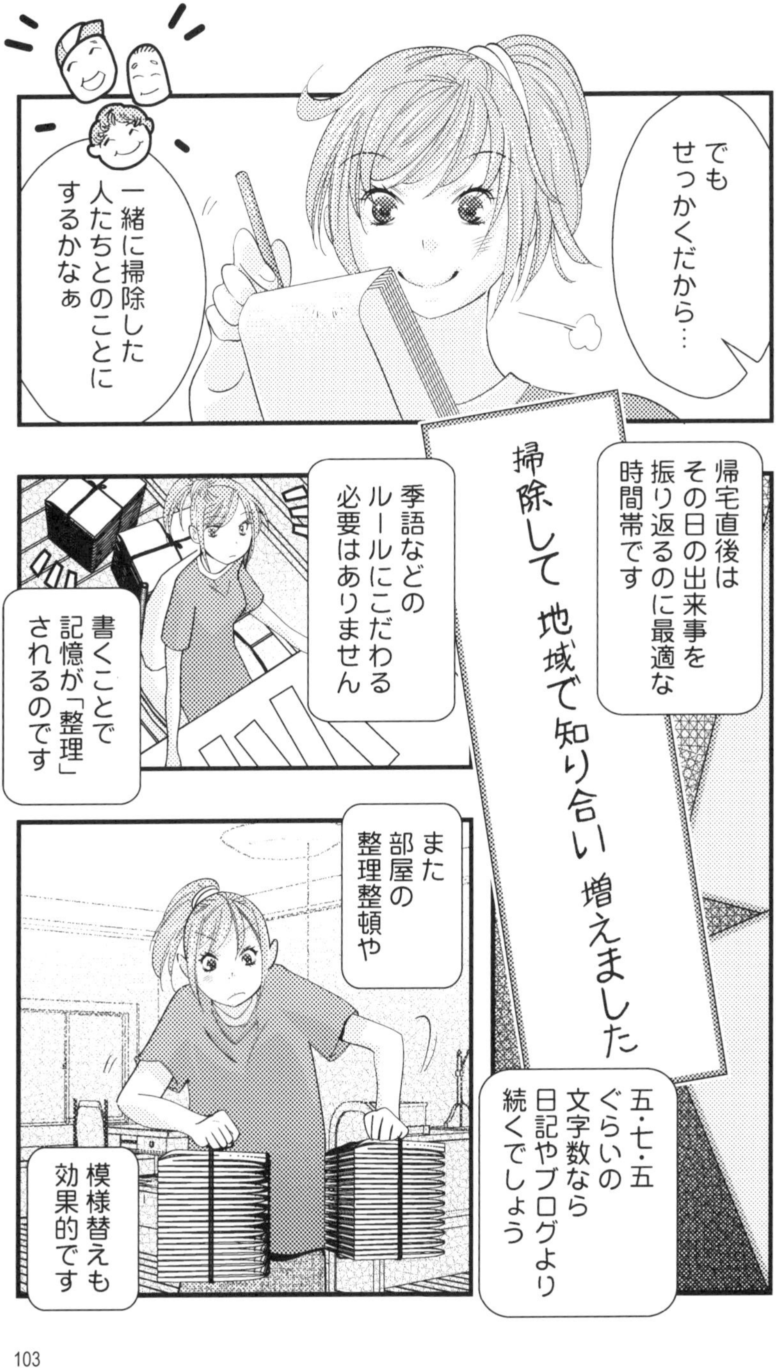
でも せっかくだから…
一緒に掃除した人たちとのことにするかなぁ
掃除して 地域で知り合い 増えました
帰宅直後は その日の出来事を振り返るのに最適な時間帯です
季語などのルールにこだわる必要はありません
書くことで記憶が「整理」されるのです
五・七・五ぐらいの文字数なら日記やブログより続くでしょう
また部屋の整理整頓や
模様替えも効果的です

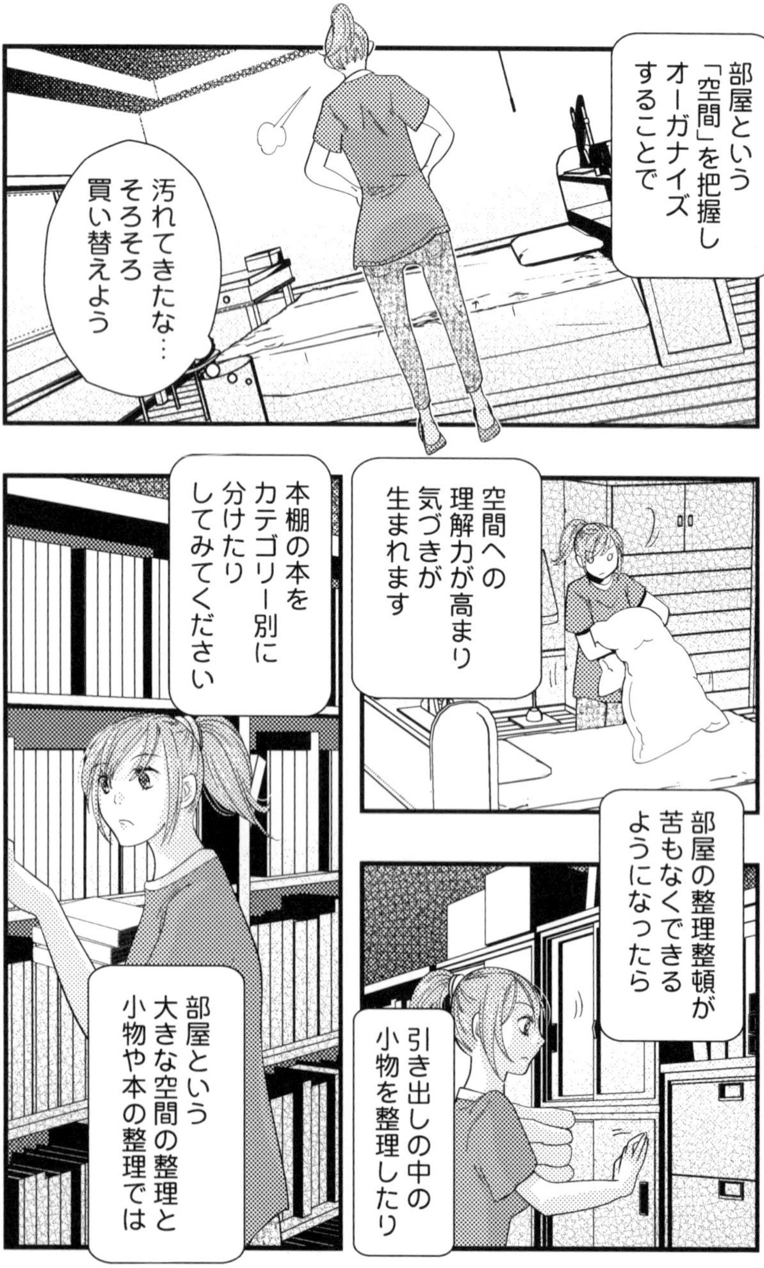
部屋という「空間」を把握しオーガナイズすることで
汚れてきたな…そろそろ買い替えよう
空間への理解力が高まり気づきが生まれます
部屋の整理整頓が苦もなくできるようになったら
引き出しの中の小物を整理したり
本棚の本をカテゴリー別に分けたりしてみてください
部屋という大きな空間の整理と小物や本の整理では

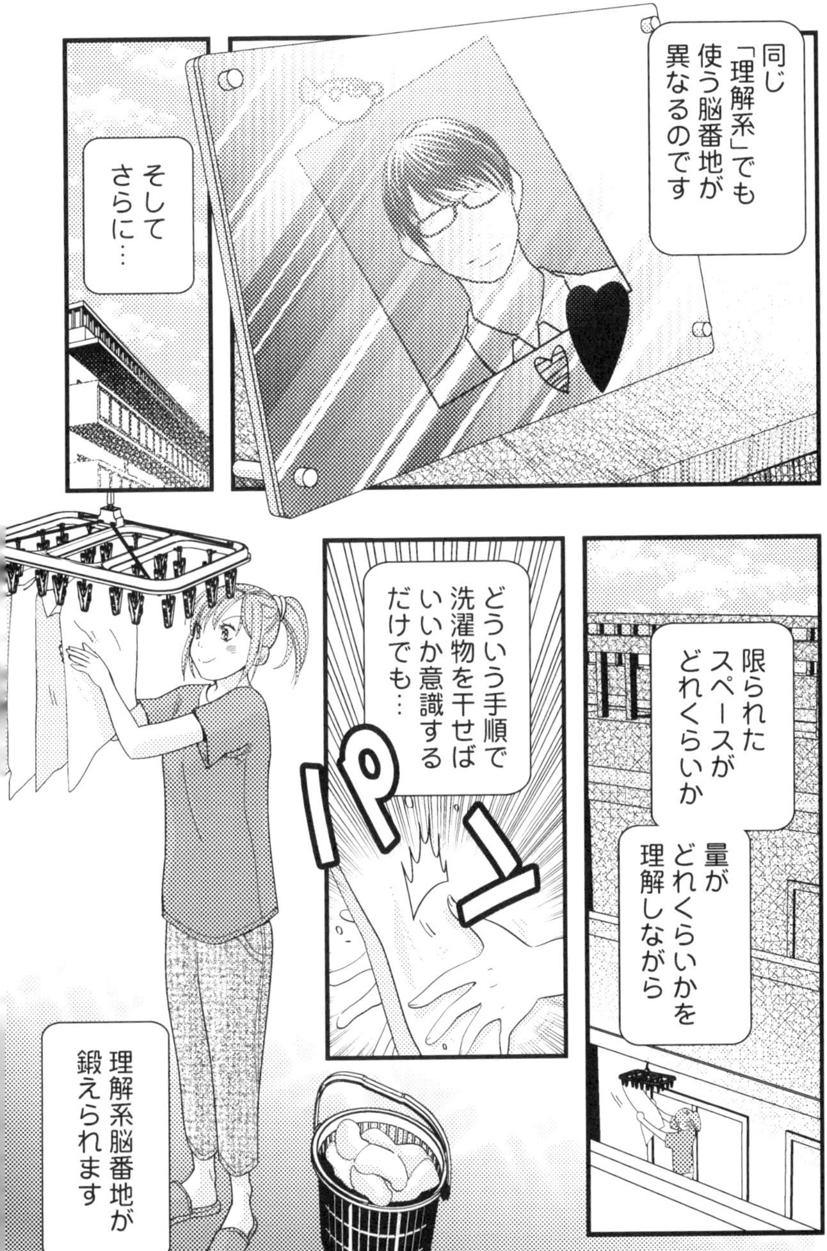
同じ「理解系」でも使う脳番地が異なるのです
そしてさらに…
限られたスペースがどれくらいいか
量がどれくらいいかを理解しながら
どういう手順で洗濯物を干せばいいか意識するだけでも…
理解系脳番地が鍛えられます

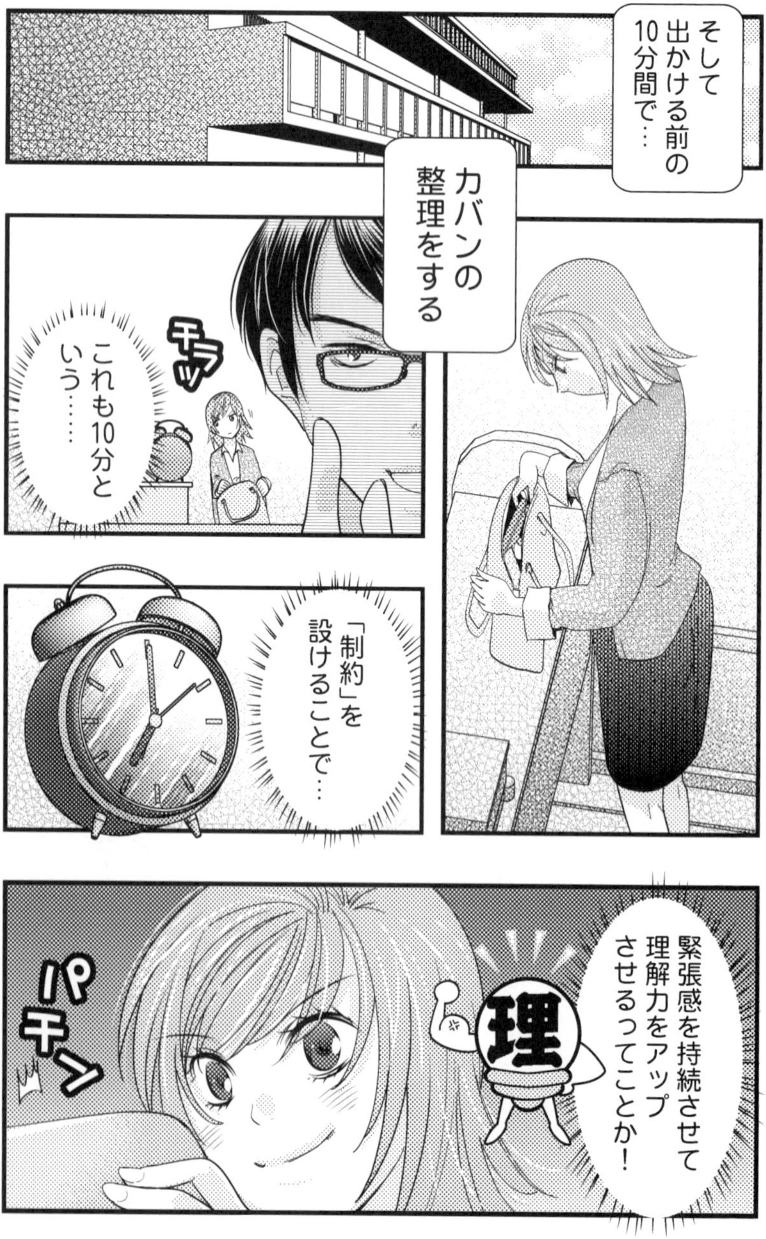
そして出かける前の10分間で…
カバンの整理をする
チラッ
これも10分という……
「制約」を設けることで…
緊張感を持続させて理解力をアップさせるってことか!
理
パチン

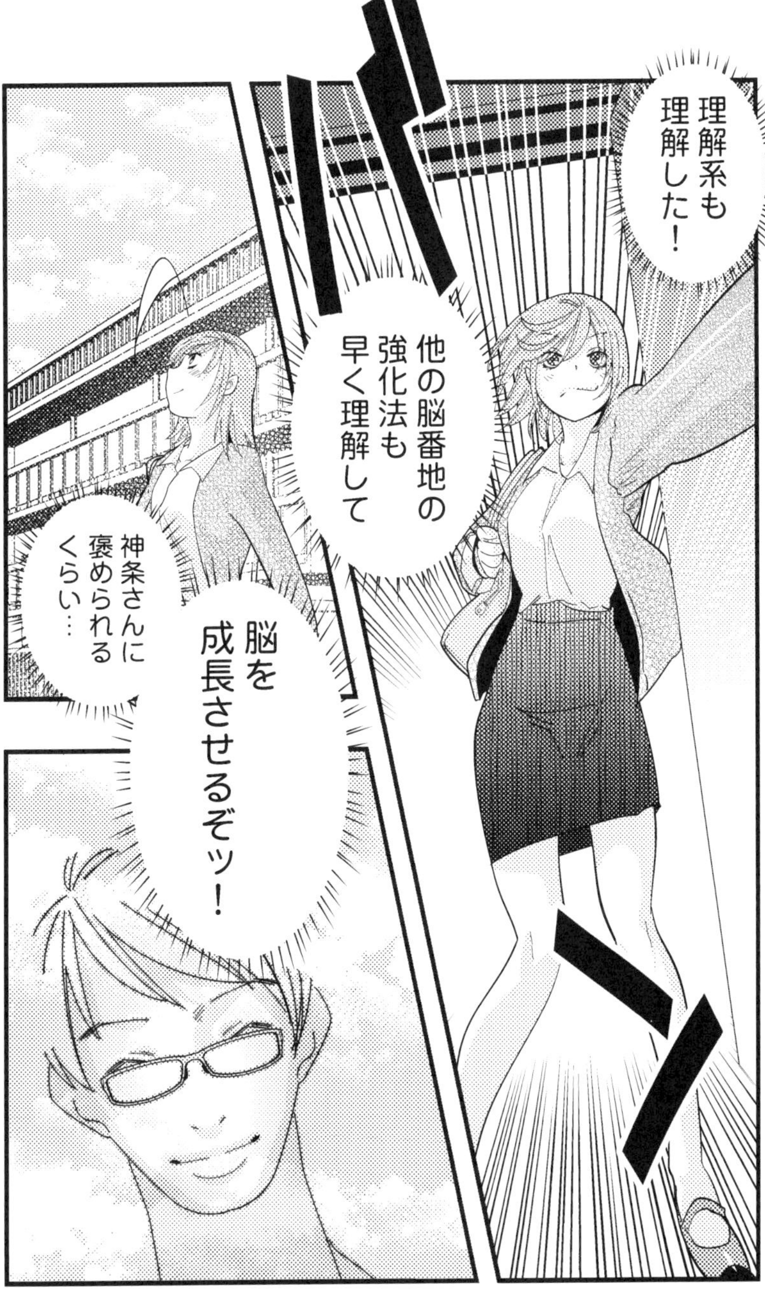
理解系も理解した！
他の脳番地の強化法も早く理解して
神条さんに褒められるくらい…
脳を成長させるぞッ！

微妙なニュアンスをキャッチする

4 理解系脳番地

人間は五感からさまざまな情報を得ますが、その情報を「理解」するときに働くのが理解系脳番地です。

理解といっても、意味やしくみがわかって納得する場合だけではなく、「この人はこんなことが言いたいんじゃないかな……」と推測するときにも、理解系脳番地が使われます。

ですから、まんがの中で神条が語っているように、文章（活字）を理解する力は理解系脳番地の働きの一部にすぎません。

例えば、

- ●部屋の中で汚れているのはどこなのか？
- ●相手がなぜ悲しそうな表情をしているのか？
- ●自分はどんな人間なのか？

これらを考察することも、理解系脳番地を鍛えることにつ

理解系脳番地

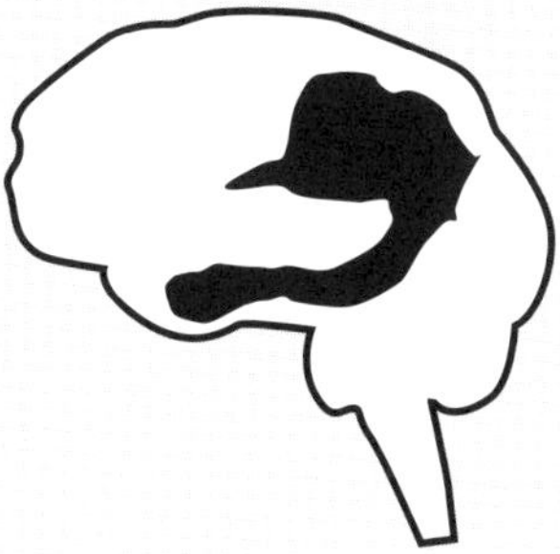

ながるのです。

はなは、文章を理解する能力は高くても、場の空気を読んだり、仕事の本質をつかんだりすることは苦手なようです。だから神条は、「理解力の強化」が必要だと言ったのでした。

ビジネスでは、お客様のニーズを理解するだけでなく、常に自分に求められることを理解し、自分の立ち位置を把握しながら行動する必要があります。その意味でも、私たちは理解系脳番地を全般的にトレーニングする必要があるわけです。

理解系脳番地を鍛えるとどうなる?

理解力が向上するので、学習能力が高くなります。また、新しい発想が生まれやすくなる、という特徴もあります。

さらに、その場の状況を正しく理解できるようになるため、「ツッコミ」がうまくなるという効果も。

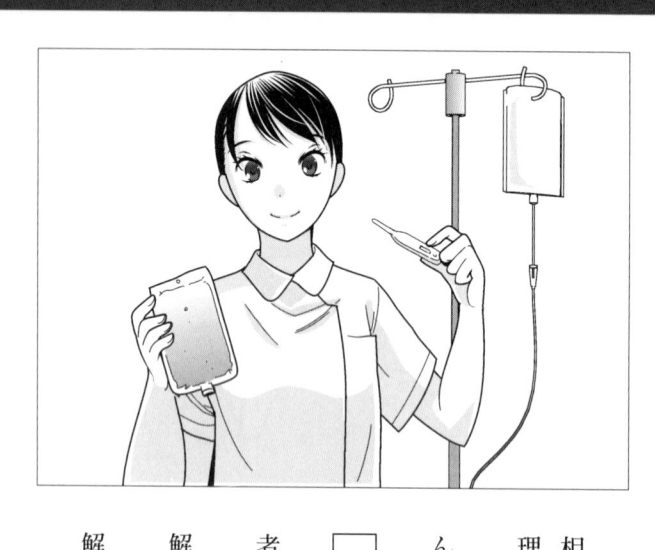

人の話を聞いて（文章を読んで）その内容を理解したり、相手の言葉の断片から「言わんとすること」を推測したりと、理解の仕方はシチュエーションによってさまざま。

だから、理解のバリエーションが増えることによって、どんなことでも広く深く理解できるようになるのです。

理解系脳番地が発達している職業

人の話をじっくり聞く弁護士、新聞記者、編集者。日々患者さんの表情や容態を観察している看護師。

また、家事代行業や、部屋の修繕・内装工事をする方も理解系の番地が発達している傾向にあります。

一般の人でも、自宅の収納や整理を工夫している方は、理解系脳番地の発達度が高いといえるでしょう。

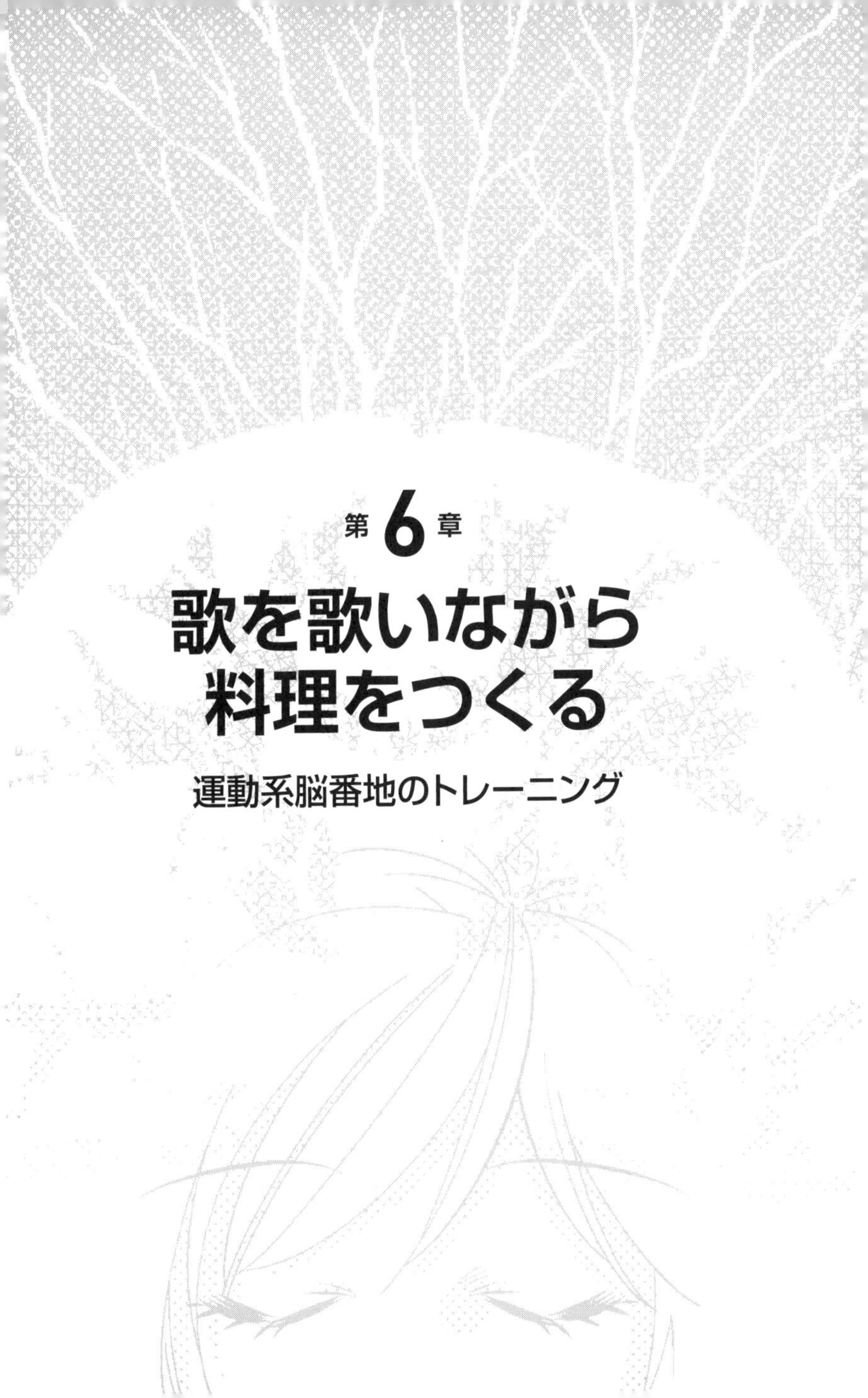

第6章

歌を歌いながら料理をつくる

運動系脳番地のトレーニング

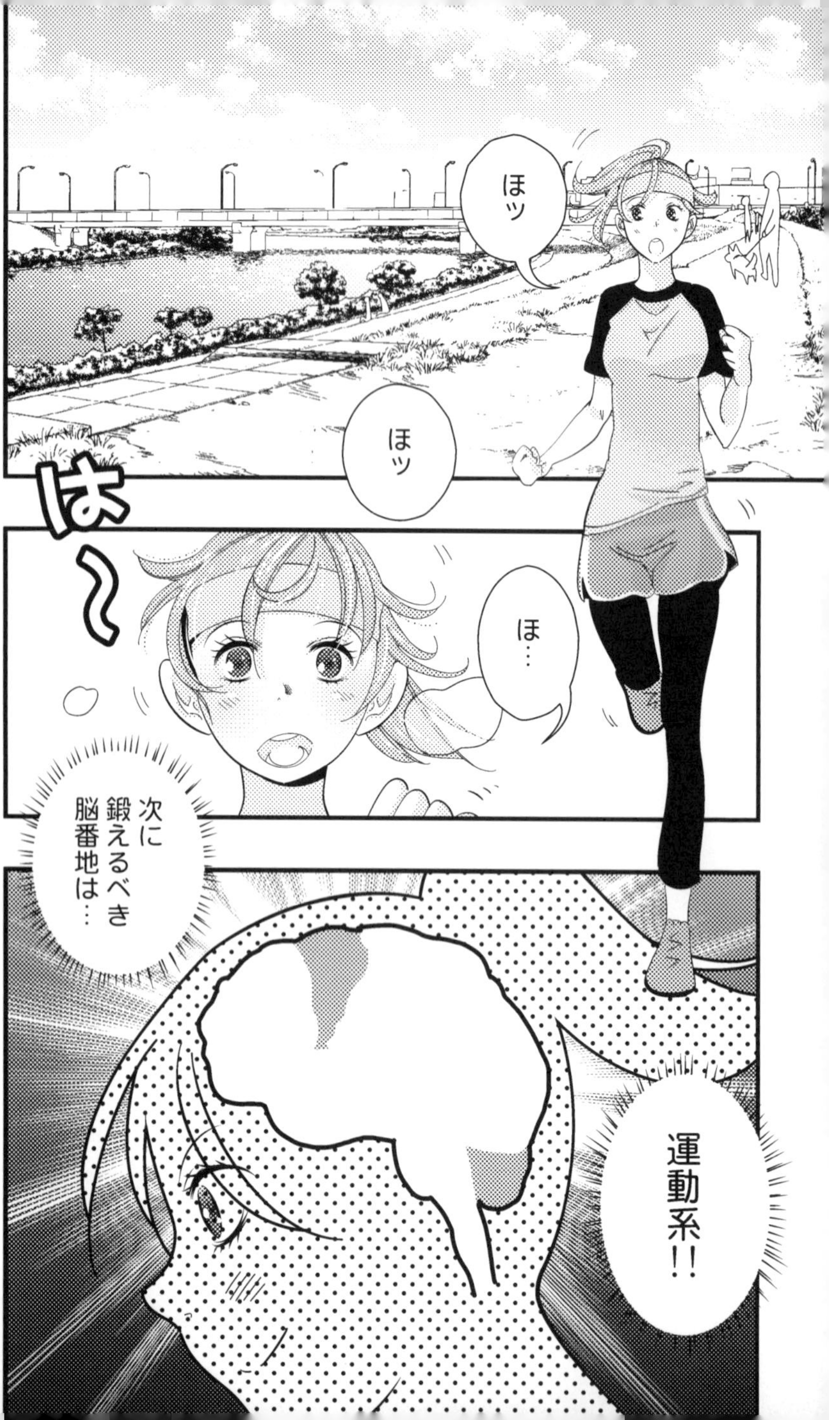
ほッ
ほッ
はっ
ほ…
次に鍛えるべき脳番地は…
運動系!!

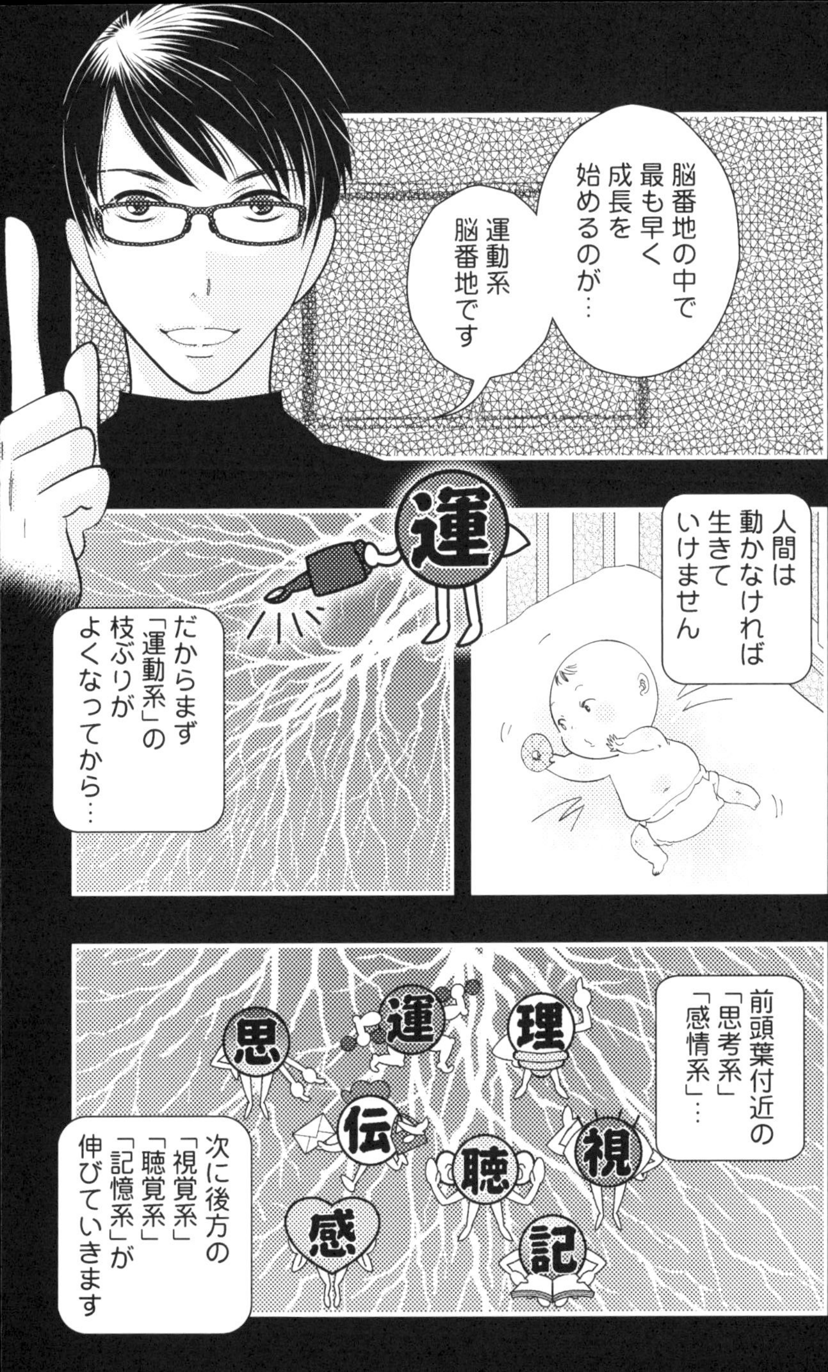

脳番地の中で最も早く成長を始めるのが…
運動系脳番地です
人間は動かなければ生きていけません
運
だからまず「運動系」の枝ぶりがよくなってから…
前頭葉付近の「思考系」「感情系」…
理
運
思
視
聴
伝
記
感
次に後方の「視覚系」「聴覚系」「記憶系」が伸びていきます

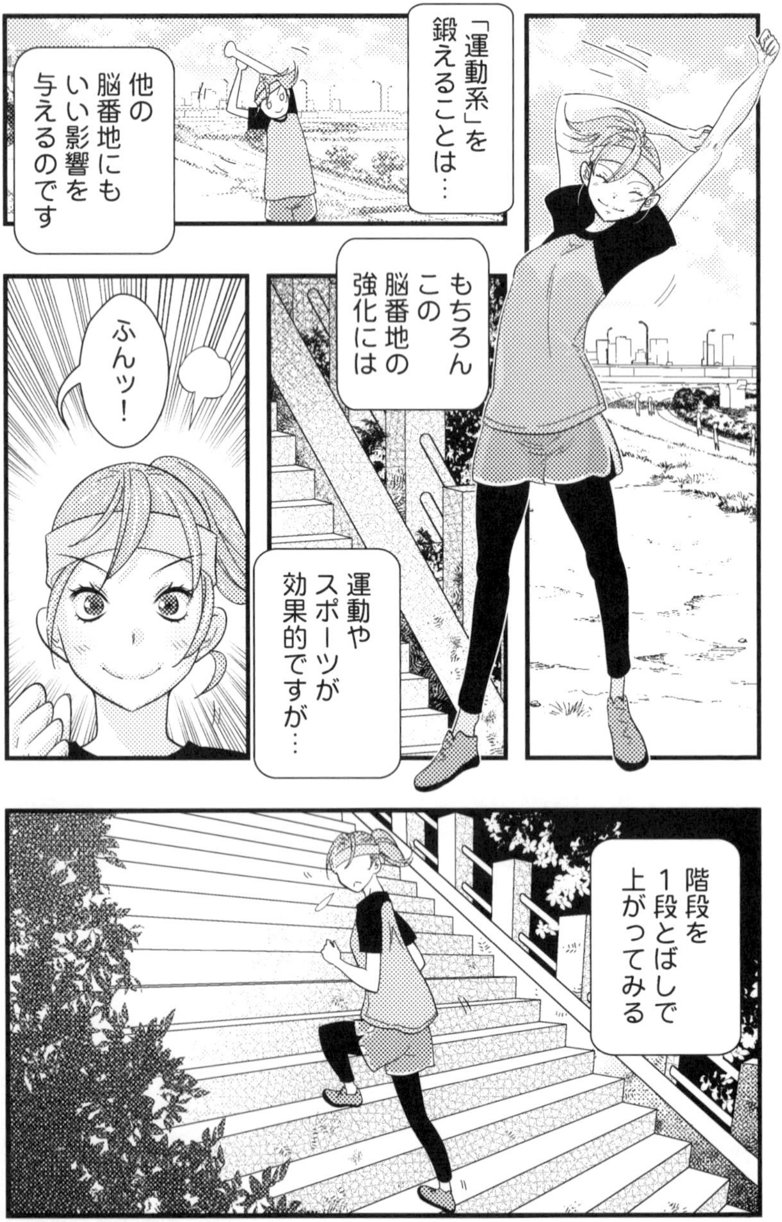
「運動系」を鍛えることは…
他の脳番地にもいい影響を与えるのです
もちろんこの脳番地の強化には
運動やスポーツが効果的ですが…
ふんッ！
階段を1段とばしで上がってみる

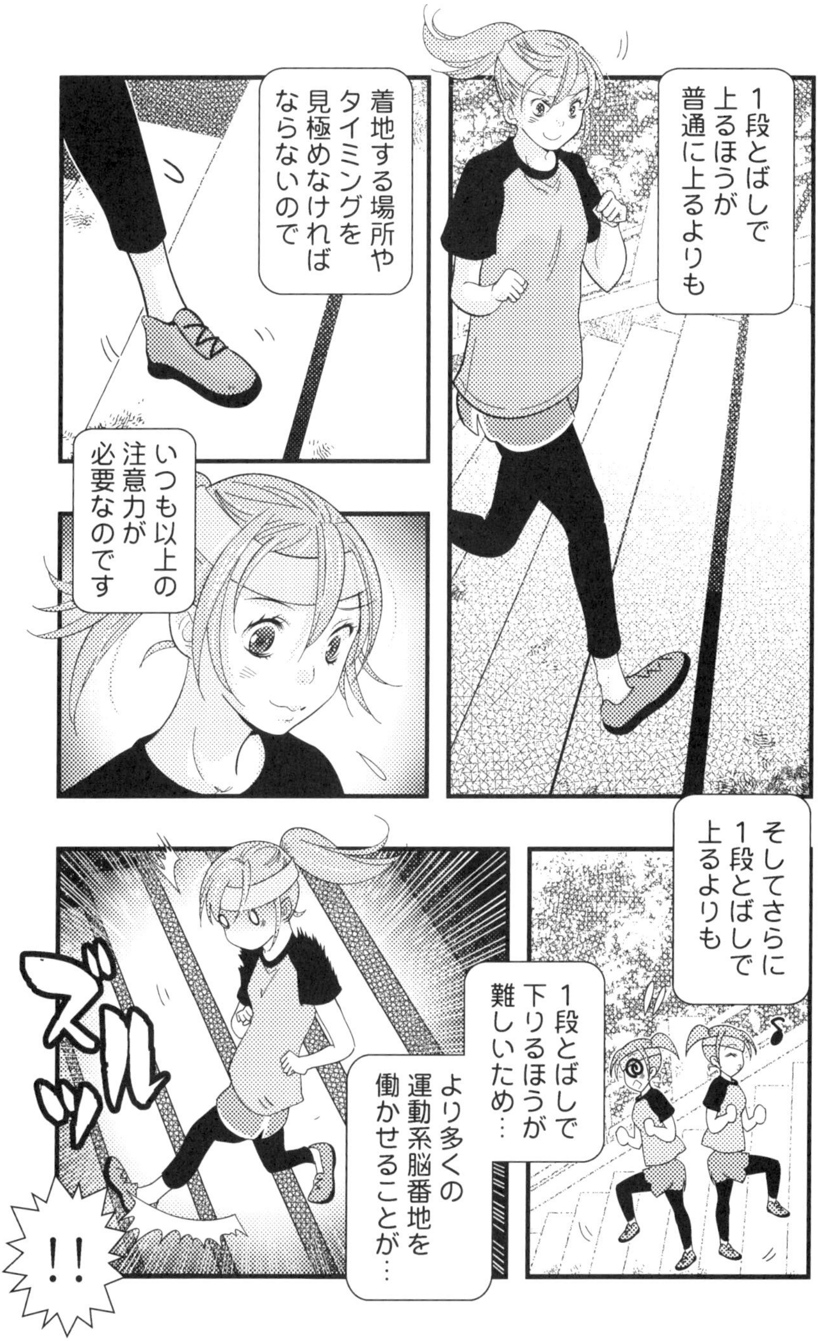
1段とばしで上るほうが普通に上るよりも
着地する場所やタイミングを見極めなければならないので
いつも以上の注意力が必要なのです
そしてさらに1段とばしで上るよりも
1段とばしで下りるほうが難しいため…
より多くの運動系脳番地を働かせることが…
ズルッ
!!

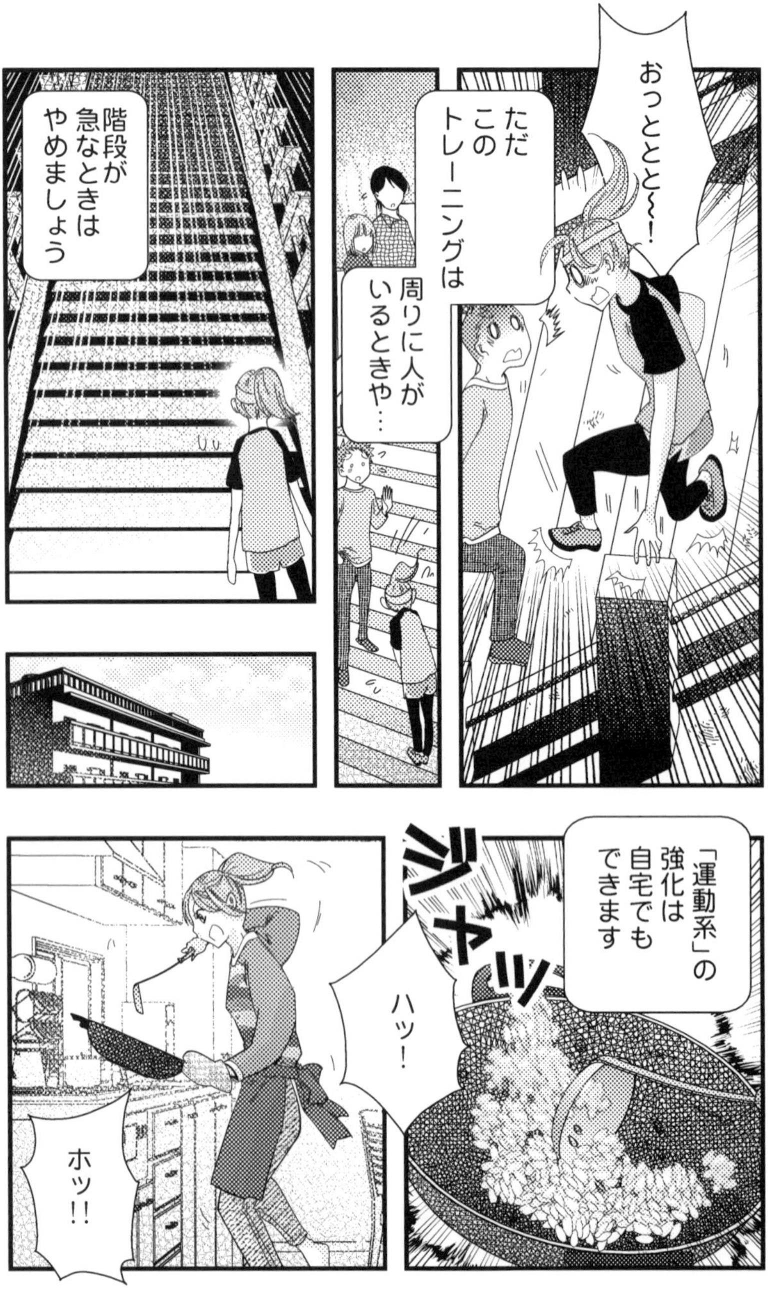
おっととと〜！
ただこのトレーニングは
周りに人がいるときや…
階段が急なときはやめましょう
「運動系」の強化は自宅でもできます
ジャッ
ハッ！
ホッ!!

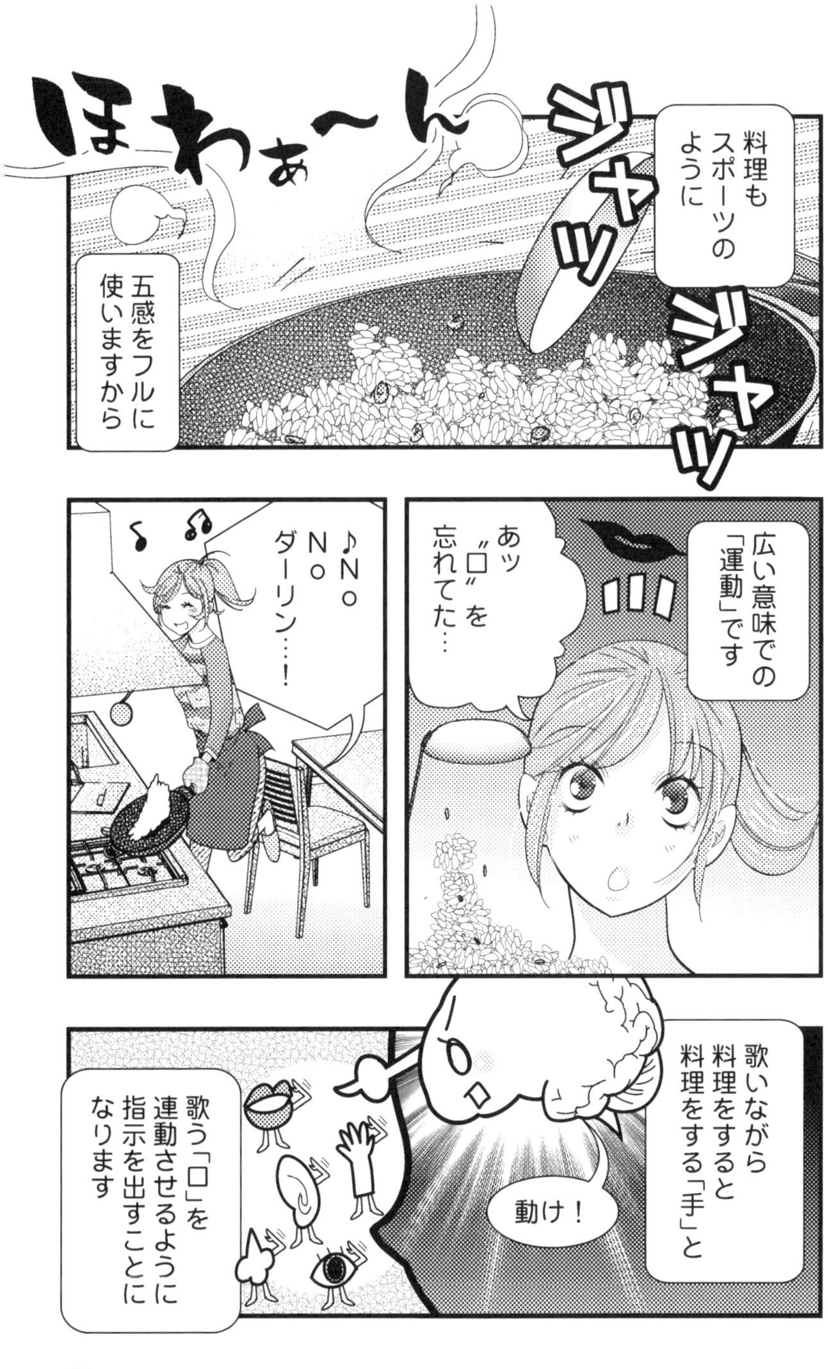
ほわぁ〜ん
料理もスポーツのように
ジャッ
ジャッ
五感をフルに使いますから
広い意味での「運動」です
あッ "口"を忘れてた…
♪NoNo ダーリン…!
歌いながら料理をすると「手」と
動け!
歌う「口」を連動させるように指示を出すことになります

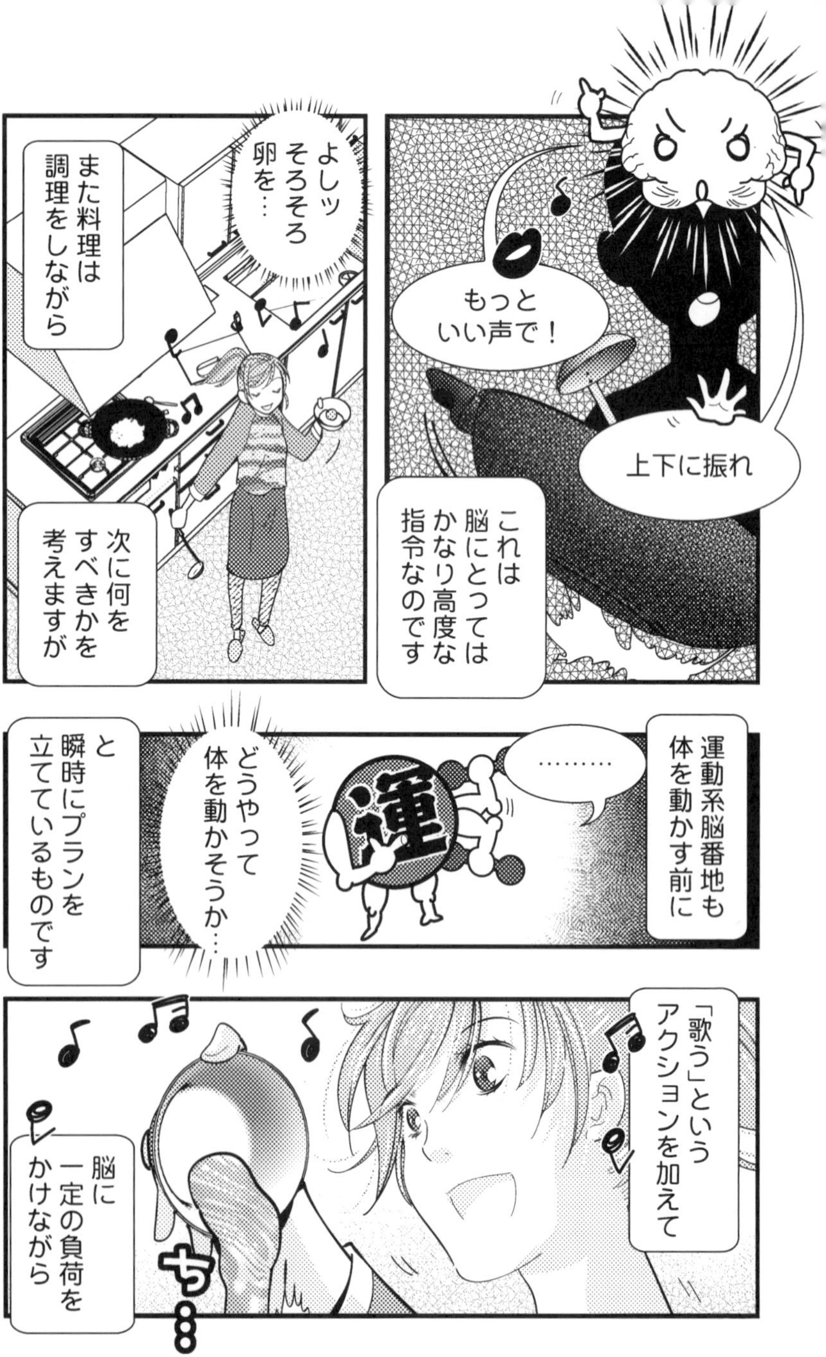
もっといい声で！
上下に振れ
これは脳にとってはかなり高度な指令なのです
よしッそろそろ卵を…
また料理は調理をしながら
次に何をすべきかを考えますが
運動系脳番地も体を動かす前に
………
運
どうやって体を動かそうか…
と瞬時にプランを立てているものです
「歌う」というアクションを加えて
脳に一定の負荷をかけながら
ち•••

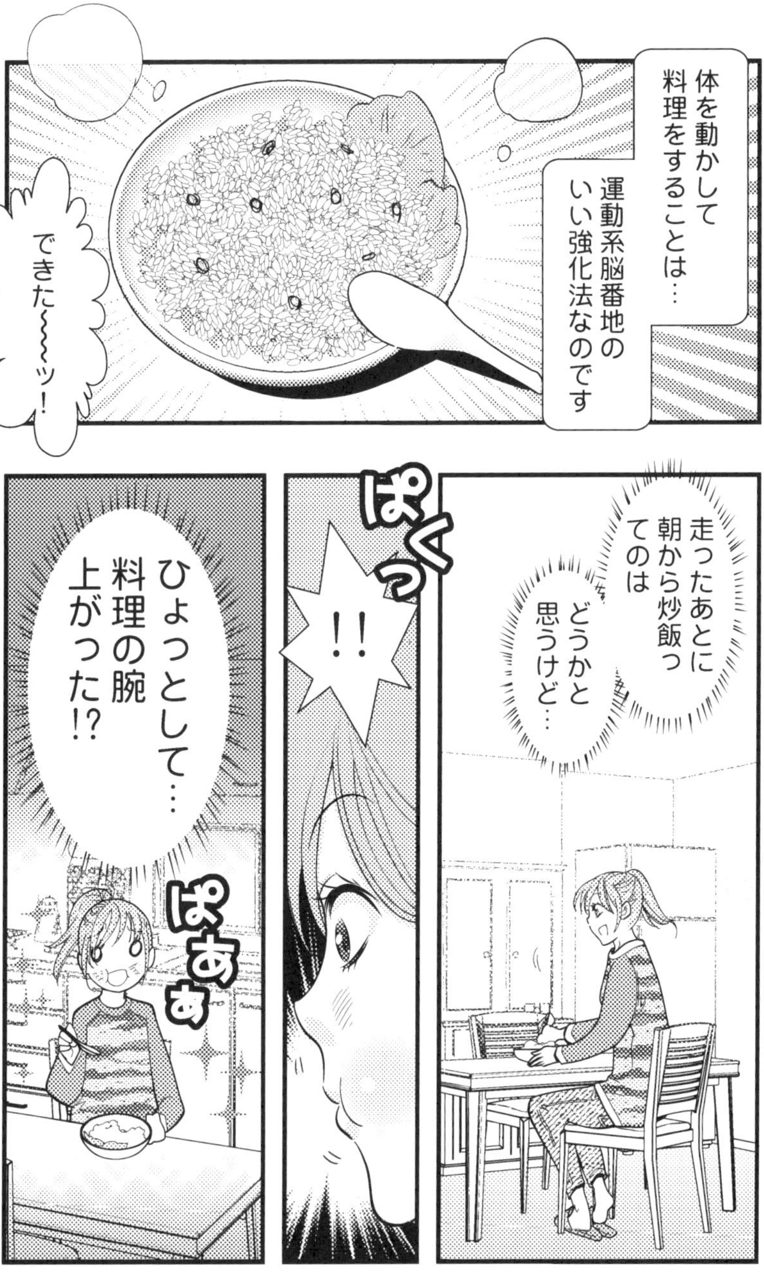

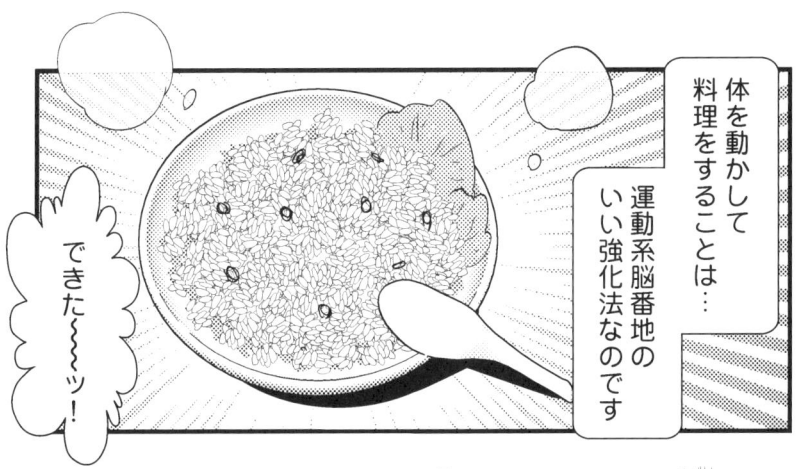

体を動かして
料理をすることは…
運動系脳番地の
いい強化法なのです
できた〜〜〜ッ!
走ったあとに
朝から炒飯っ
てのは
どうかと
思うけど…
ぱくっ
!!
ひょっとして…
料理の腕
上がった!?
ぱあぁ

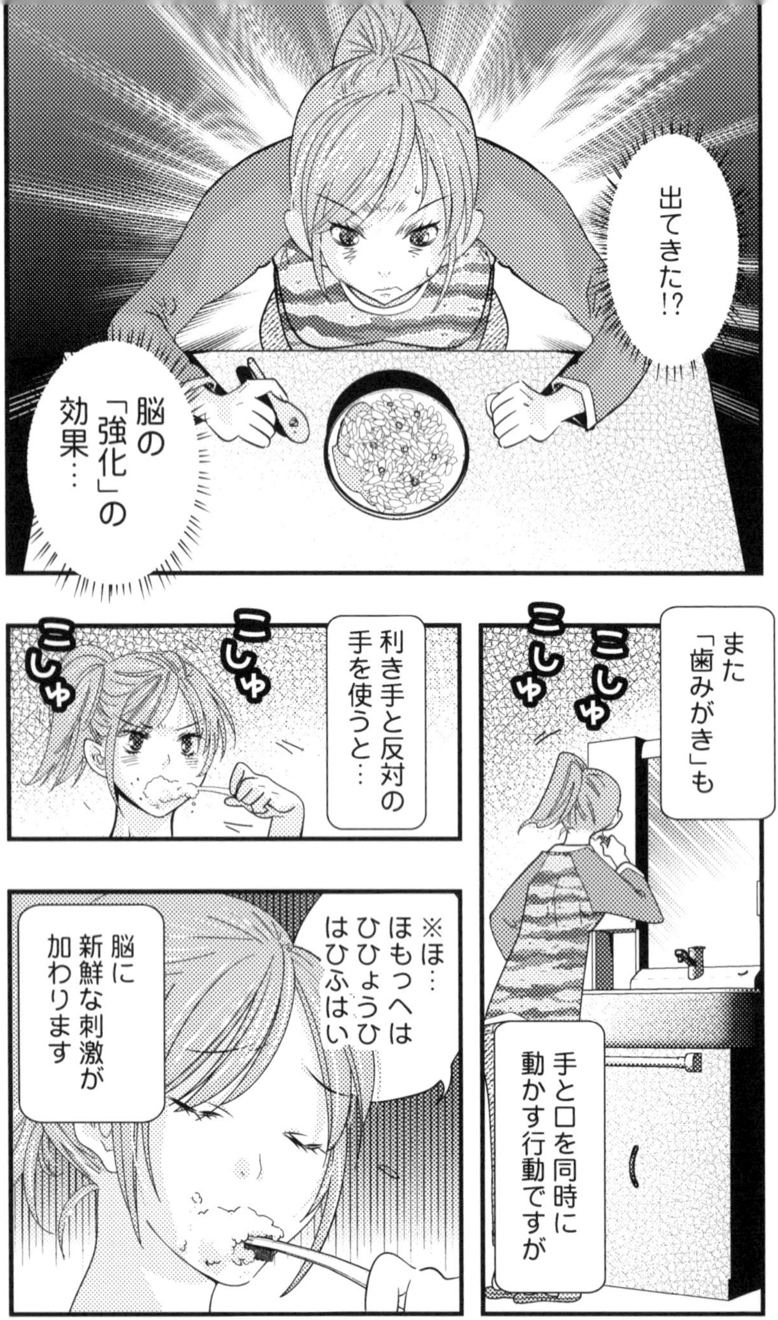
出てきた!?
脳の「強化」の効果…
また「歯みがき」も
こしゅこしゅ
手と口を同時に動かす行動ですが
利き手と反対の手を使うと…
こしゅこしゅ
※ほ…ほもっへはひひょうひはひふはい
脳に新鮮な刺激が加わります

※思ってた以上にやりづらい

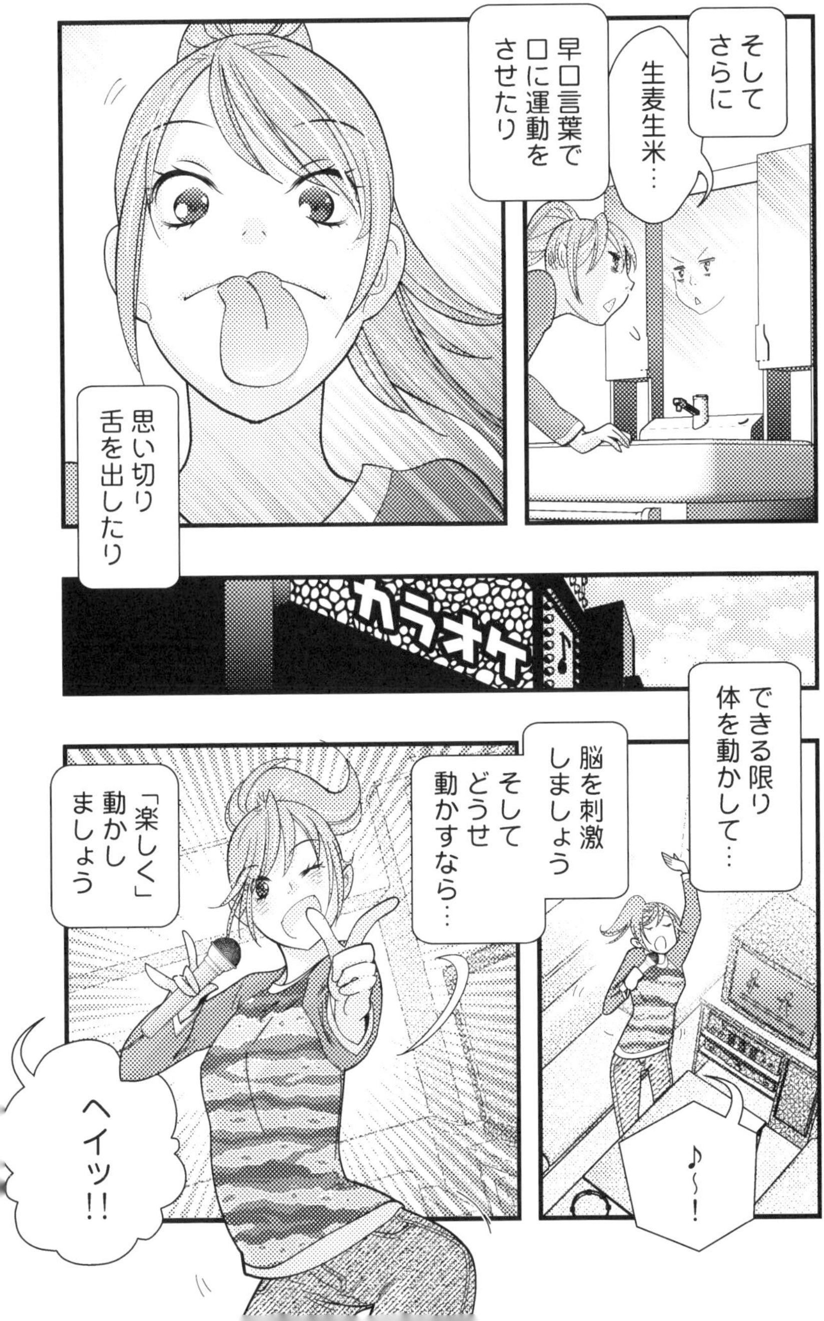
そしてさらに
生麦生米…
早口言葉で口に運動をさせたり
思い切り舌を出したり
カラオケ
できる限り体を動かして…
脳を刺激しましょう
そしてどうせ動かすなら…
♪～！
「楽しく」動かしましょう
ヘイッ!!

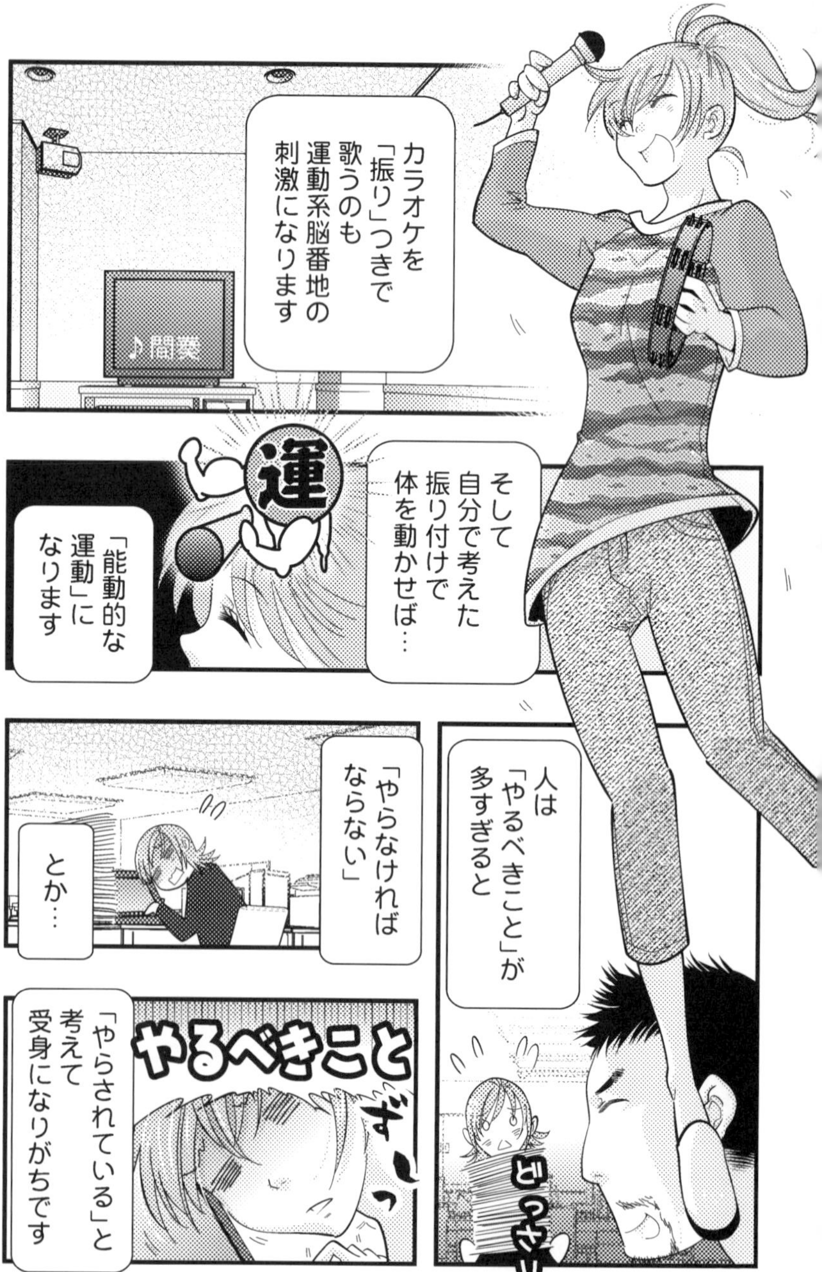

カラオケを「振り」つきで歌うのも運動系脳番地の刺激になります
そして自分で考えた振り付けで体を動かせば…
運
「能動的な運動」になります
人は「やるべきこと」が多すぎると
どっさり
「やらなければならない」
とか…
やるべきこと
ずしっ
「やらされている」と考えて受身になりがちです

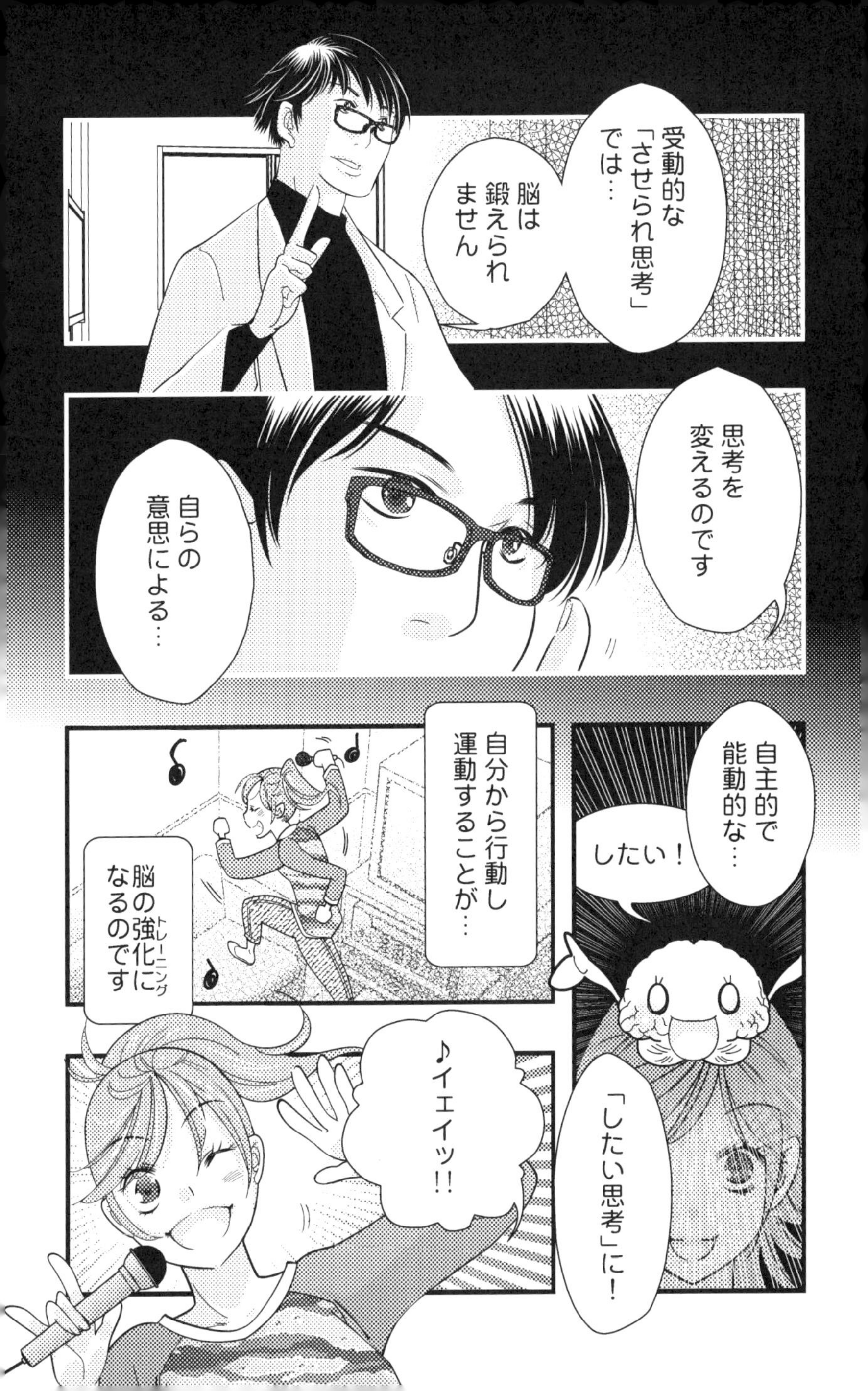
受動的な「させられ思考」では…
脳は鍛えられません
思考を変えるのです
自らの意思による…
自主的で能動的な…
したい！
「したい思考」に！
自分から行動し運動することが…
脳の強化《トレーニング》になるのです
♪イエイッ!!

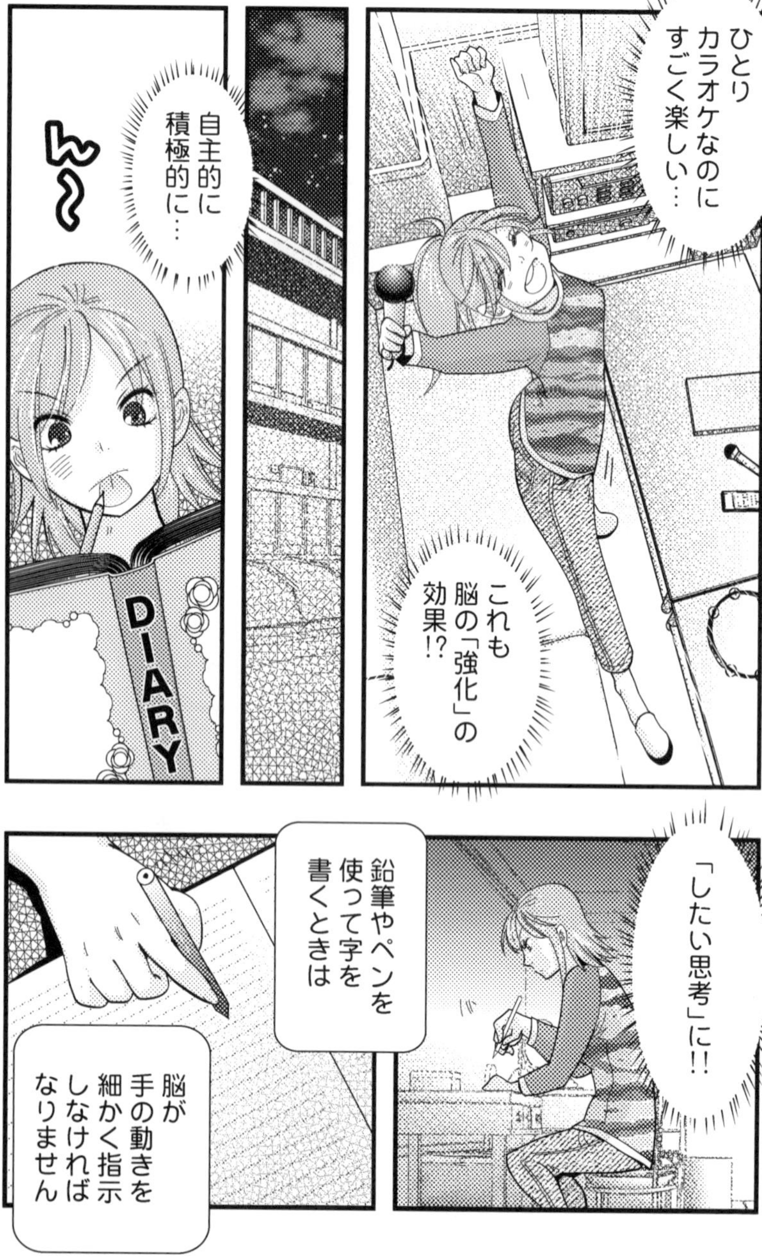
ひとりカラオケなのにすごく楽しい…
これも脳の「強化」の効果!?
自主的に積極的に…
ん〜
DIARY
「したい思考」に!!
鉛筆やペンを使って字を書くときは
脳が手の動きを細かく指示しなければなりません

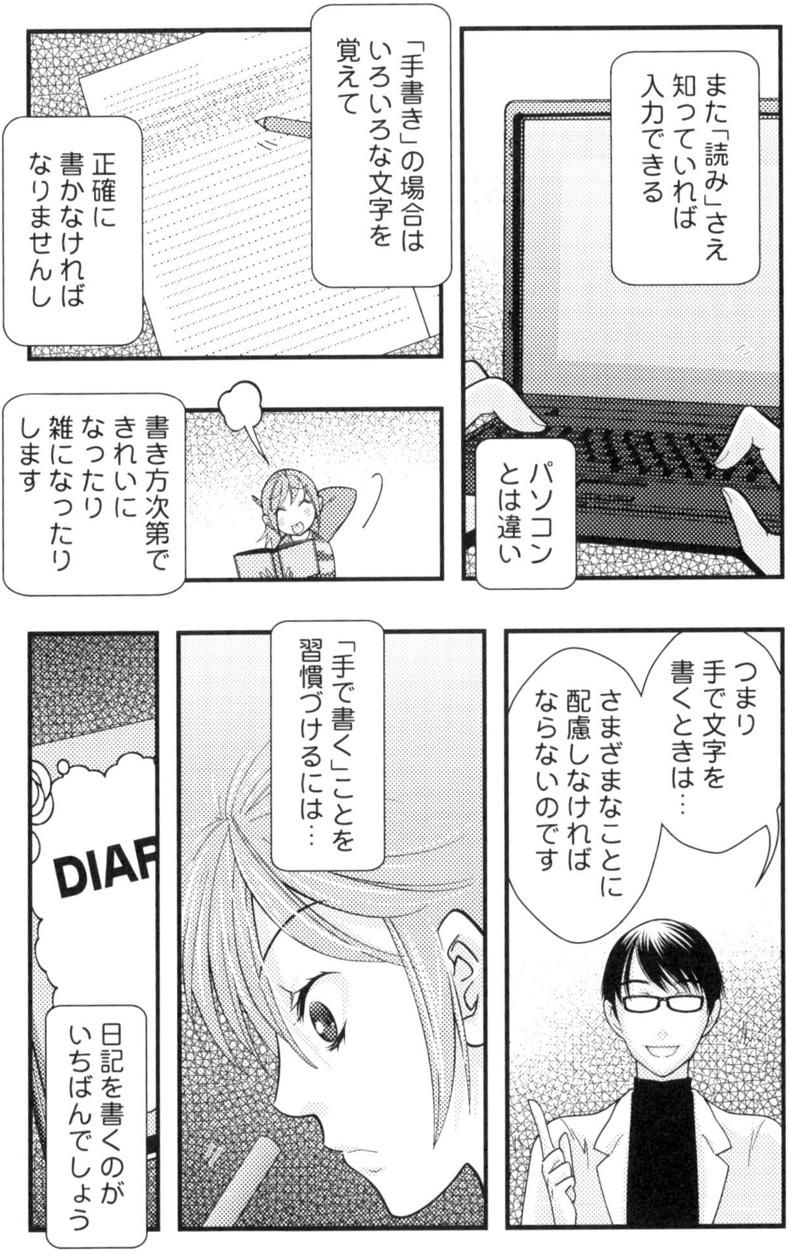
また「読み」さえ知っていれば入力できる
パソコンとは違い
「手書き」の場合はいろいろな文字を覚えて
正確に書かなければなりませんし
書き方次第できれいになったり雑になったりします
つまり手で文字を書くときは…
さまざまなことに配慮しなければならないのです
「手で書く」ことを習慣づけるには…
DIAR
日記を書くのがいちばんでしょう

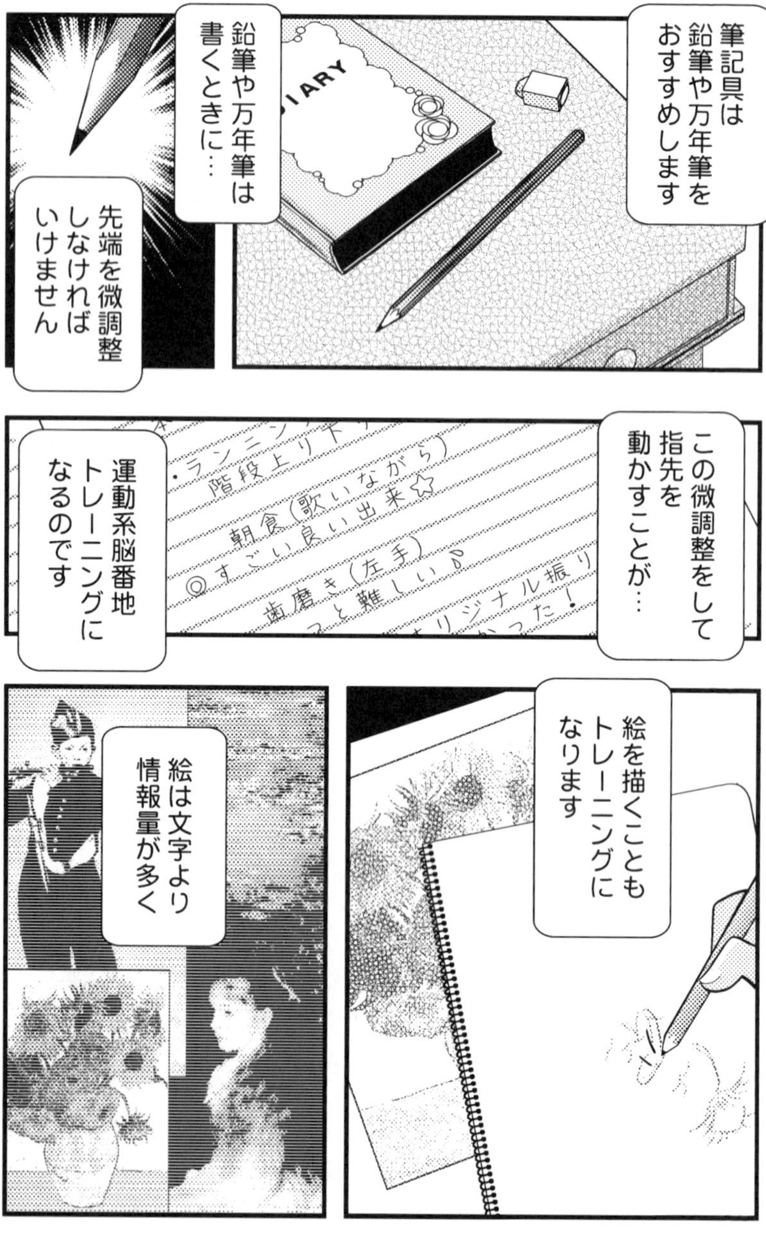
筆記具は鉛筆や万年筆をおすすめします
鉛筆や万年筆は書くときに…
先端を微調整しなければいけません
この微調整をして指先を動かすことが…
朝食(歌いながら)
◎すごい良い出来☆
歯磨き(左手)
運動系脳番地トレーニングになるのです
絵を描くこともトレーニングになります
絵は文字より情報量が多く

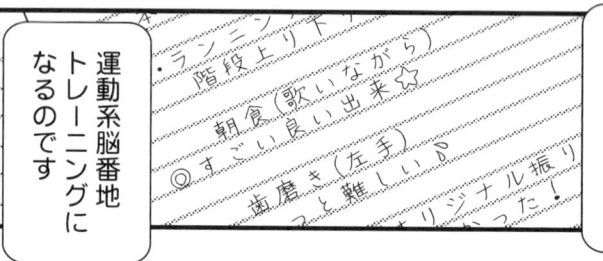

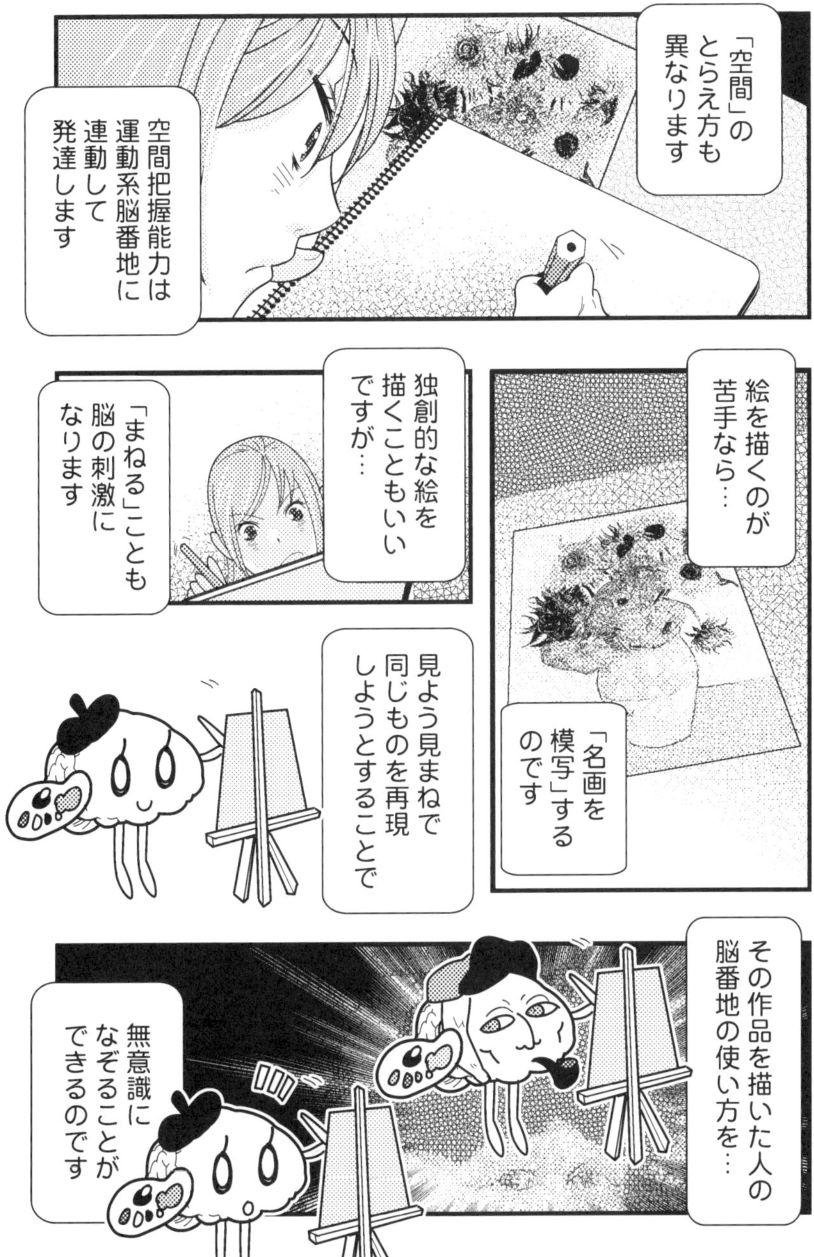
「空間」のとらえ方も異なります
空間把握能力は運動系脳番地に連動して発達します
絵を描くのが苦手なら…
「名画を模写」するのです
独創的な絵を描くこともいいですが…
「まねる」ことも脳の刺激になります
見よう見まねで同じものを再現しようとすることで
その作品を描いた人の脳番地の使い方を…
無意識になぞることができるのです

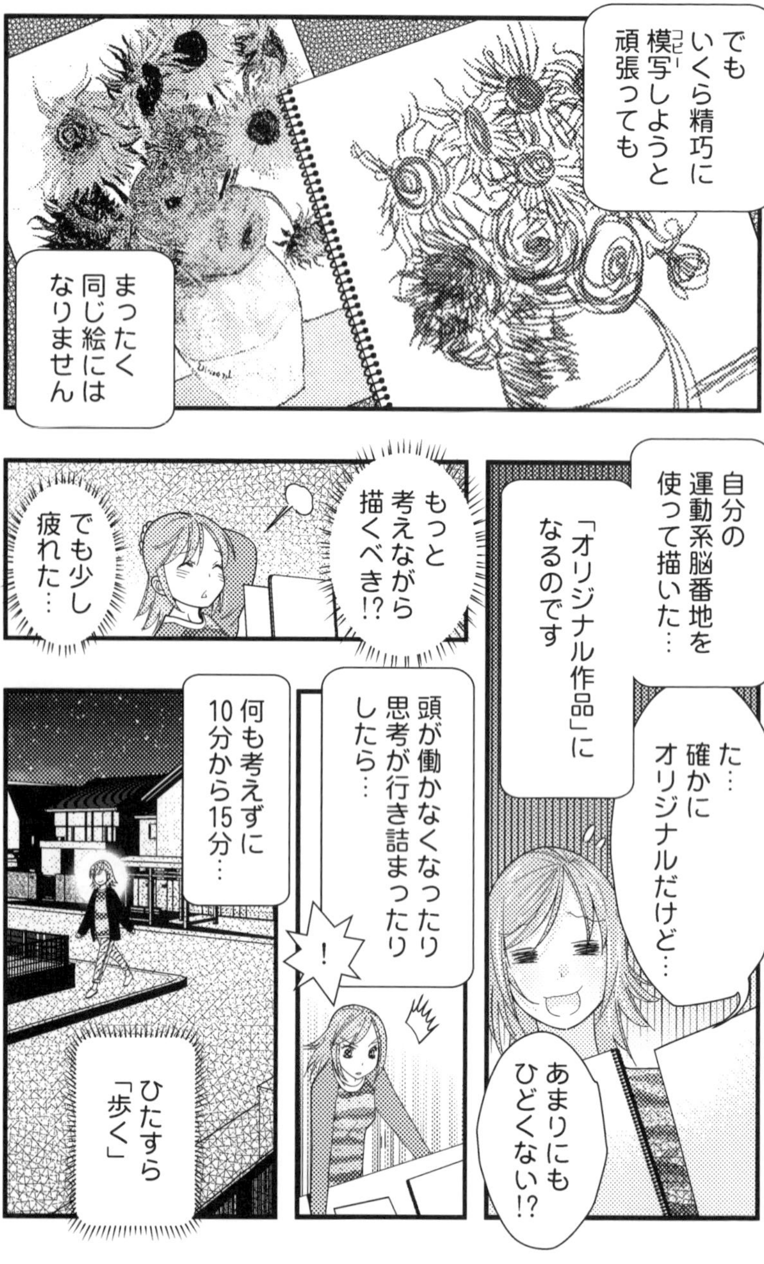
でもいくら精巧に模写《コピー》しようと頑張っても
まったく同じ絵にはなりません
自分の運動系脳番地を使って描いた…
「オリジナル作品」になるのです
た…確かにオリジナルだけど…
あまりにもひどくない!?
もっと考えながら描くべき!?
でも少し疲れた…
頭が働かなくなったり思考が行き詰まったりしたら…
!
何も考えずに10分から15分…
ひたすら「歩く」

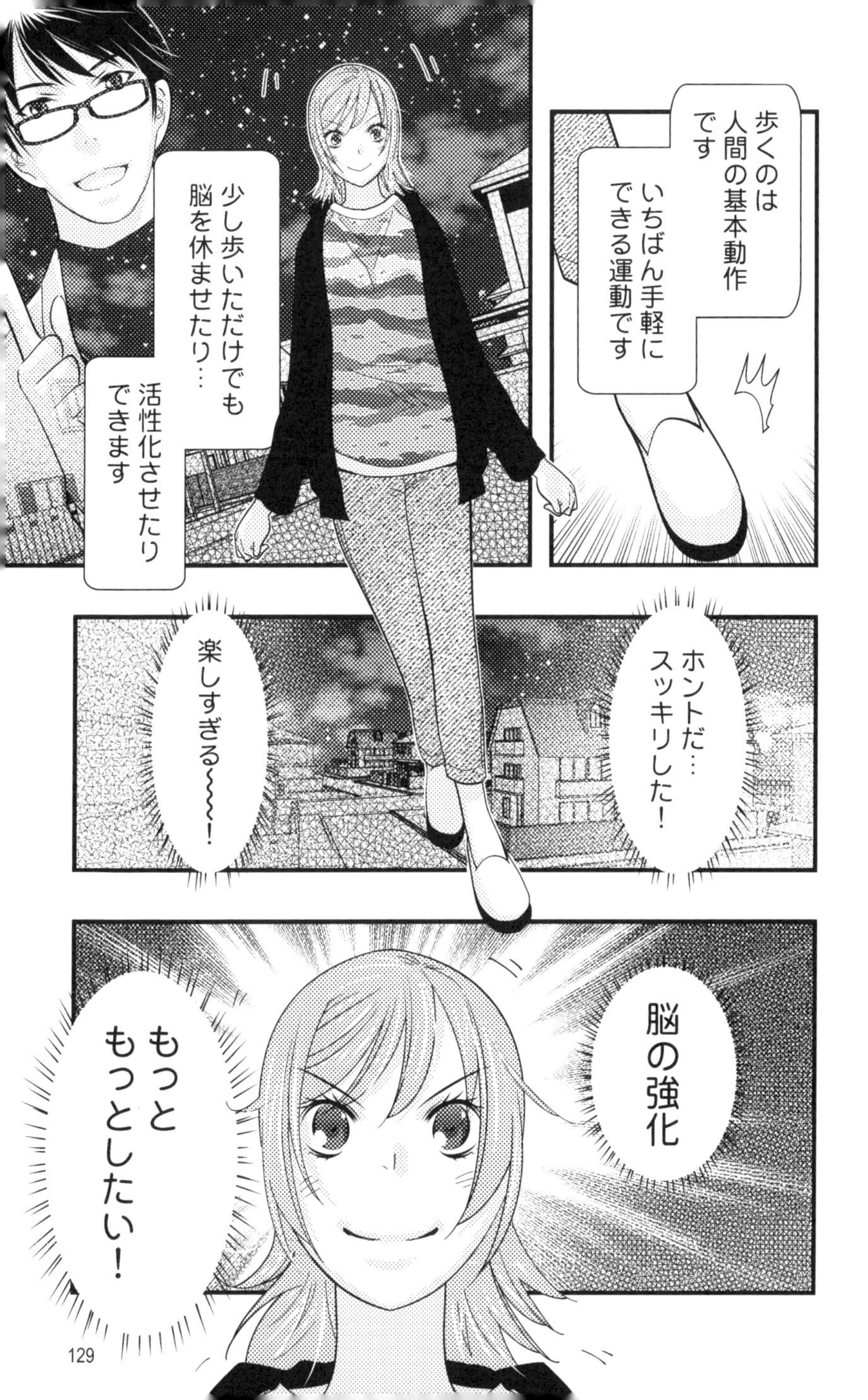

歩くのは人間の基本動作です
いちばん手軽にできる運動です
少し歩いただけでも脳を休ませたり…
活性化させたりできます
ホントだ…スッキリした!
楽しすぎる〜〜〜!
脳の強化
もっともっとしたい!

最も早く成長を始める

5 運動系脳番地

「運動系脳番地」は、体を動かすときに働く脳番地です。この番地は、すべての脳番地の中で、感情系脳番地の一部である「感覚系」とともに、最も早く成長を始めることがわかっています。

運動系というと、何となく〝スポーツ〟を連想しますが、まんがをお読みいただくとわかるように、スポーツをしているときにだけ刺激されるわけではありません。

はなもトレーニングとして実践しているように、料理、カラオケ、歯みがきなど、日常生活の中のアクションを利用することで、簡単に機能を高めることができるのです。

運動系脳番地を鍛えることは、他の脳番地にもさまざまな影響を与えます。

たとえばサッカーをするときは、相手チームのプレイヤー

運動系脳番地

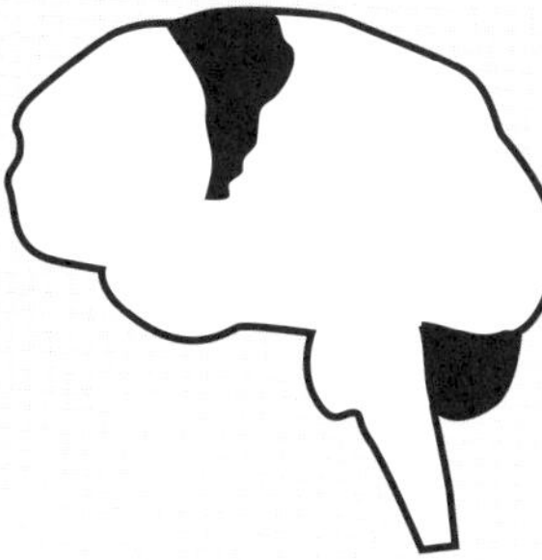

やボールの動きをキャッチしなければならないので視覚系脳番地を働かせる必要があります。

また、監督やチームメイトの指示を聞くためには、聴覚系脳番地を働かせなければいけません。

戦術を頭に叩き込むには、理解系脳番地を動かすことになるでしょう。

このように、運動系脳番地のトレーニングは、他の脳番地との連動性を高めることにおいて、大きな意味があるのです。ですから、すべての脳番地を総合的に伸ばしたいなら、まずは運動系脳番地のトレーニングから始めるといいかもしれません。

ちなみに、運動系脳番地は前頭葉にありますが、その中でも、頭頂部に「4番」の番地があります。

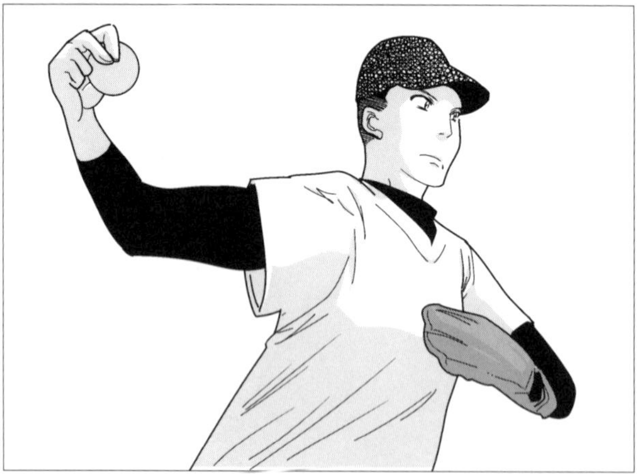

ここは、顔の表情を変化させる、走る、書く、跳ぶ、車を運転する……など、人の主要な動作と関わっている番地。運動をしない人は、この番地の衰えが早くなり、年をとってから寝たきりになってしまうので要注意です。

運動系脳番地を鍛えるとどうなる？

手先、足先の動きがスムーズになるので、器用になります。また、その結果、料理や針仕事、工作など道具を使う仕事がうまくなるでしょう。

運動系脳番地が発達している職業

プロスポーツ選手をはじめ、農業・漁業に従事する方など、仕事で体を動かす人。ピアニストや陶芸家など、指先を動かす人も。数字をエクセルに打ち込んで、データを入力している人も運動系脳番地が発達しています。

第7章

ラジオを聴きながら寝る

聴覚系脳番地のトレーニング

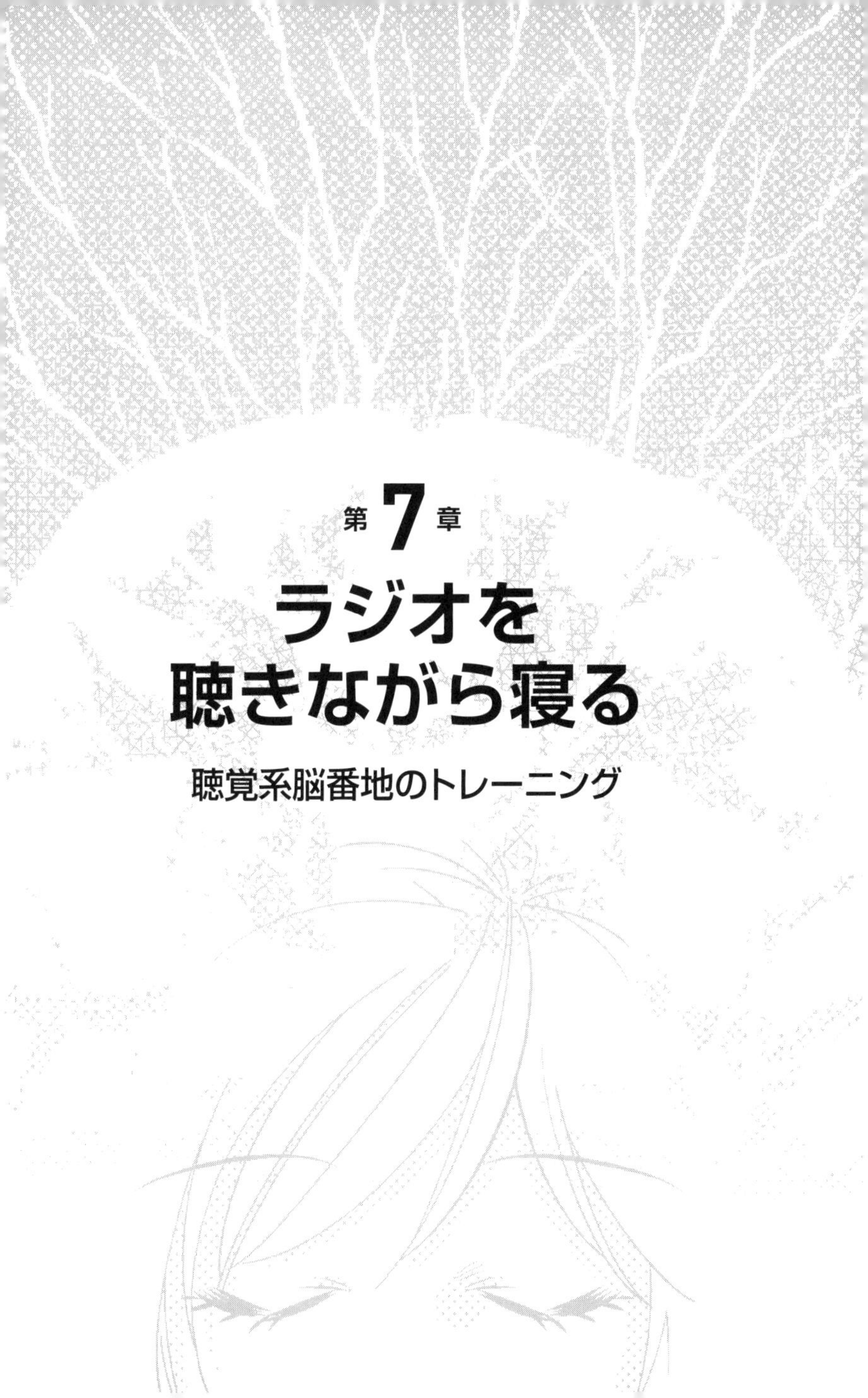

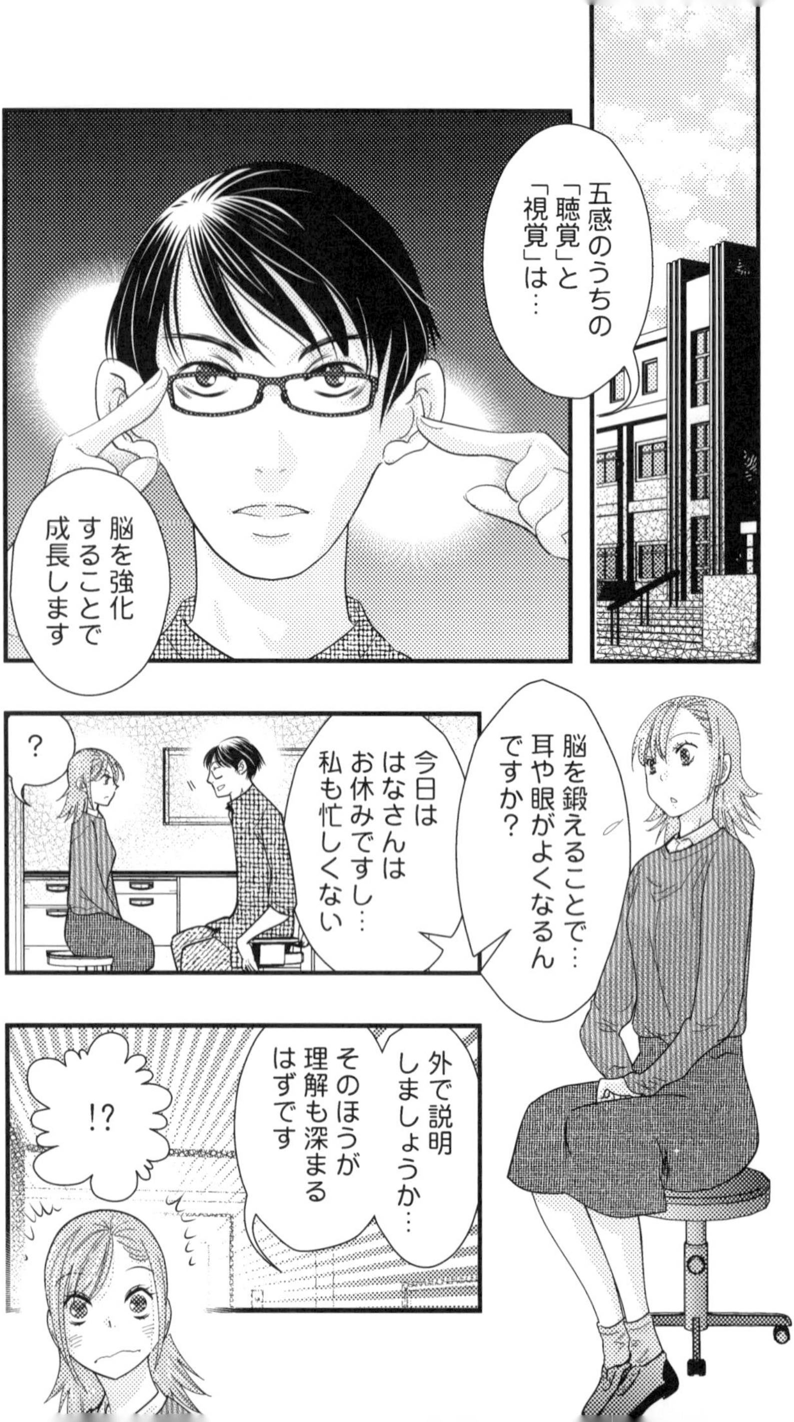
五感のうちの「聴覚」と「視覚」は…
脳を強化することで成長します
脳を鍛えることで…耳や眼がよくなるんですか？
今日ははなさんはお休みですし…私も忙しくない
？
外で説明しましょうか…そのほうが理解も深まるはずです
!?

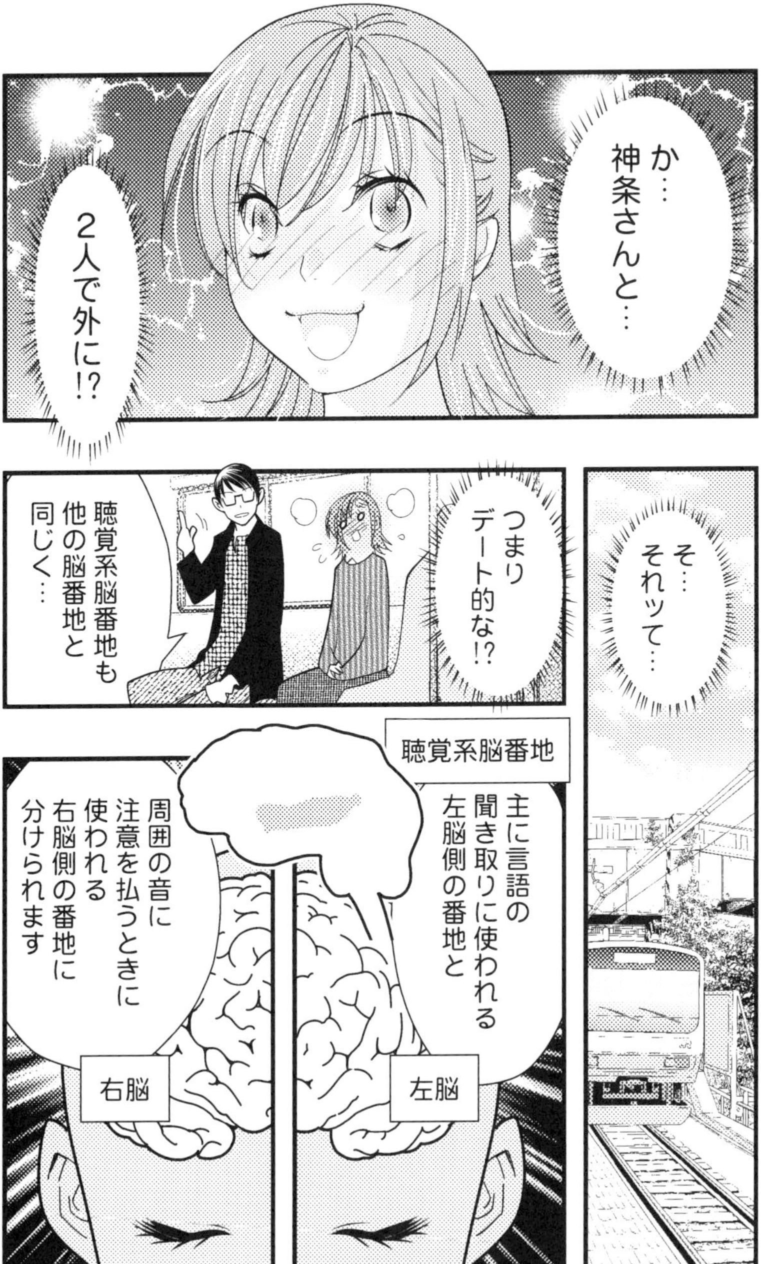
か…神条さんと…
2人で外に!?
そ…それッて…
つまりデート的な!?
聴覚系脳番地も他の脳番地と同じく…
聴覚系脳番地
主に言語の聞き取りに使われる左脳側の番地と
周囲の音に注意を払うときに使われる右脳側の番地に分けられます
左脳
右脳

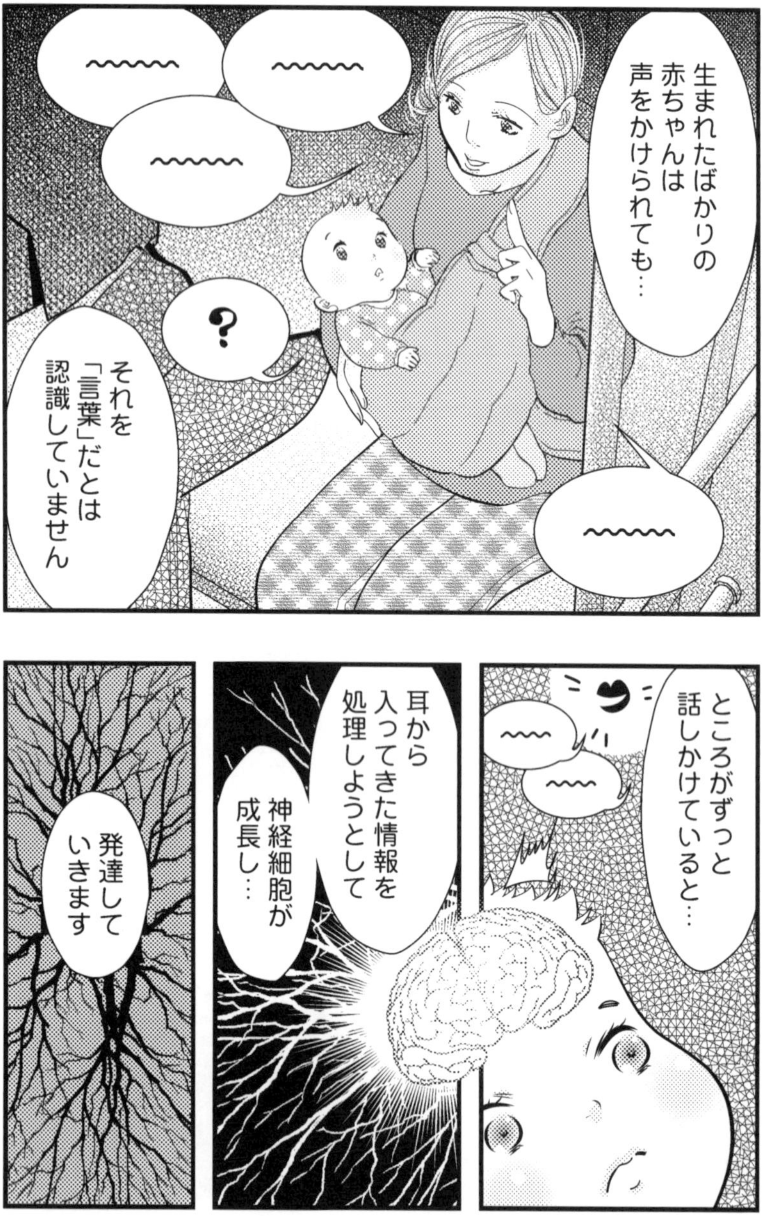
生まれたばかりの赤ちゃんは声をかけられても…
？
それを「言葉」だとは認識していません
ところがずっと話しかけていると…
耳から入ってきた情報を処理しようとして
神経細胞が成長し…
発達していきます

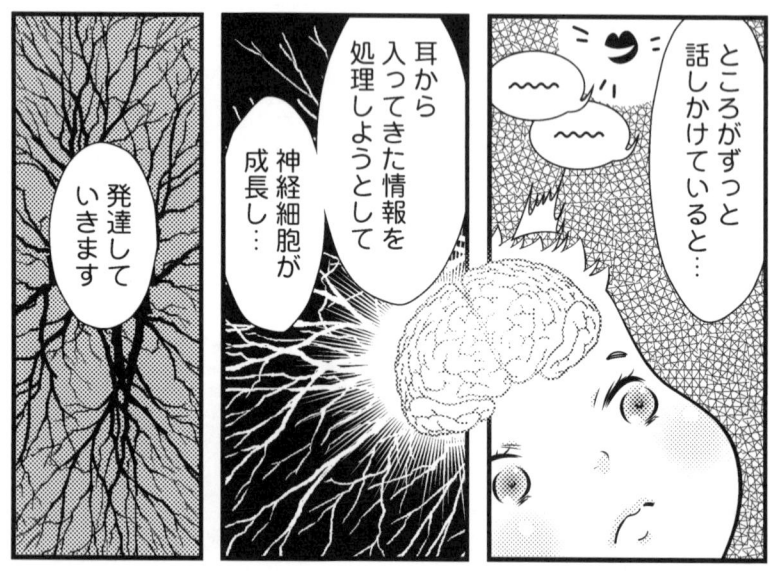

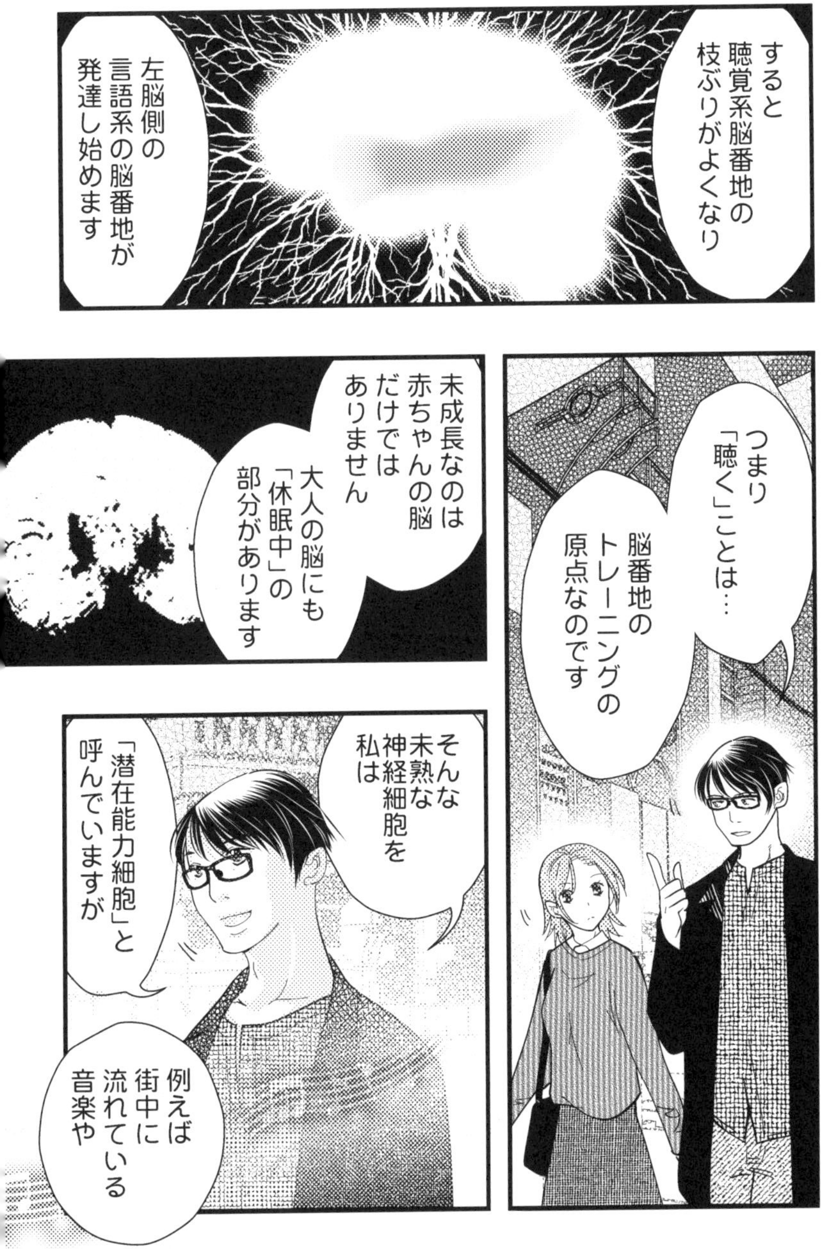
すると
聴覚系脳番地の
枝ぶりがよくなり
左脳側の
言語系の脳番地が
発達し始めます
つまり
「聴く」ことは…
脳番地の
トレーニングの
原点なのです
未成長なのは
赤ちゃんの脳
だけではありません
大人の脳にも
「休眠中」の
部分があります
そんな
未熟な
神経細胞を
私は
「潜在能力細胞」と
呼んでいますが
例えば
街中に
流れている
音楽や

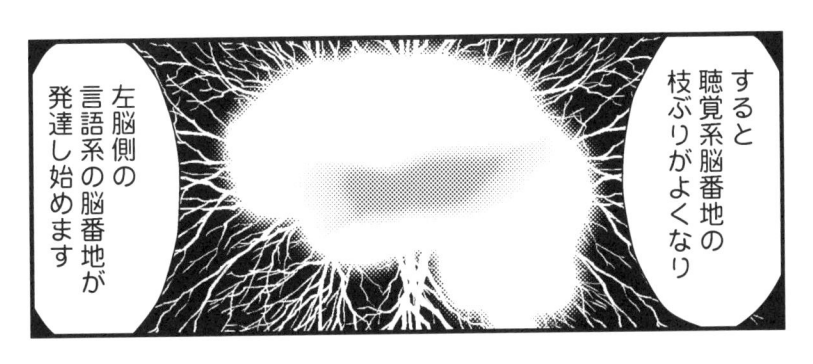

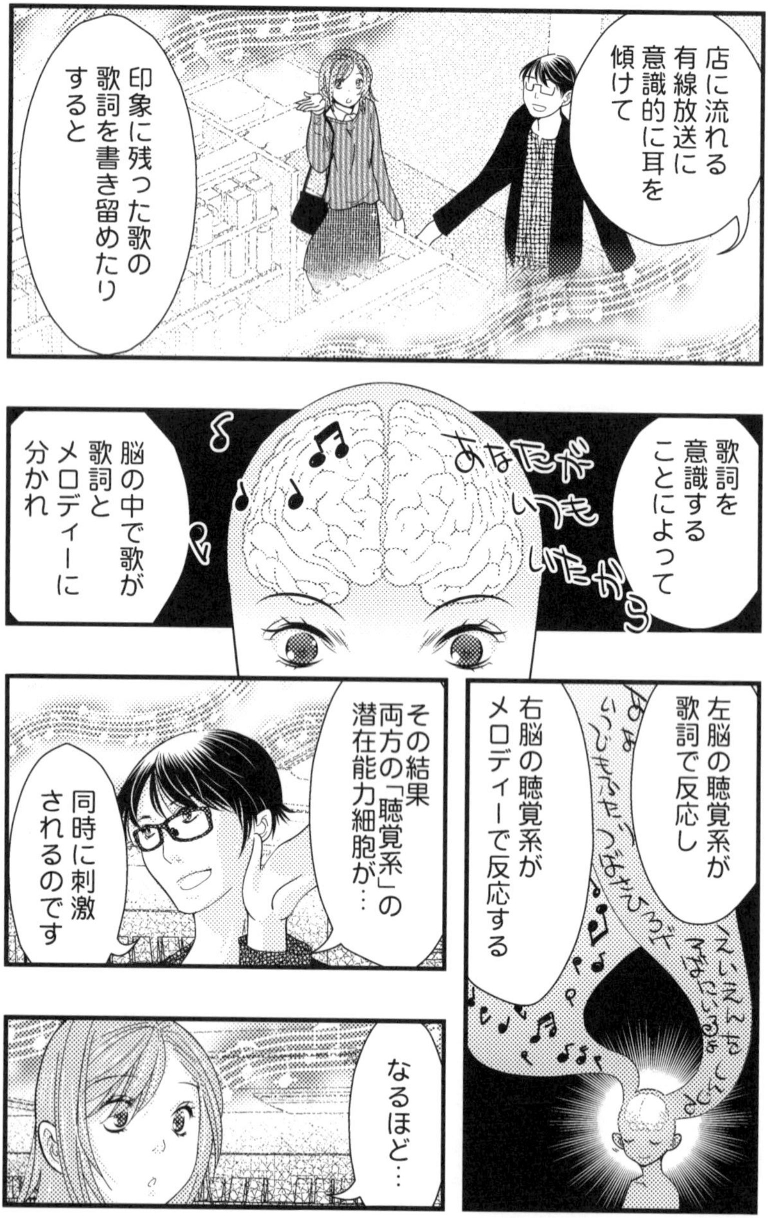
店に流れる有線放送に意識的に耳を傾けて
印象に残った歌の歌詞を書き留めたりすると
歌詞を意識することによって
あなたがいつもいたから
脳の中で歌が歌詞とメロディーに分かれ
左脳の聴覚系が歌詞で反応し
右脳の聴覚系がメロディーで反応する
その結果両方の「聴覚系」の潜在能力細胞が…
同時に刺激されるのです
なるほど…

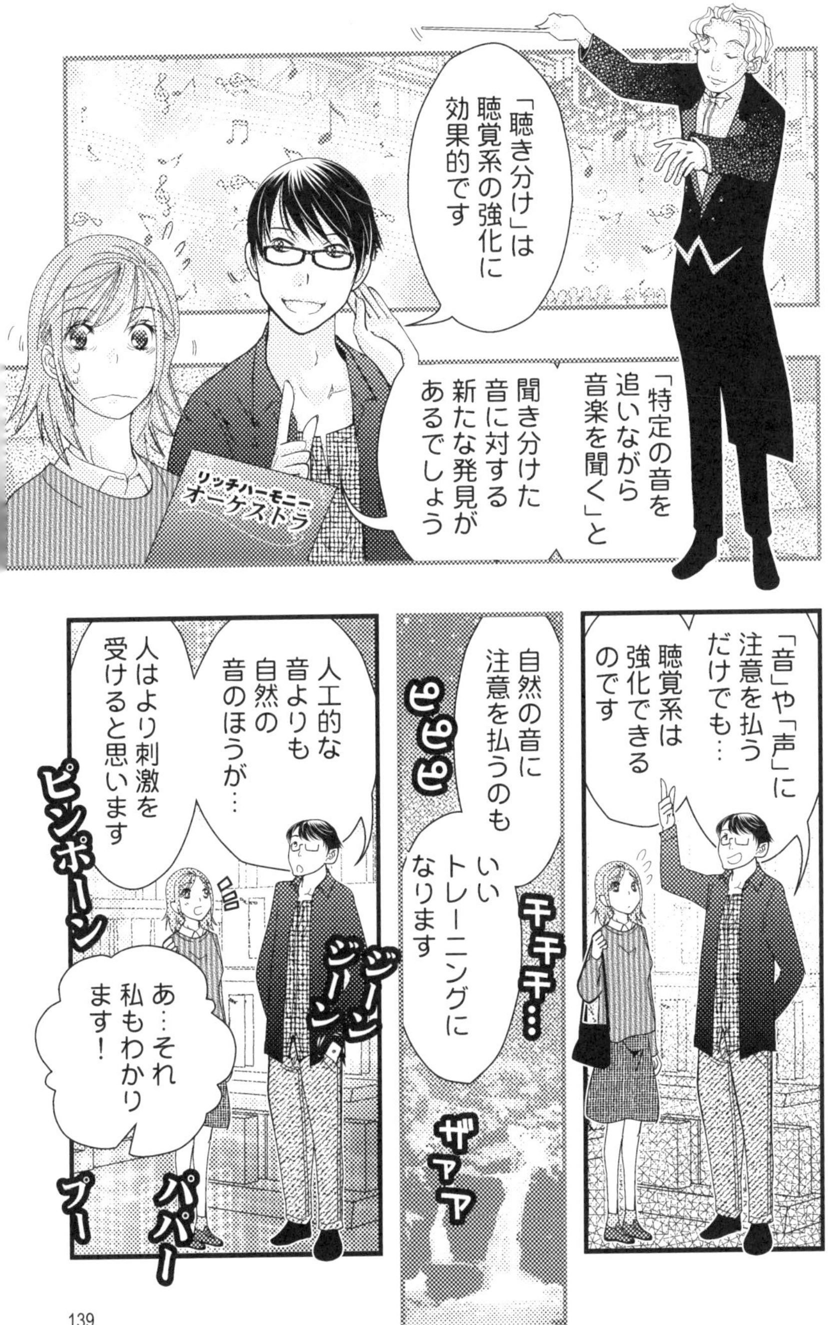
「聴き分け」は聴覚系の強化に効果的です
「特定の音を追いながら音楽を聞く」と聞き分けた音に対する新たな発見があるでしょう
リッチハーモニーオーケストラ
「音」や「声」に注意を払うだけでも…聴覚系は強化できるのです
自然の音に注意を払うのも
いいトレーニングになります
ピピピ
チチチ…
ザァァ
人工的な音よりも自然の音のほうが…
人はより刺激を受けると思います
ピンポーン
ジーン ジーン
あ…それ私もわかります！
パパー
プー

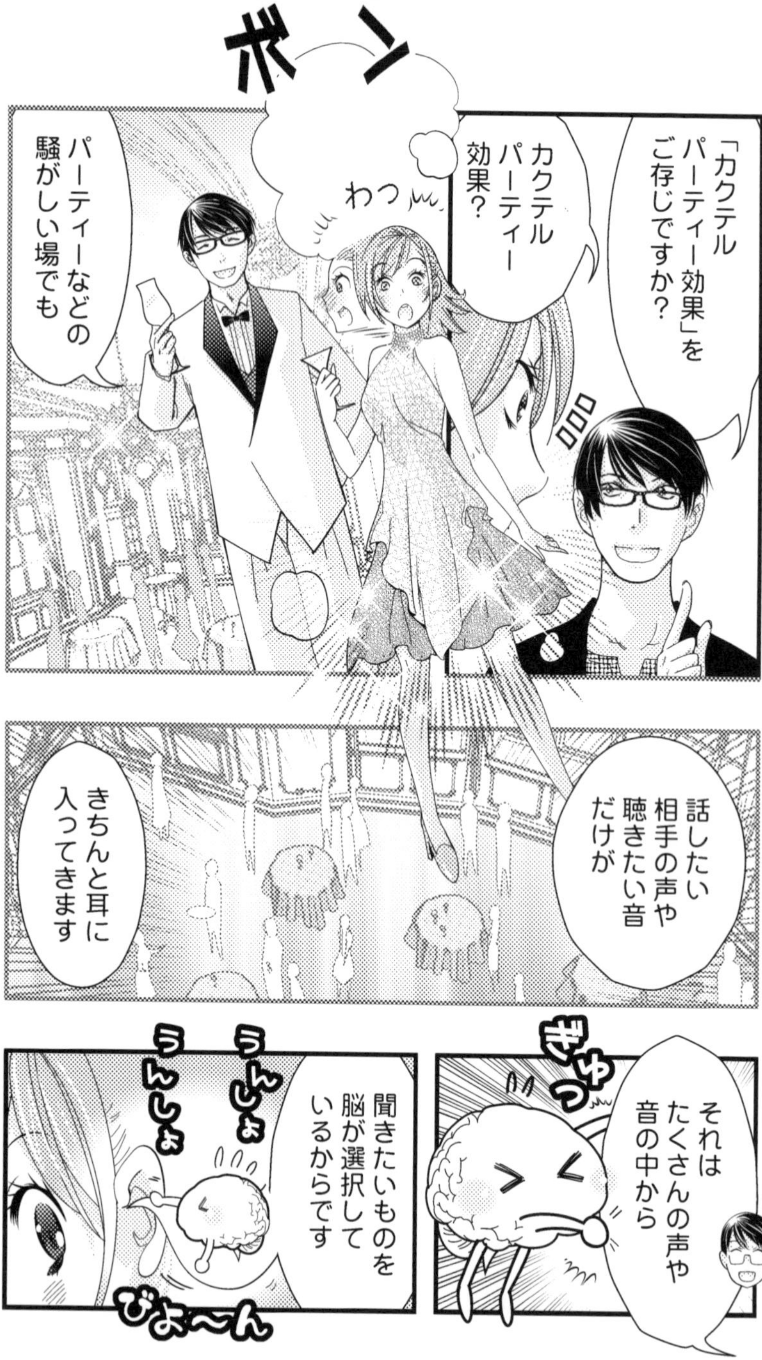
ボン
「カクテルパーティー効果」をご存じですか？
カクテルパーティー効果？
わっ
パーティーなどの騒がしい場でも
話したい相手の声や聴きたい音だけが
きちんと耳に入ってきます
それはたくさんの声や音の中から
ぎゅっ
聞きたいものを脳が選択しているからです
うんしょうんしょ
びよ〜ん

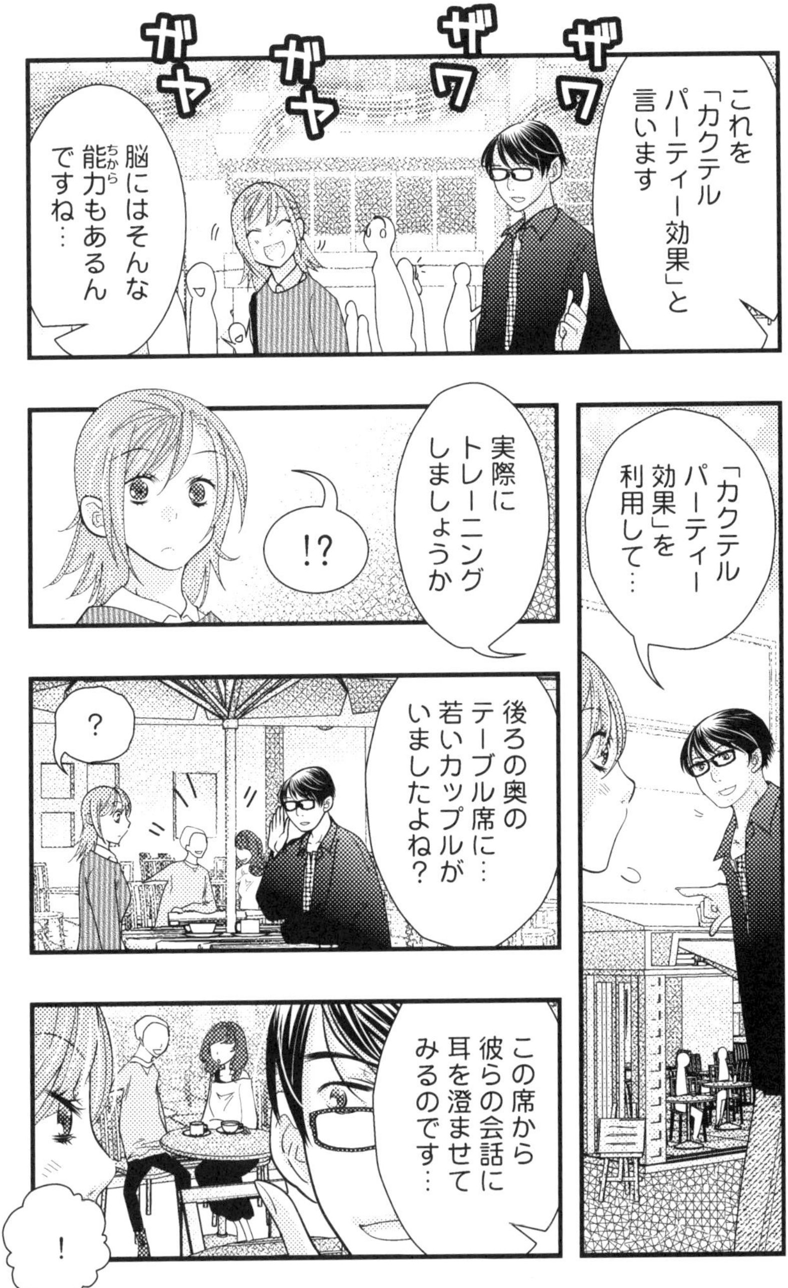
ガヤ ガヤ ザワ ザワ
これを「カクテルパーティー効果」と言います
脳にはそんな能力《ちから》もあるんですね…
「カクテルパーティー効果」を利用して…
実際にトレーニングしましょうか
!?
後ろの奥のテーブル席に…若いカップルがいましたよね？
？
この席から彼らの会話に耳を澄ませてみるのです…
！

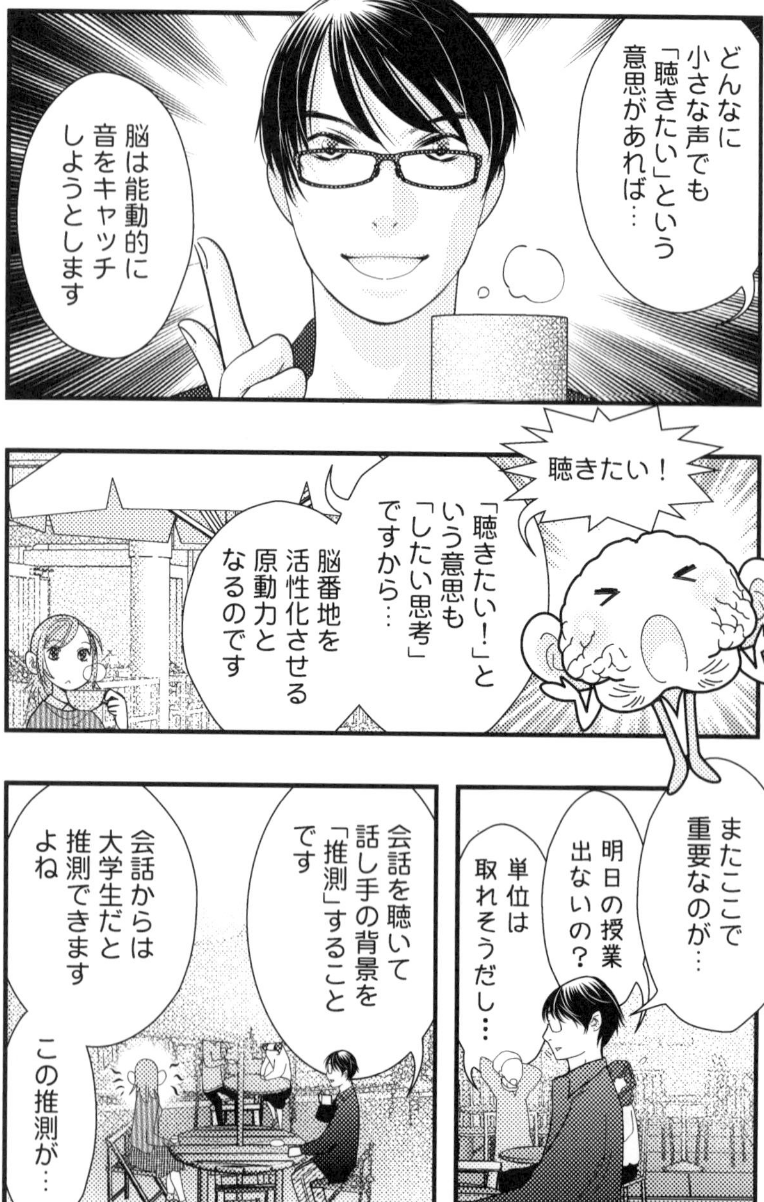
どんなに小さな声でも「聴きたい」という意思があれば…
脳は能動的に音をキャッチしようとします
聴きたい！
「聴きたい！」という意思も「したい思考」ですから…
脳番地を活性化させる原動力となるのです
またここで重要なのが…
明日の授業出ないの？
単位は取れそうだし…
会話を聴いて話し手の背景を「推測」することです
会話からは大学生だと推測できますよね
この推測が…

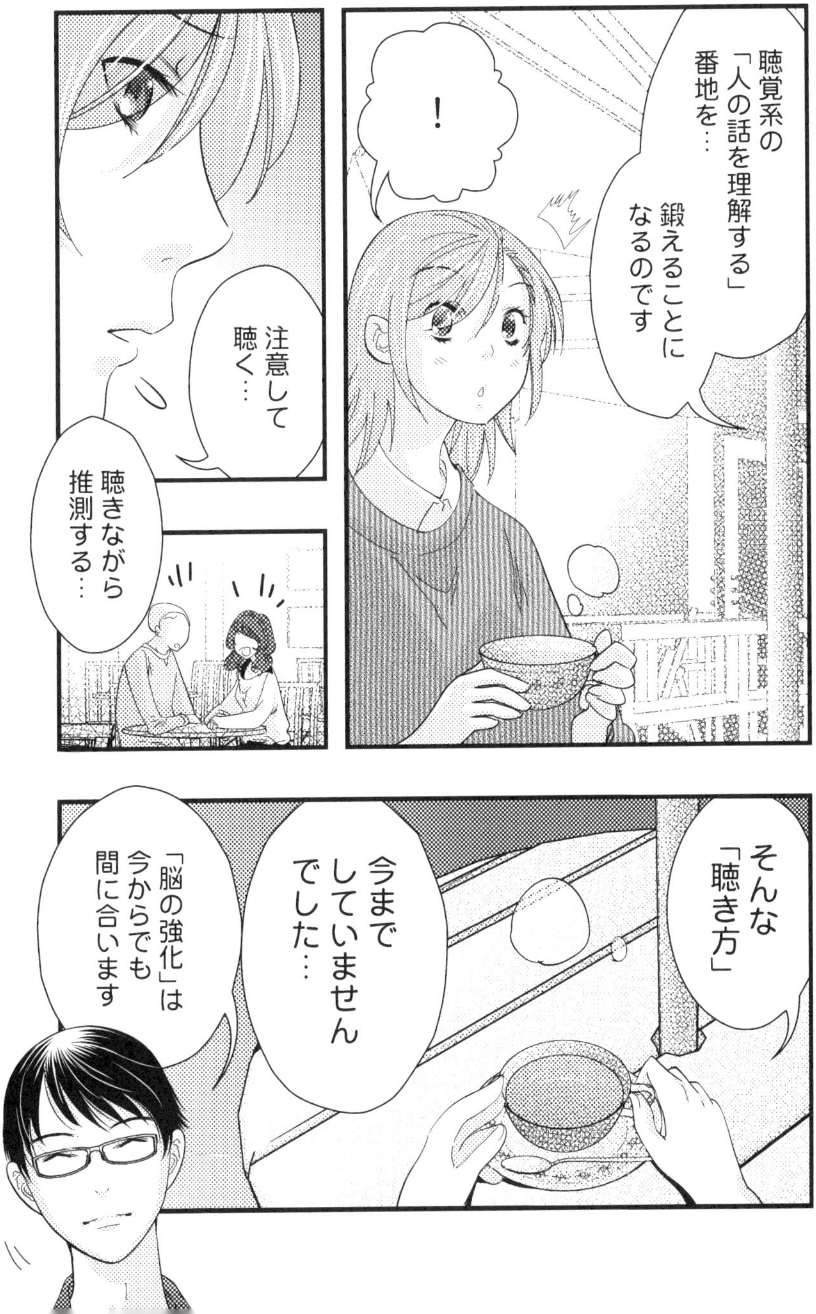
聴覚系の「人の話を理解する」番地を…
鍛えることになるのです
!
注意して聴く…
聴きながら推測する…
そんな「聴き方」
今までしていませんでした…
「脳の強化」は今からでも間に合います

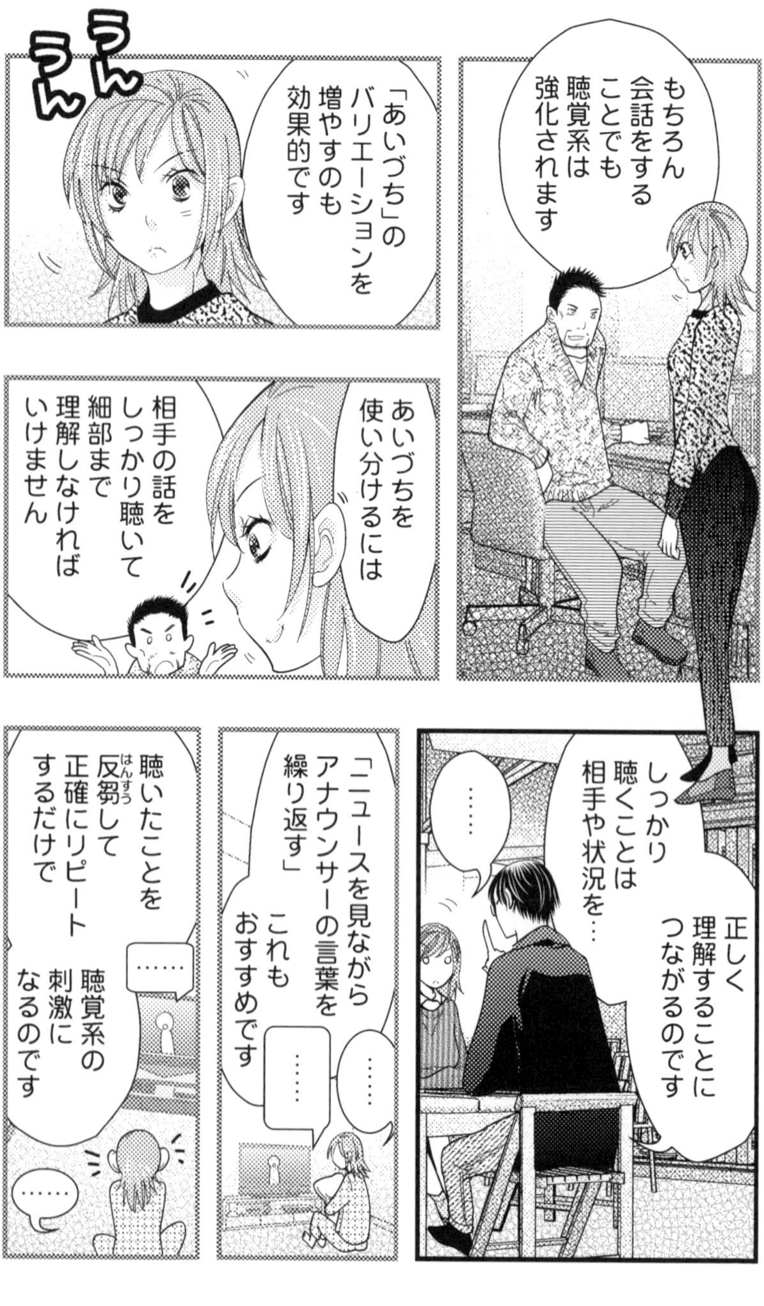
もちろん会話をすることでも聴覚系は強化されます
「あいづち」のバリエーションを増やすのも効果的です
うんうん
あいづちを使い分けるには
相手の話をしっかり聴いて細部まで理解しなければいけません
しっかり聴くことは相手や状況を…
正しく理解することにつながるのです
……
「ニュースを見ながらアナウンサーの言葉を繰り返す」
これもおすすめです
……
……
聴いたことを反芻《はんすう》して正確にリピートするだけで
聴覚系の刺激になるのです
……
……

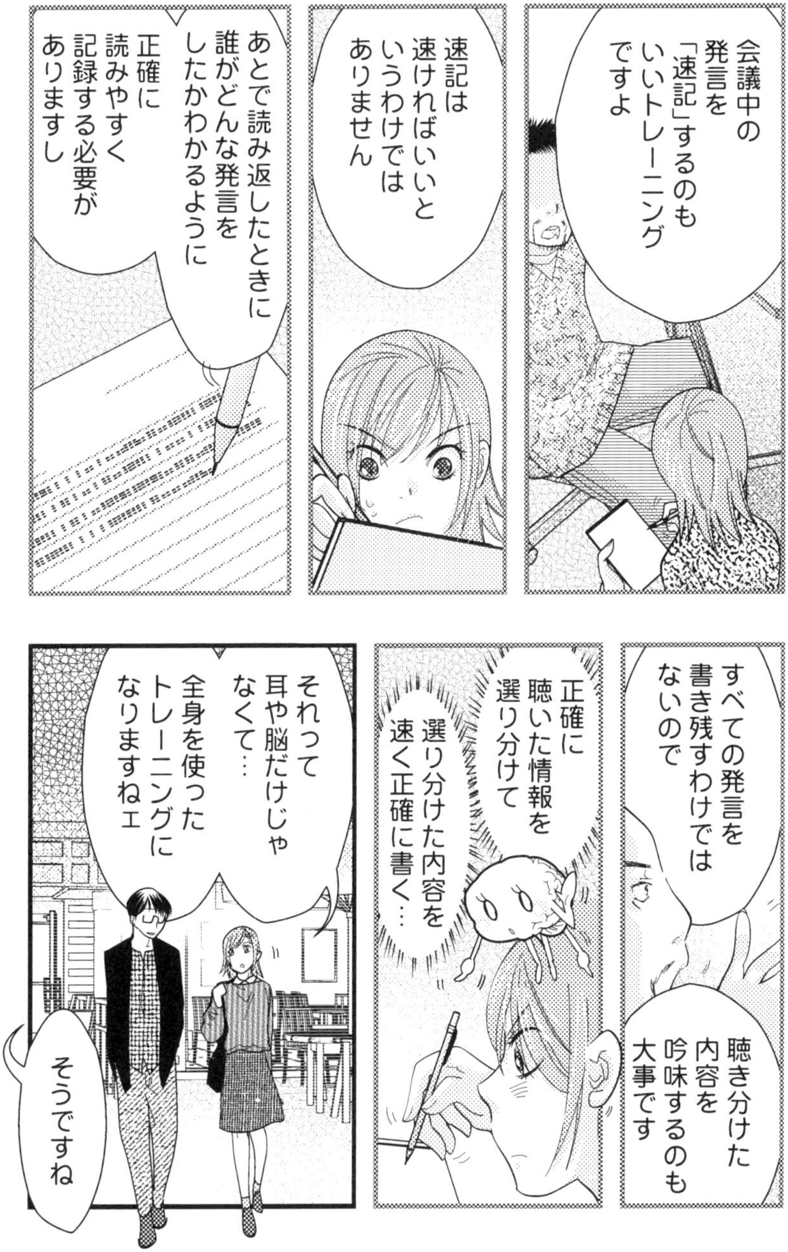

会議中の発言を「速記」するのもいいトレーニングですよ
速記は速ければいいというわけではありません
あとで読み返したときに誰がどんな発言をしたかわかるように正確に読みやすく記録する必要がありますし
すべての発言を書き残すわけではないので
聴き分けた内容を吟味するのも大事です
正確に聴いた情報を選り分けて
選り分けた内容を速く正確に書く…
それって耳や脳だけじゃなくて…全身を使ったトレーニングになりますねェ
そうですね

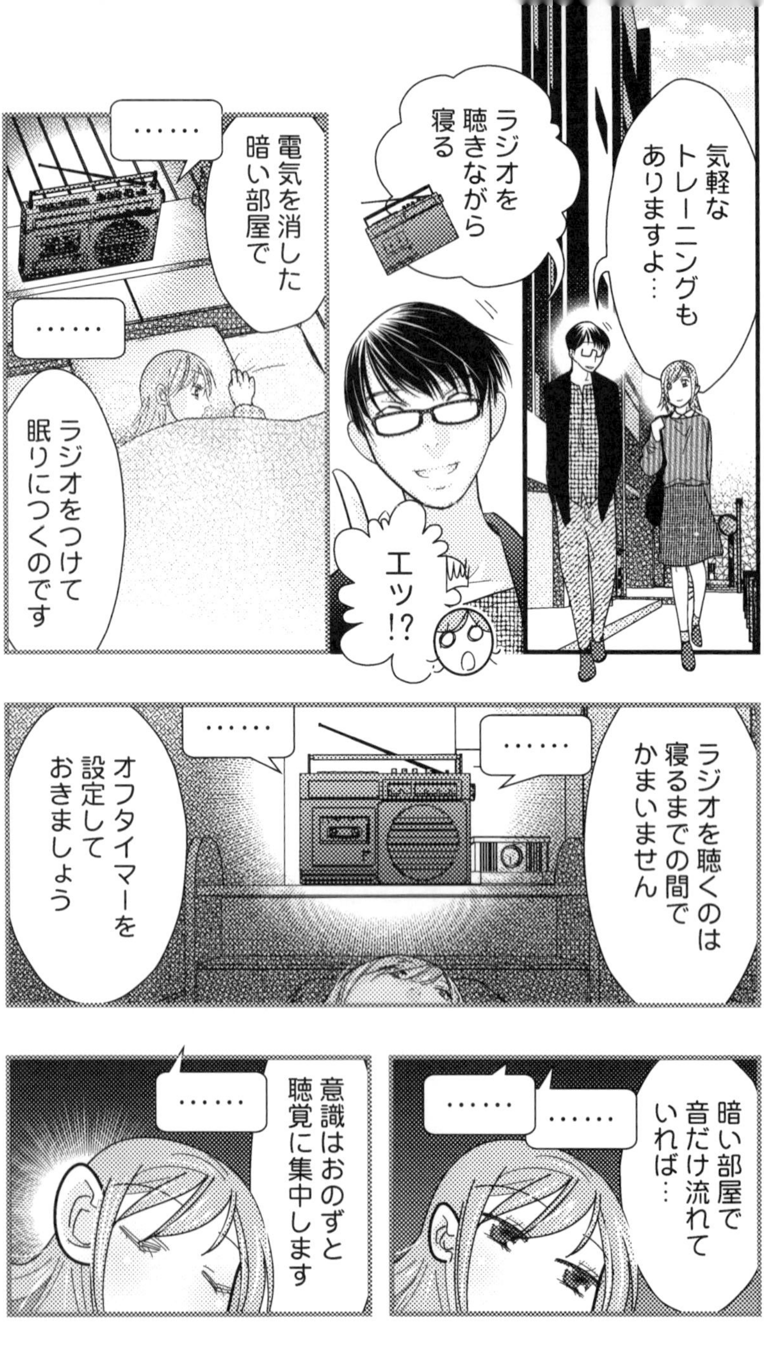
気軽なトレーニングもありますよ…
ラジオを聴きながら寝る
エッ!?
電気を消した暗い部屋で
……
……
ラジオをつけて眠りにつくのです
ラジオを聴くのは寝るまでの間でかまいません
……
……
オフタイマーを設定しておきましょう
暗い部屋で音だけ流れていれば…
……
……
意識はおのずと聴覚に集中します
……

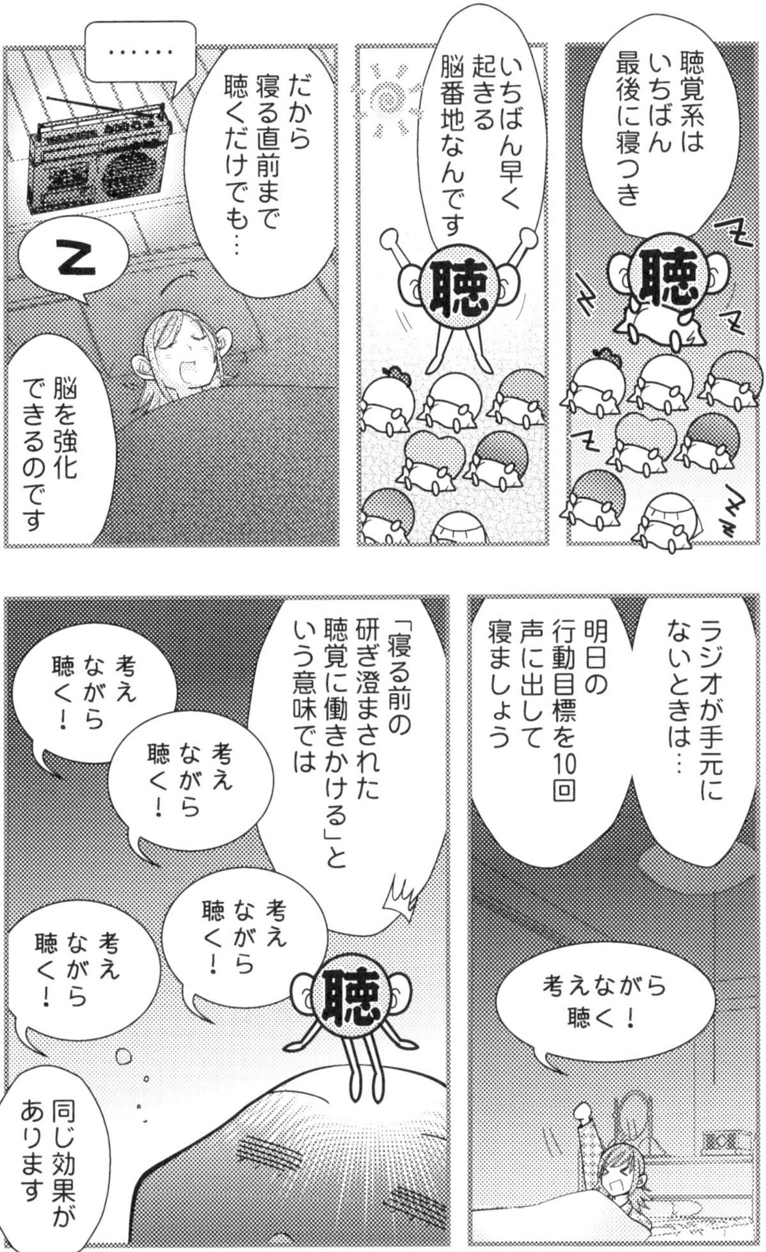
聴覚系はいちばん最後に寝つき
いちばん早く起きる脳番地なんです
だから寝る直前まで聴くだけでも…
……
Z
脳を強化できるのです
ラジオが手元にないときは…
明日の行動目標を10回声に出して寝ましょう
考えながら聴く！
「寝る前の研ぎ澄まされた聴覚に働きかける」という意味では
考えながら聴く！
考えながら聴く！
考えながら聴く！
考えながら聴く！
同じ効果があります

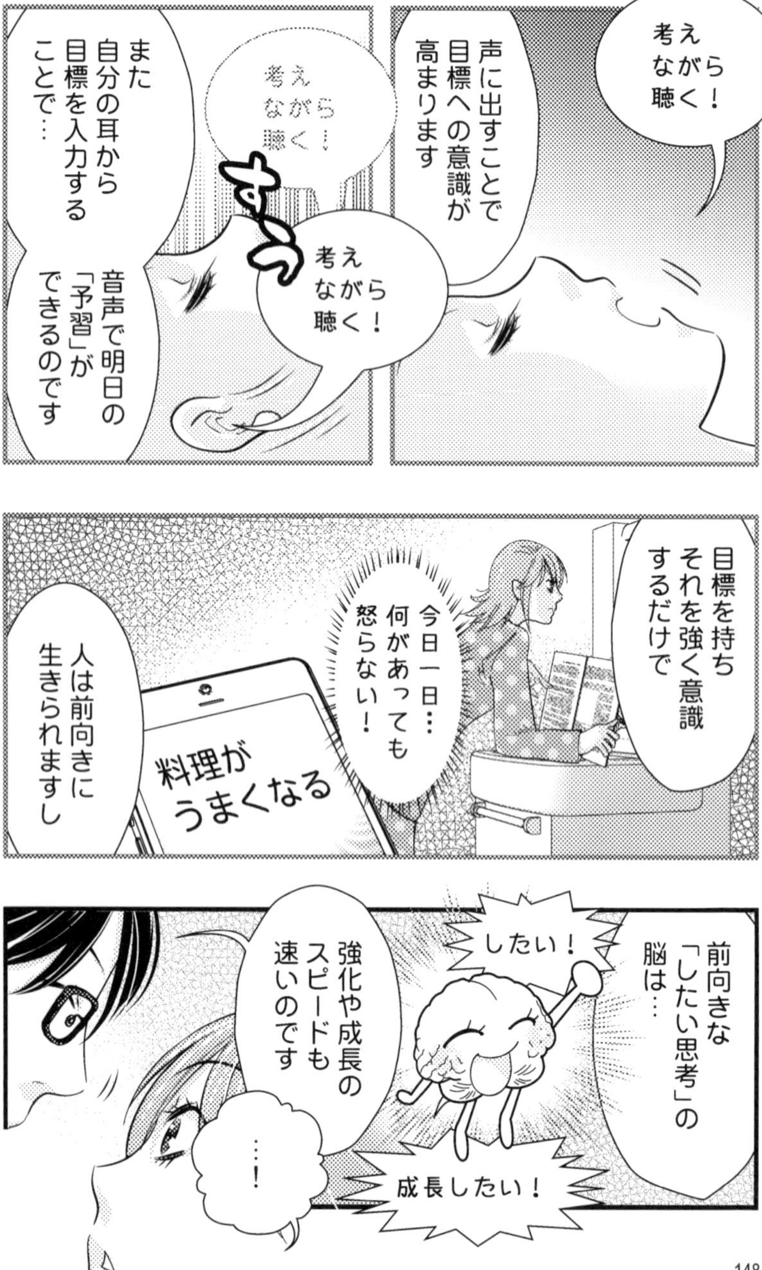
考え ながら 聴く！
声に出すことで目標への意識が高まります
考え ながら 聴く！
すっ
考え ながら 聴く！
また自分の耳から目標を入力することで…
音声で明日の「予習」ができるのです
目標を持ちそれを強く意識するだけで
今日一日…何があっても怒らない！
料理がうまくなる
人は前向きに生きられますし
前向きな「したい思考」の脳は…
したい！
成長したい！
強化や成長のスピードも速いのです
…！

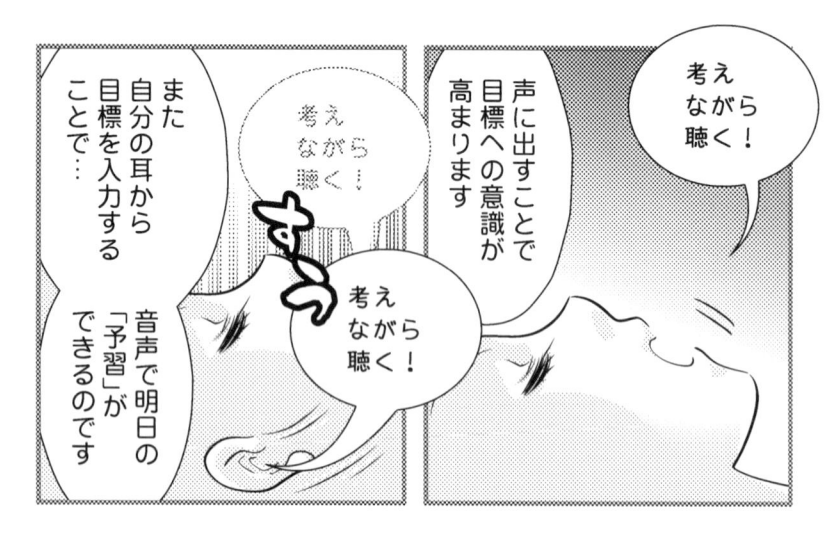

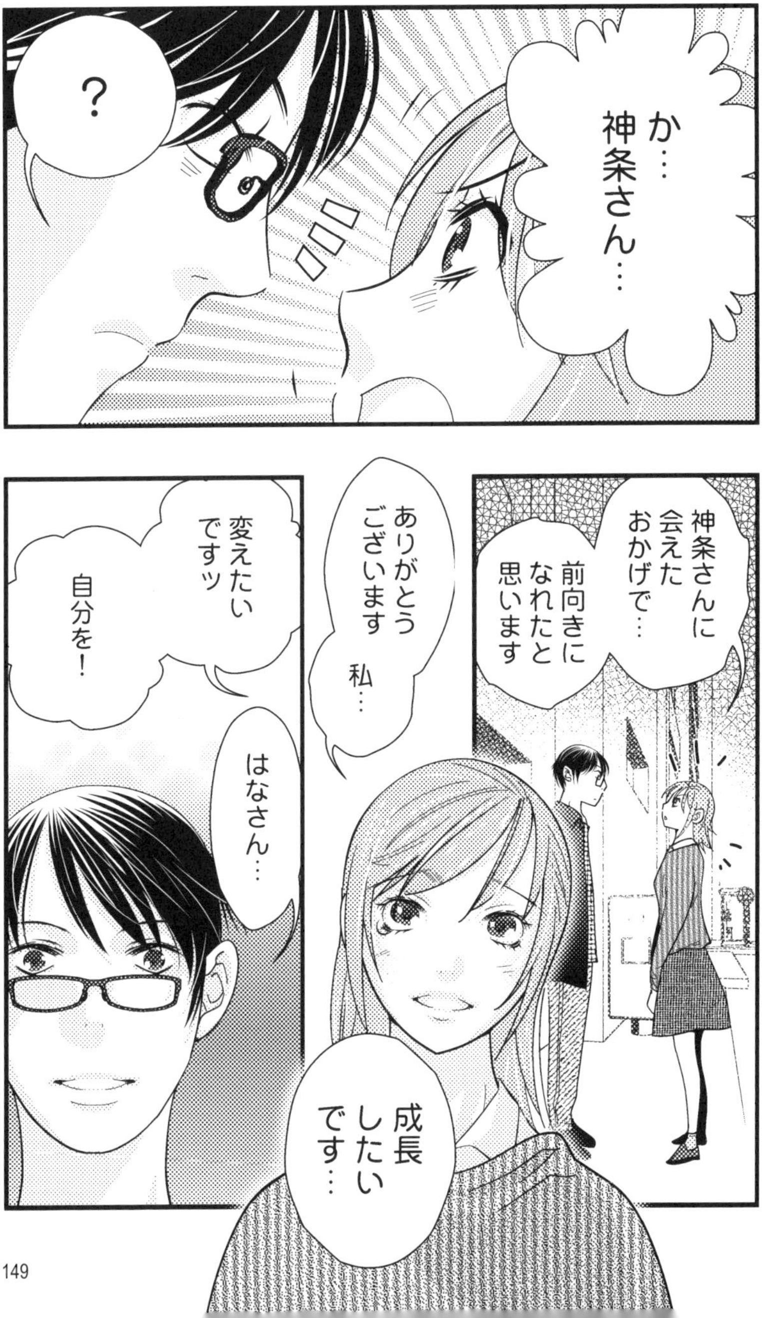
か…
神条さん…
？
神条さんに
会えた
おかげで…
前向きに
なれたと
思います
ありがとう
ございます
私…
変えたい
ですッ
自分を！
はなさん…
成長
したい
です…

「音」の情報収集を担当する

6 聴覚系脳番地

聴覚系脳番地は両耳の奥、頭の側面にある「側頭葉」に位置しています。

聴覚系脳番地は、母親のお腹の中にいる間には「音」の信号を受信できる程度ですが、生後に環境音や人の話を聞いて発達し始めます。

主に言語の聴き取りに使われるのが、左脳側の番地。周囲の音に注意を払うときに使われるのが、右脳側の番地です。

聴覚系脳番地は、さまざまな音を集め、さらに高度な活動をする脳番地に届けるための〝窓口〟になっています。

ですから、脳に入ってきたのが「言葉」の情報なら、その情報は、聴覚系脳番地を経由して言語系の理解系脳番地に進むことになるでしょう。

まんがでは、はなと神条が街に出て、さまざまな音を拾い

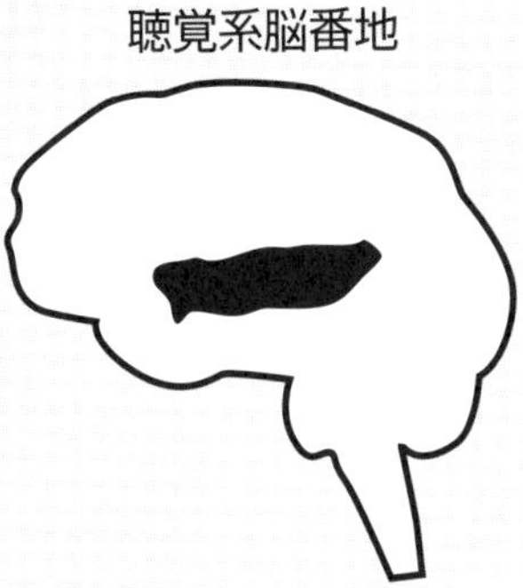

ながらトレーニングをしていました。

私たちの生活の中には、たくさんの音があふれていますが、2人が実践したように、特定の音だけに耳を澄ませたり、音の聴き（聞き）方を変えたりすることで、聴覚系脳番地に刺激を与えることができるのです。

ちなみに、人が音を聴いているとき、聴覚系脳番地では酸素が使われています。

以前、子どもが脳の検査中に眠ってしまったことがあったのですが、睡眠中にもかかわらず、名前を呼ぶと、聴覚系脳番地で酸素が消費されていることがわかりました。

視覚系の情報は、目を閉じればほとんどシャットアウトされます。しかし、聴覚系の情報は、よほど防音を完璧にしない限り、脳から遠ざけることは不可能なのです。

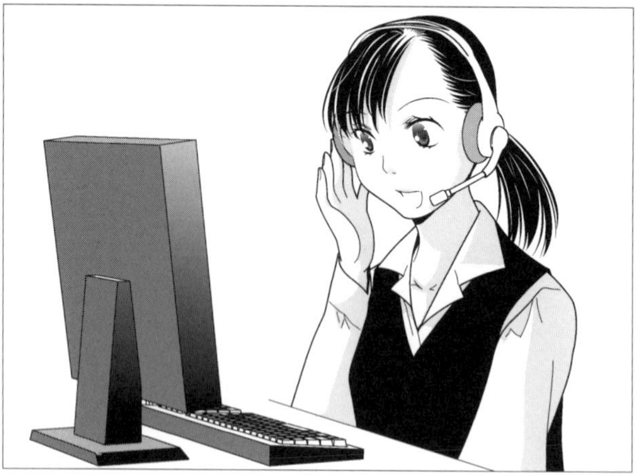

聴覚系脳番地を鍛えるとどうなる?

聴覚系脳番地が鍛えられると、一度聞いたことを忘れにくくなる、ミスが少なくなるという効果があります。

また、「音」に敏感になるため、外国語の上達が早くなるというメリットもあります。

とくに聴覚系の情報は、記憶系脳番地と連動しやすいので、聴覚記憶力がアップします。言葉を覚えにくい人は、聴覚系を鍛えましょう。

聴覚系脳番地が発達している職業

音声だけで顧客とやりとりしているコールセンターのオペレーターや、クレーム処理の担当者。ラジオのディスクジョッキー、落語家など。

第**8**章

自分の顔をデッサンする

視覚系脳番地のトレーニング

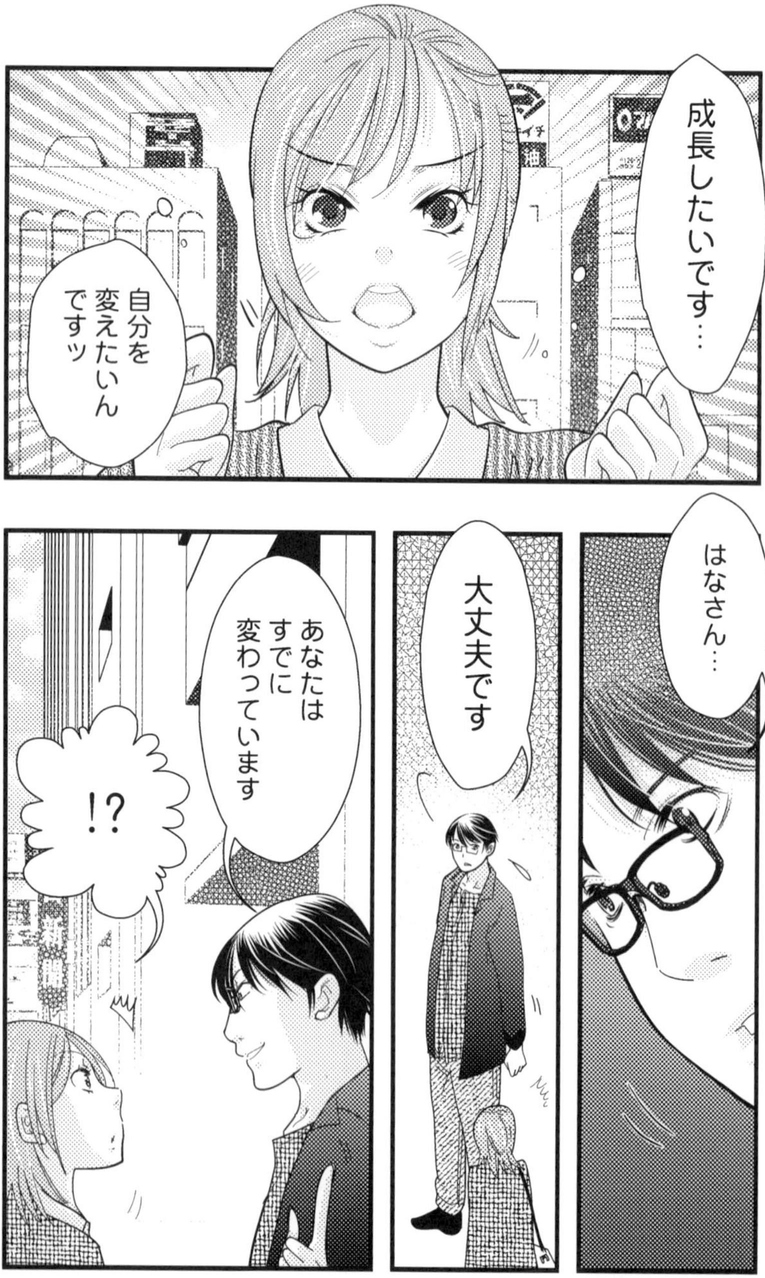
成長したいです…
自分を変えたいんですッ
はなさん…
大丈夫です
あなたはすでに変わっています
!?

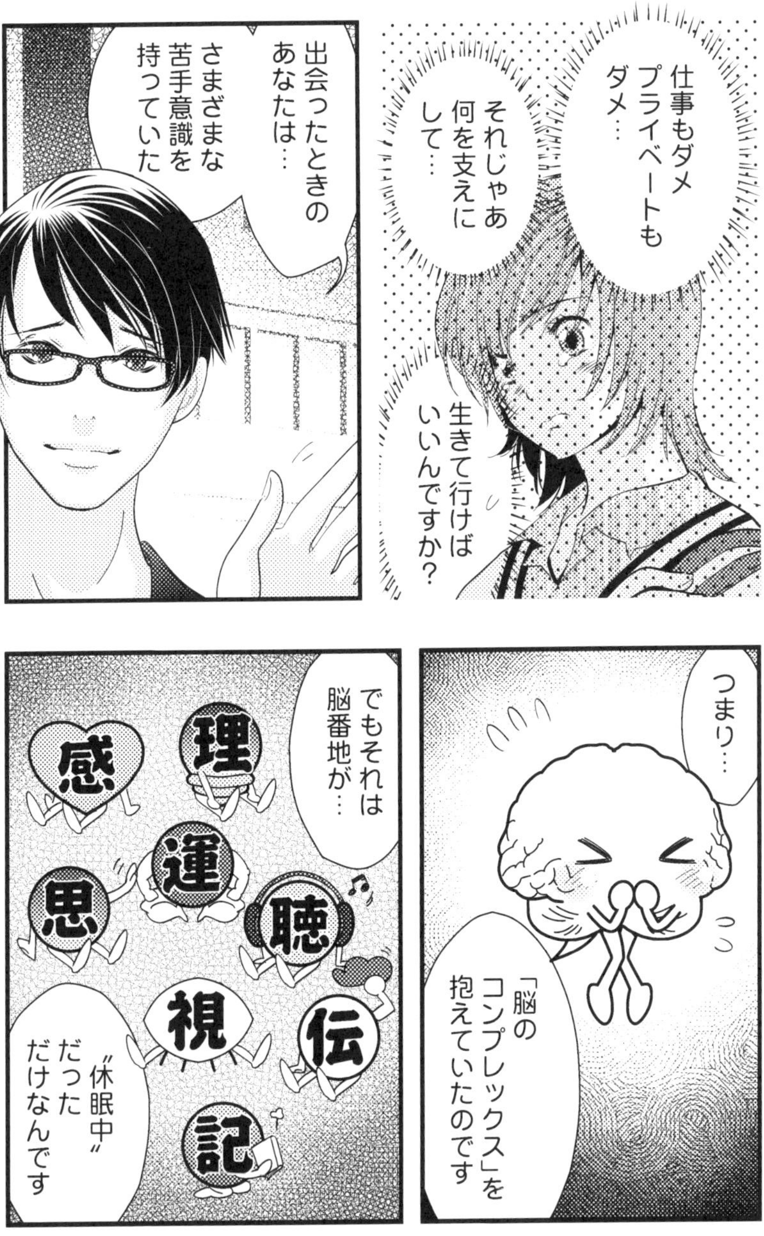
仕事もダメ
プライベートも
ダメ…
それじゃあ
何を支えに
して…
生きて行けば
いいんですか?
出会ったときの
あなたは…
さまざまな
苦手意識を
持っていた
つまり…
「脳の
コンプレックス」を
抱えていたのです
でもそれは
脳番地が…
理
感
運
思
聴
視
伝
記
〝休眠中〟
だった
だけなんです

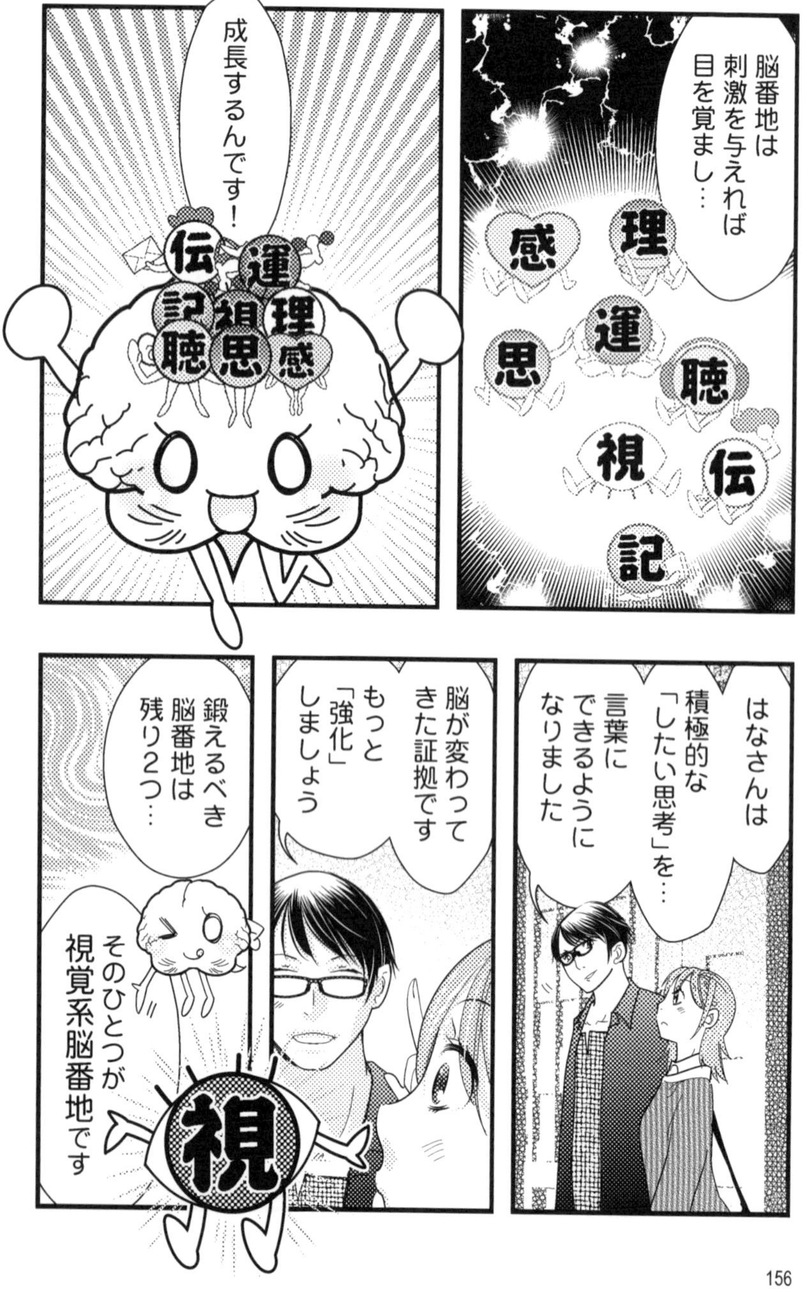
脳番地は刺激を与えれば目を覚まし…
成長するんです！
はなさんは積極的な「したい思考」を…言葉にできるようになりました
脳が変わってきた証拠です
もっと「強化」しましょう
鍛えるべき脳番地は残り2つ…
そのひとつが視覚系脳番地です

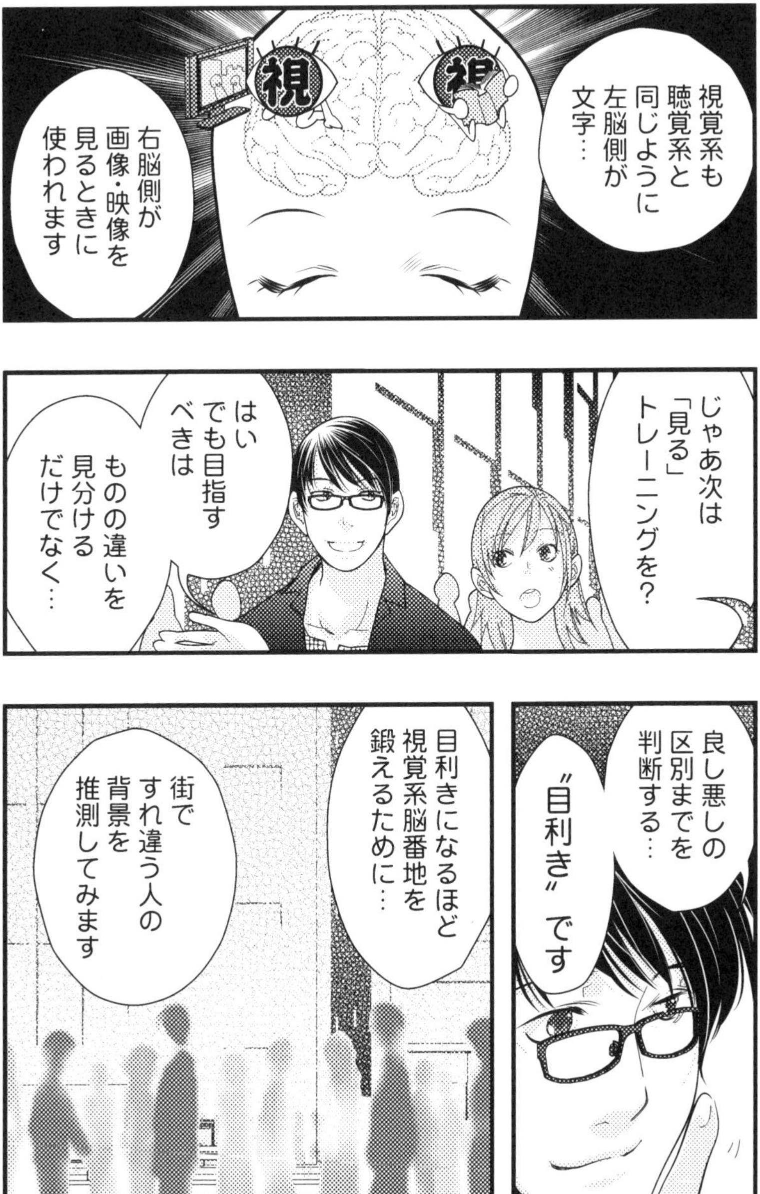
視覚系も聴覚系と同じように左脳側が文字…
視
視
右脳側が画像・映像を見るときに使われます
じゃあ次は「見る」トレーニングを？
はい でも目指すべきは ものの違いを見分けるだけでなく…
良し悪しの区別までを判断する…
〝目利き〟です
目利きになるほど視覚系脳番地を鍛えるために…
街ですれ違う人の背景を推測してみます

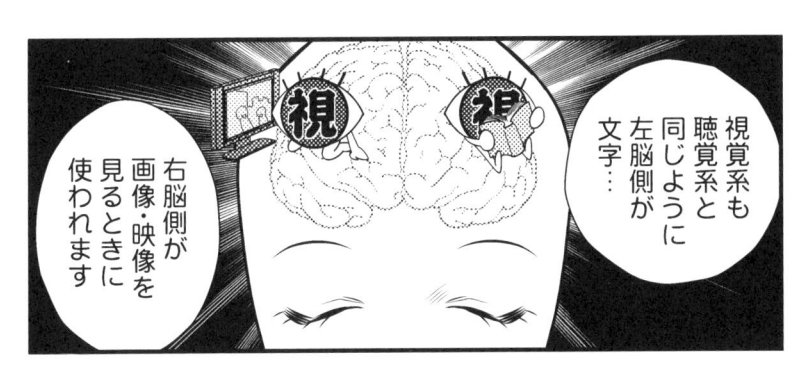

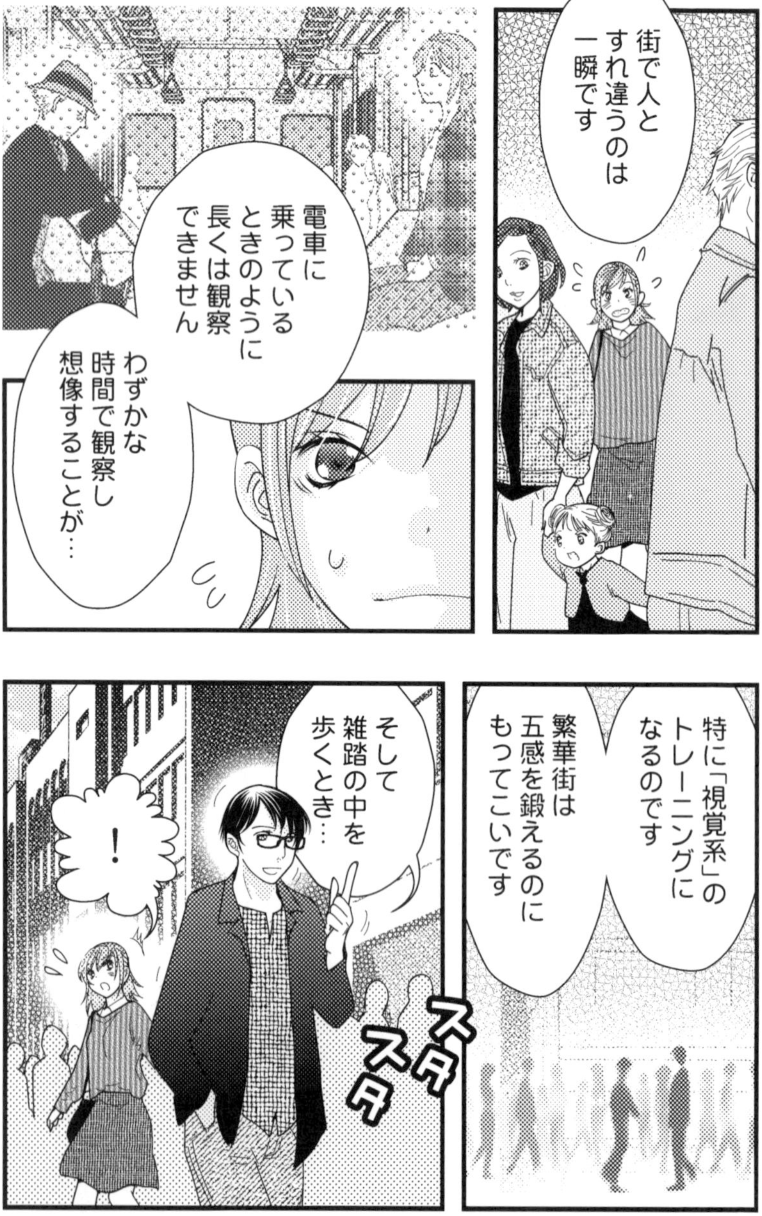
街で人とすれ違うのは一瞬です
電車に乗っているときのように長くは観察できません
わずかな時間で観察し想像することが…
特に「視覚系」のトレーニングになるのです
繁華街は五感を鍛えるのにもってこいです
そして雑踏の中を歩くとき…
!
スタスタ

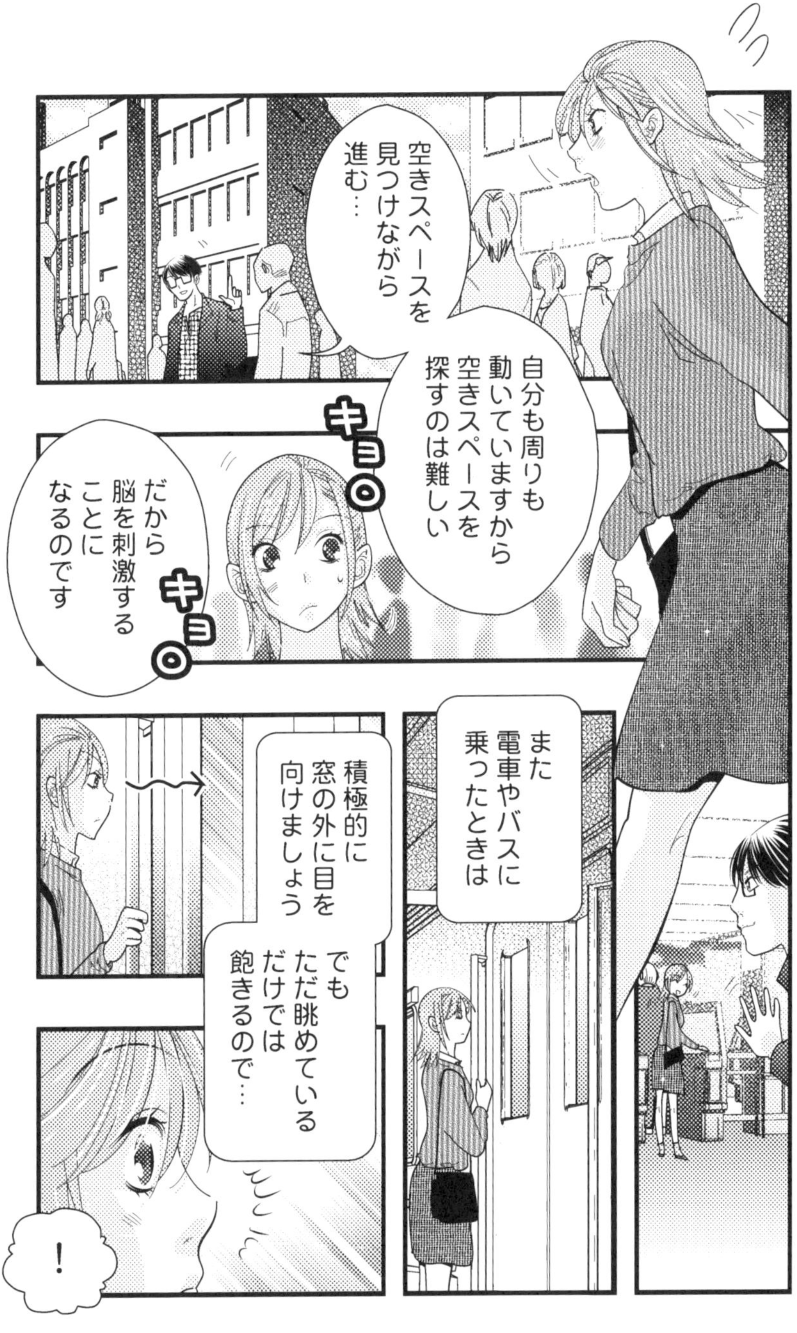
空きスペースを見つけながら進む…
自分も周りも動いていますから空きスペースを探すのは難しい
キョ
キョ
だから脳を刺激することになるのです
また電車やバスに乗ったときは
積極的に窓の外に目を向けましょう
でもただ眺めているだけでは飽きるので…
!

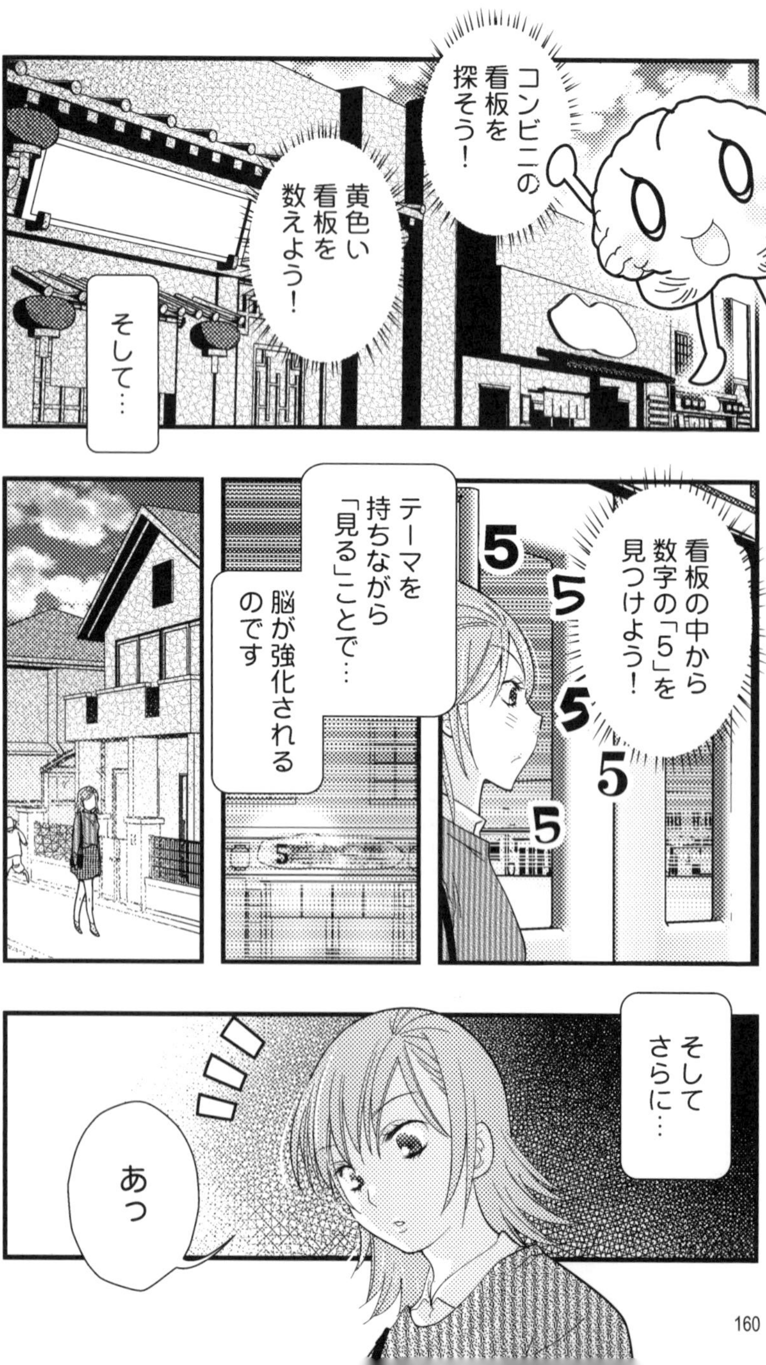
コンビニの看板を探そう!
黄色い看板を数えよう!
そして…
看板の中から数字の「5」を見つけよう!
5
5
5
5
5
テーマを持ちながら「見る」ことで…
脳が強化されるのです
そしてさらに…
あっ

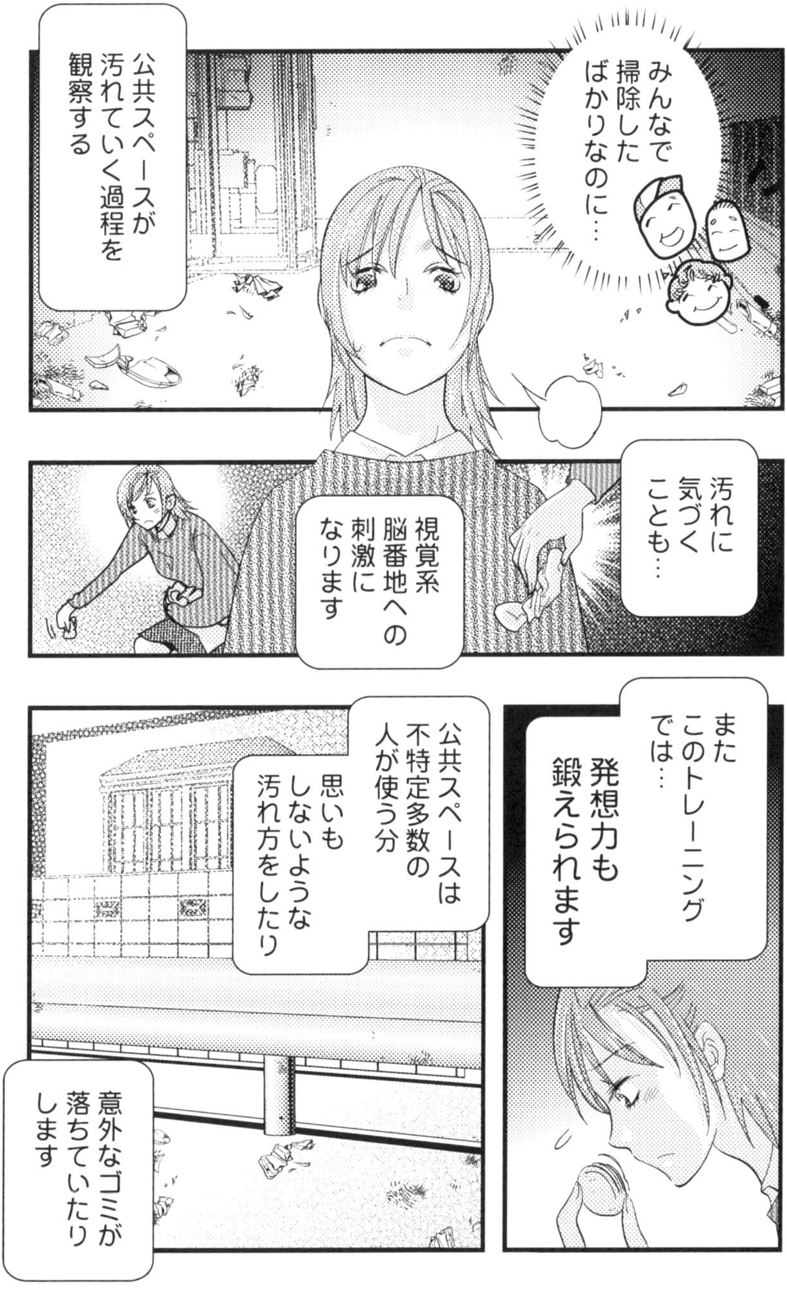
みんなで掃除したばかりなのに…
公共スペースが汚れていく過程を観察する
汚れに気づくことも…
視覚系脳番地への刺激になります
またこのトレーニングでは…
発想力も鍛えられます
公共スペースは不特定多数の人が使う分
思いもしないような汚れ方をしたり
意外なゴミが落ちていたりします

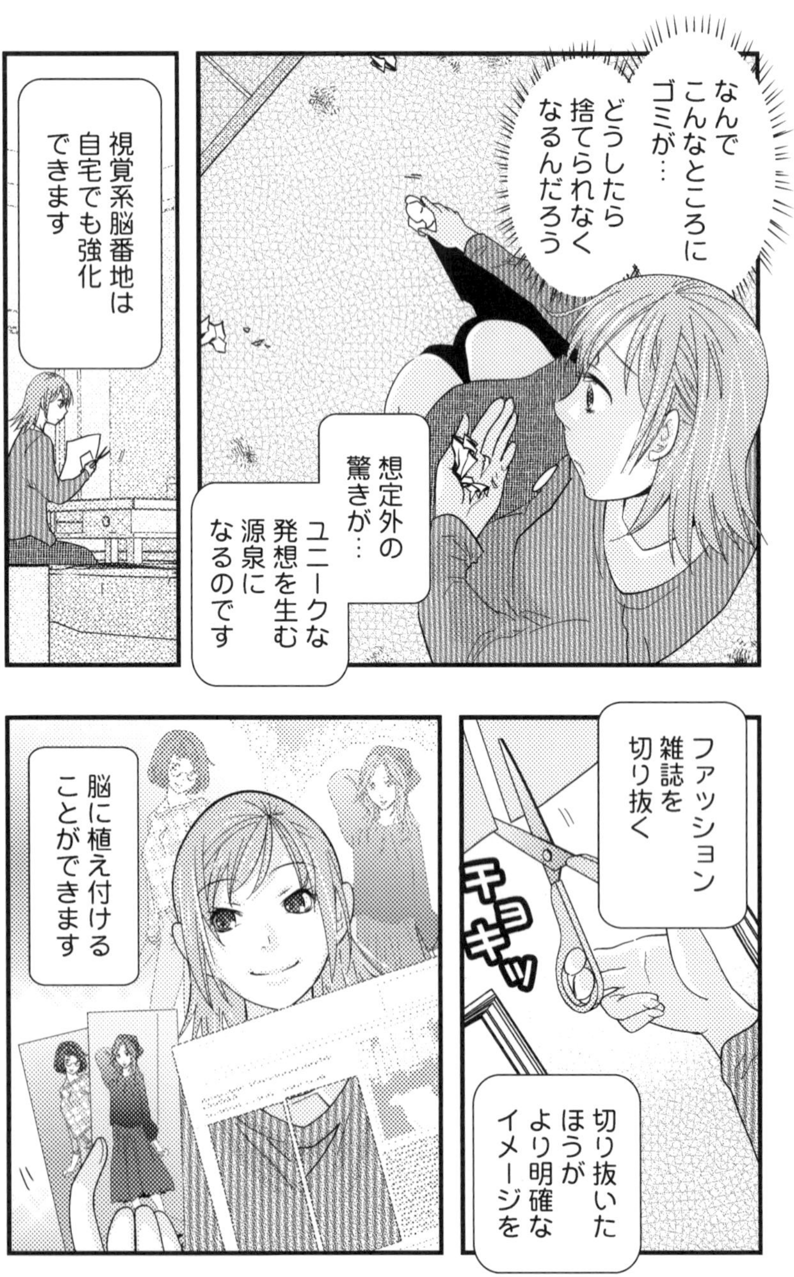
なんでこんなところにゴミが…
どうしたら捨てられなくなるんだろう
想定外の驚きが…
ユニークな発想を生む源泉になるのです
視覚系脳番地は自宅でも強化できます
ファッション雑誌を切り抜く
チョキッ
切り抜いたほうがより明確なイメージを
脳に植え付けることができます

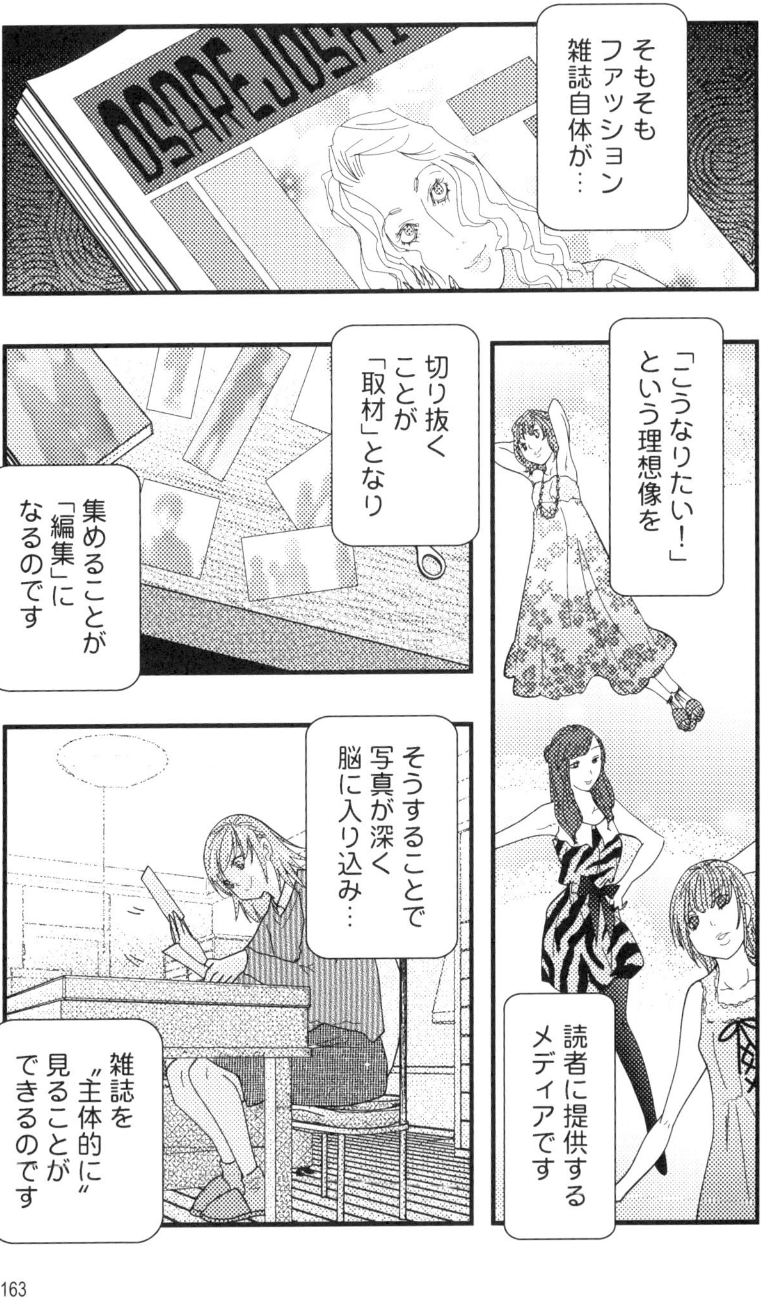

そもそもファッション雑誌自体が…
「こうなりたい!」という理想像を
読者に提供するメディアです
切り抜くことが「取材」となり
集めることが「編集」になるのです
そうすることで写真が深く脳に入り込み…
雑誌を〝主体的に〟見ることができるのです

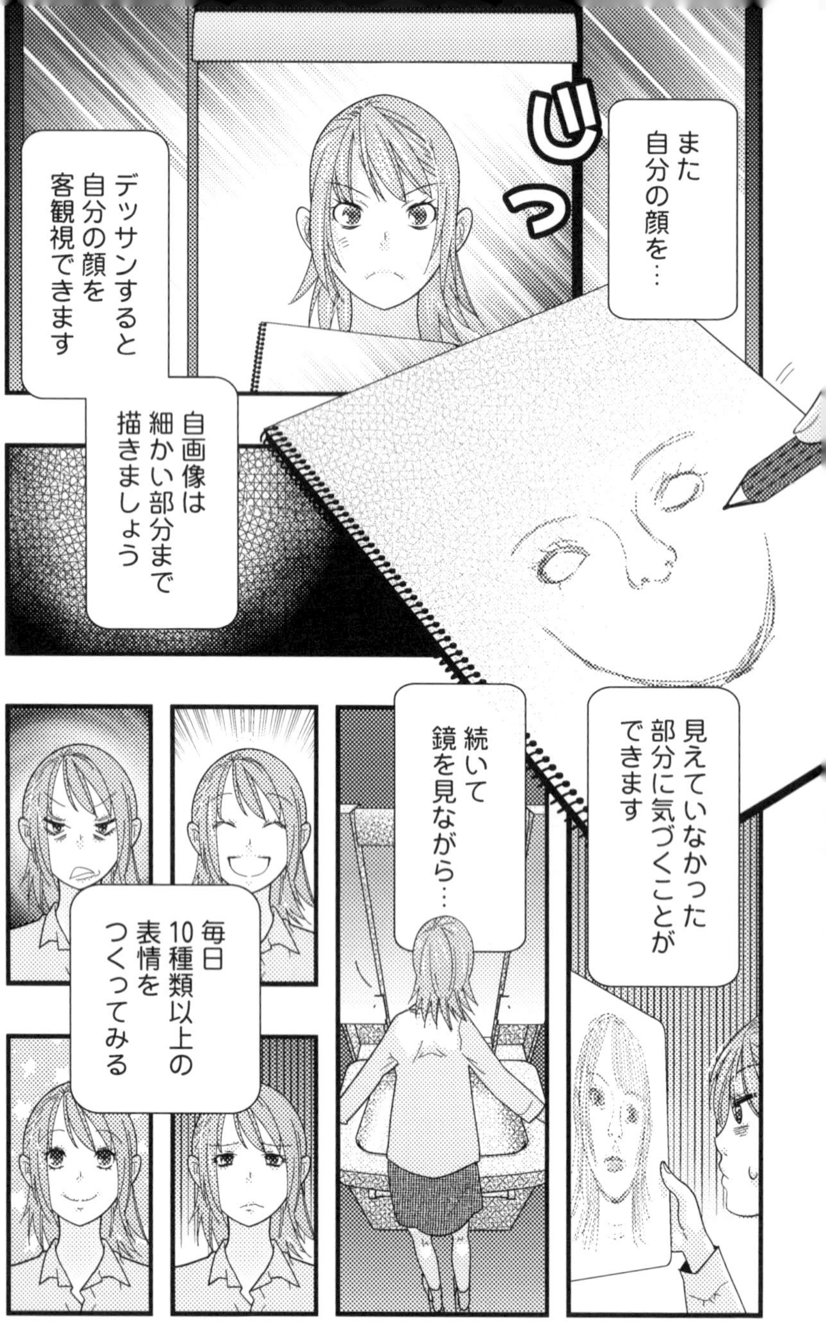
また
自分の顔を…
じっ
デッサンすると
自分の顔を
客観視できます
自画像は
細かい部分まで
描きましょう
見えていなかった
部分に気づくことが
できます
続いて
鏡を見ながら…
毎日
10種類以上の
表情を
つくってみる

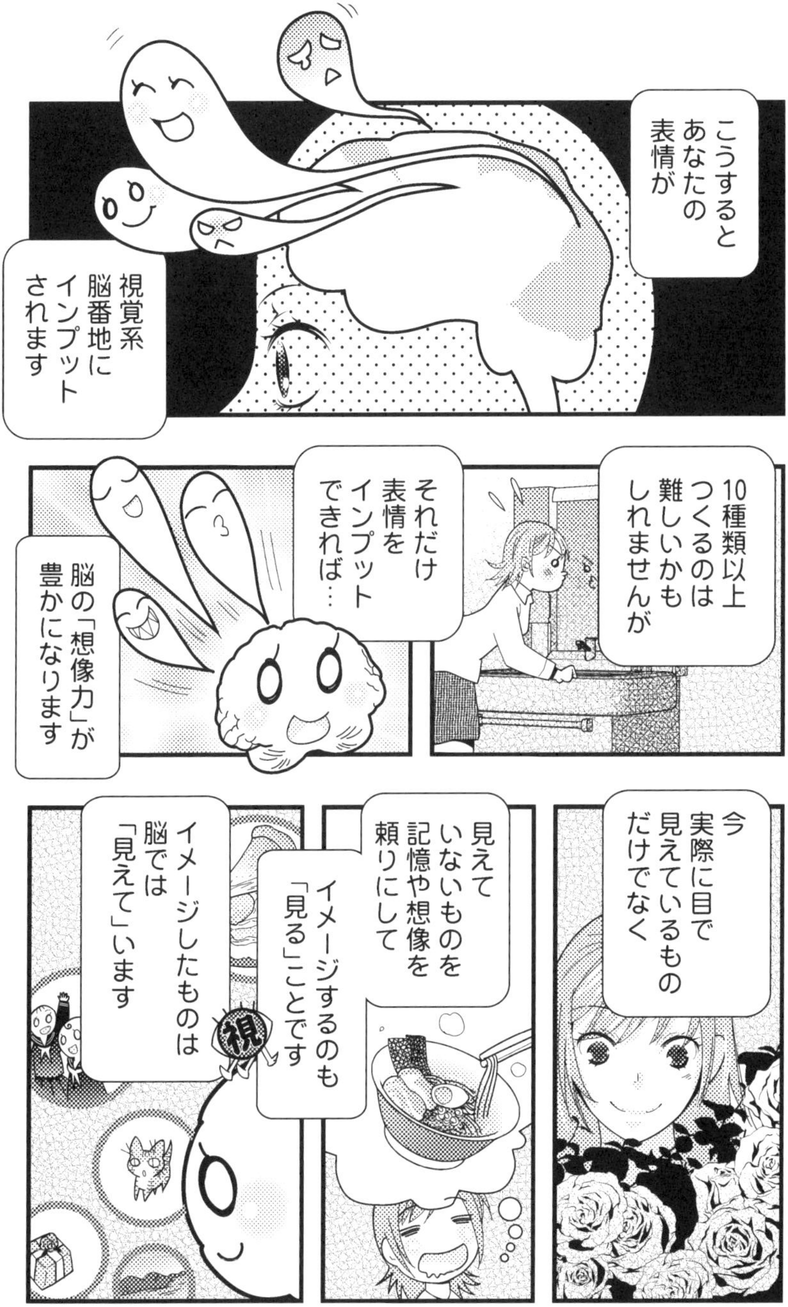
こうするとあなたの表情が
視覚系脳番地にインプットされます
10種類以上つくるのは難しいかもしれませんが
それだけ表情をインプットできれば…
脳の「想像力」が豊かになります
今実際に目で見えているものだけでなく
見えていないものを記憶や想像を頼りにして
イメージするのも「見る」ことです
イメージしたものは脳では「見えて」います
視

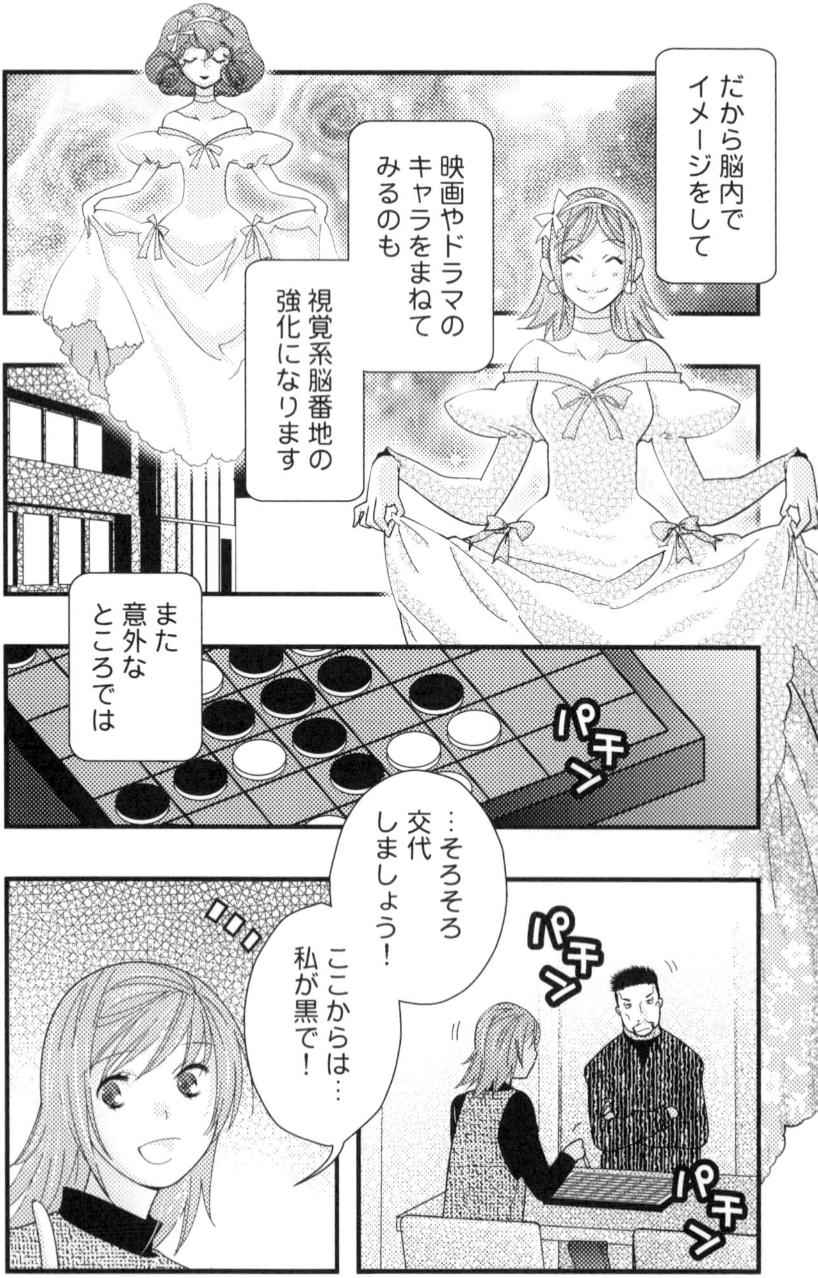
だから脳内で
イメージをして
映画やドラマのキャラをまねてみるのも
視覚系脳番地の強化になります
また意外なところでは
パチン
…そろそろ交代しましょう！
ここからは…私が黒で！
パチン
パチン

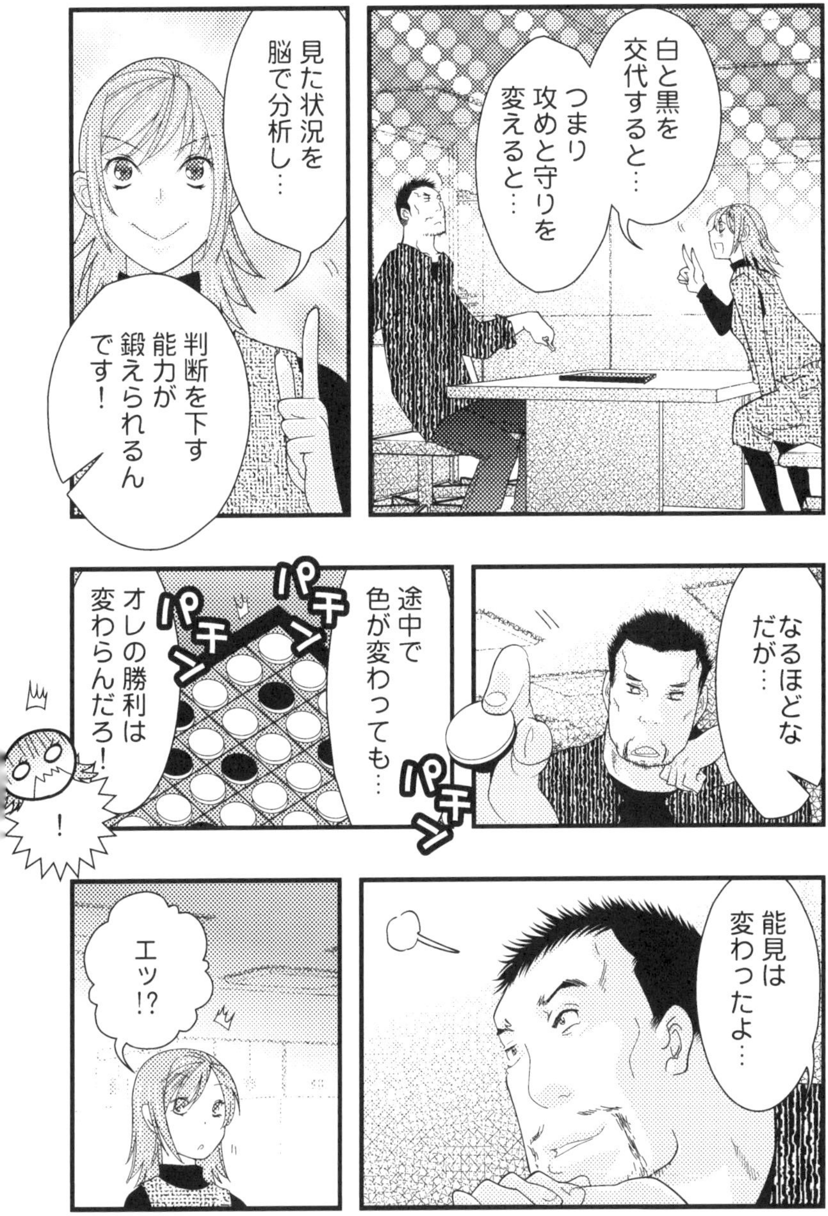
白と黒を
交代すると…
つまり
攻めと守りを
変えると…
見た状況を
脳で分析し…
判断を下す
能力が
鍛えられるん
です！
なるほどな
だが…
パチン
途中で
色が変わっても…
パチン
パチン
オレの勝利は
変わらんだろ！
！
能見は
変わったよ…
エッ!?

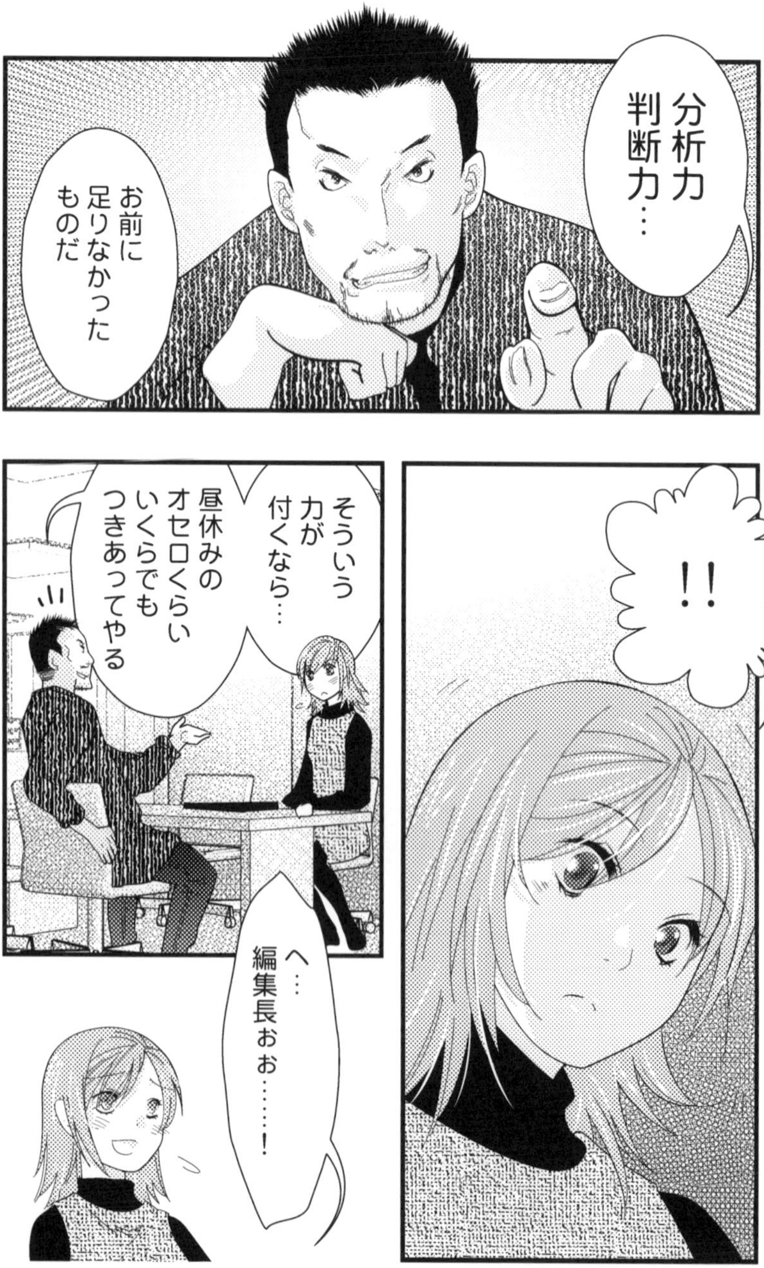
分析力
判断力…
お前に
足りなかった
ものだ
!!
そういう
力が
付くなら…
昼休みの
オセロくらい
いくらでも
つきあってやる
へ…
編集長おお……!

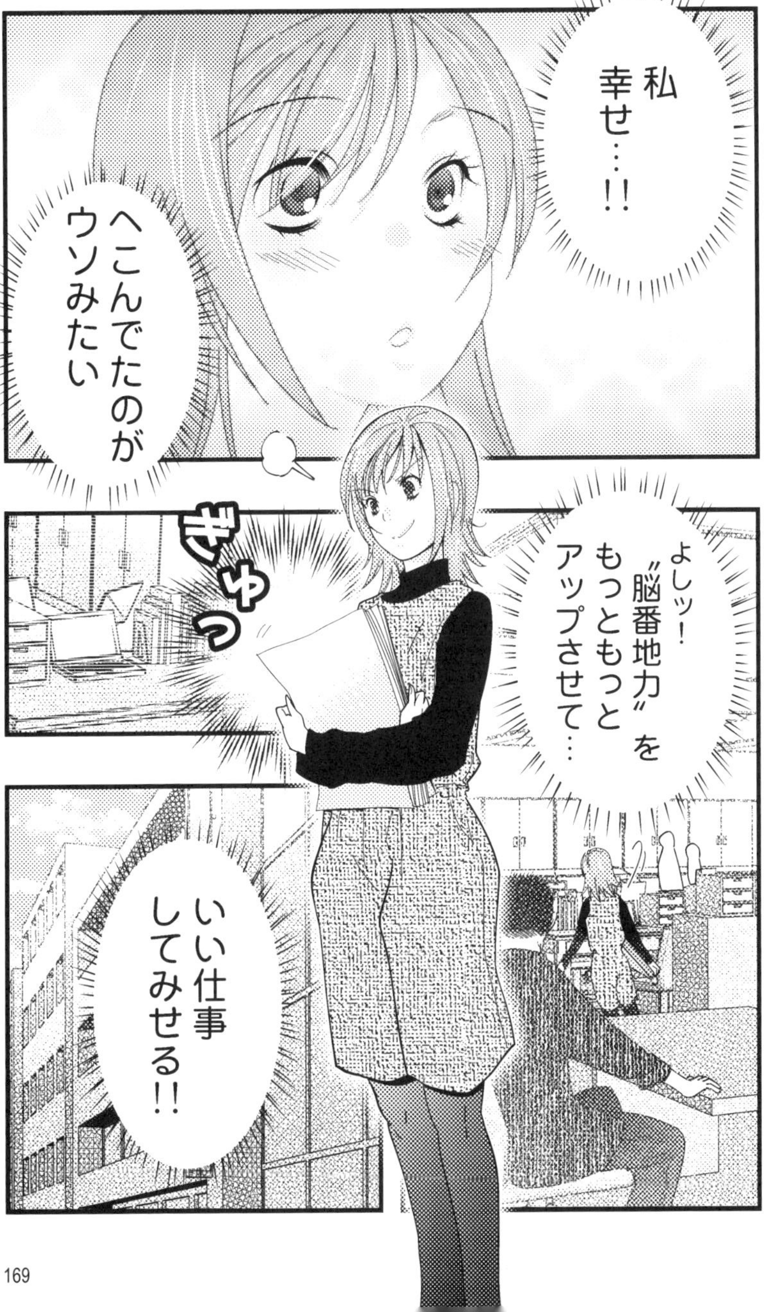
私
幸せ…!!
へこんでたのが
ウソみたい
ぎゅっ
よしッ!
〝脳番地力〟を
もっともっと
アップさせて…
いい仕事
してみせる!!

見る・動くものをとらえる・目利きをする

視覚系脳番地

視覚系脳番地は、役割から推測すると、目のすぐ後ろにありそうですが、実は後頭部に位置しています。

仰向けに寝たときに枕に接する部分だと考えるとわかりやすいでしょう。

左脳側は言語系の番地なので、主に文字を読むときに使われます。一方、右脳側は非言語系なので、画像や映像を見るときに使われます。

みなさんは、まんがをどのように「見て」いますか？

まんがを読むとき、ふきだしのセリフを読んで理解する人もいれば、一方で、絵を見て内容をほぼ理解してしまう人もいます。

前者は左脳側の脳番地が発達している「言語系人間」、後者は右脳側の番地が発達している「視覚系人間」です。

視覚系脳番地

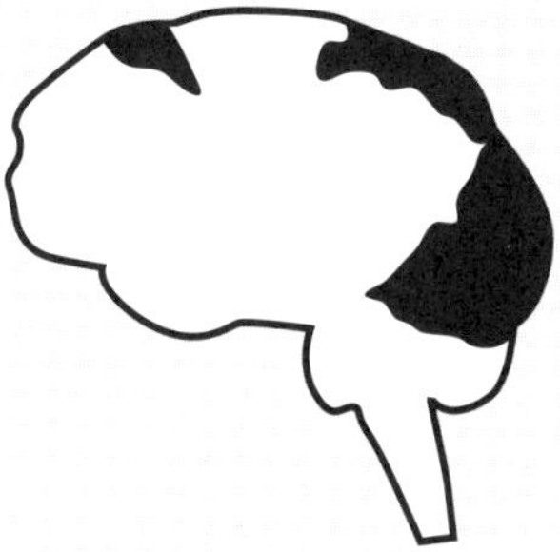

ちなみに、両者の比率はおよそ7：3です。

ところでまんがの中では、神条がはなに「目利きを目指せ」と話していました。

視覚系の脳番地の役割は、次の3つに大きく分けることができます。

何かを「見る」番地、「動きをとらえる」番地、そして、見たものの良し悪しを区別して「目利き」をする番地です。

このことから、単に物体をじっと見たり、動くものを目で追ったりするだけでは視覚系脳番地のトレーニングとしては不十分だということがわかるでしょう。

見たものが良いものなのか、悪いものなのか、判断する力をつけなければ、トレーニングとしては不十分なのです。

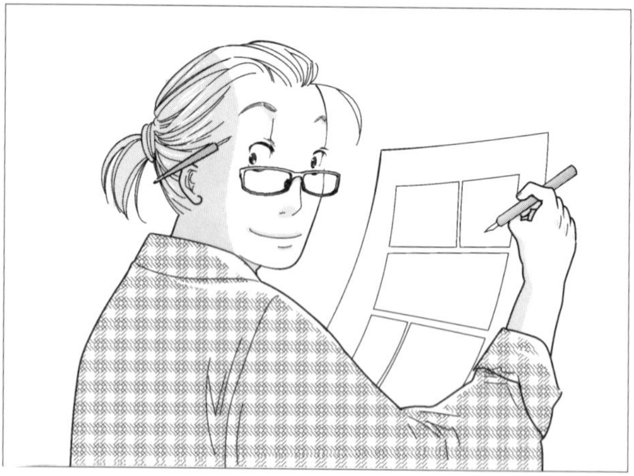

視覚系脳番地を鍛えるとどうなる？

視覚系脳番地が鍛えられると、一度見たものを素早くイメージできるだけでなく、視覚的な分析能力が高くなります。人の顔色を分析する力も視覚系の能力に関係しています。

視覚系脳番地が発達している職業

画家、まんが家、デザイナーなど、仕事の中で色や形を扱う人たち。

また、画像を見て、その結果を「分析する」レントゲン技師や気象予報士など。

野鳥観察を趣味としている人も、視覚系脳番地の「枝ぶり」が豊かになっています。

第**9**章

ガイドブックを持たずに旅行に行く

記憶系脳番地のトレーニング

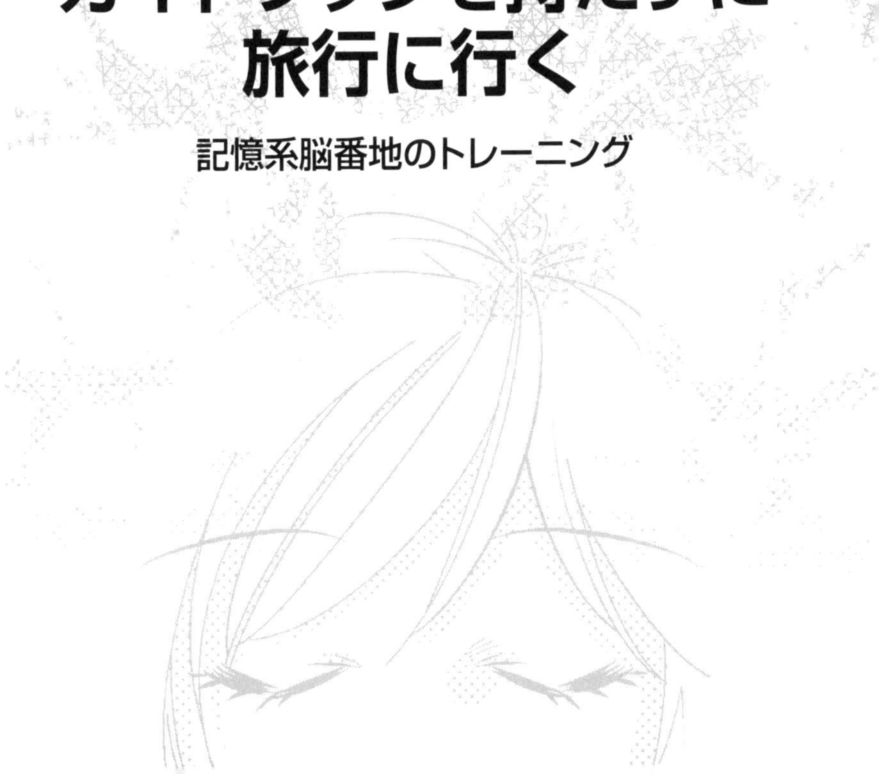

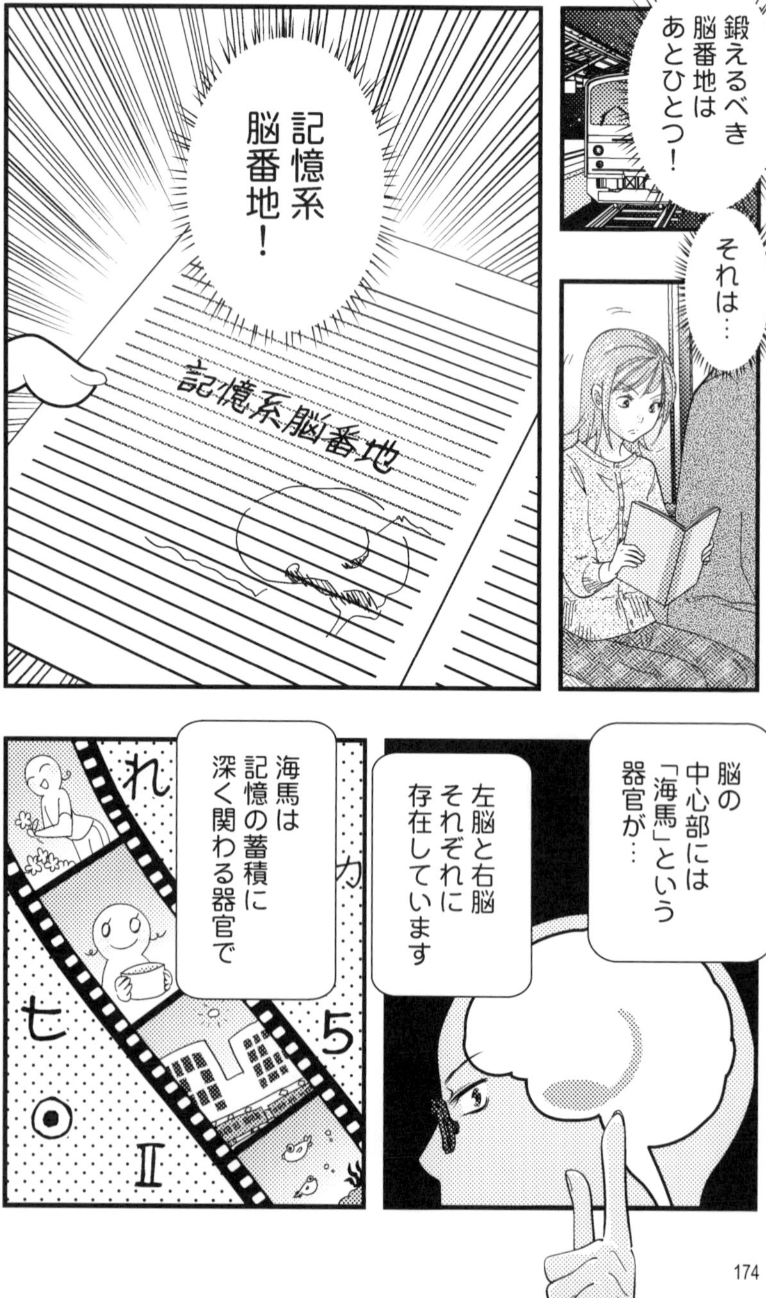
鍛えるべき脳番地はあとひとつ!
それは…
記憶系脳番地!
記憶系脳番地
脳の中心部には「海馬」という器官が…
左脳と右脳それぞれに存在しています
海馬は記憶の蓄積に深く関わる器官で

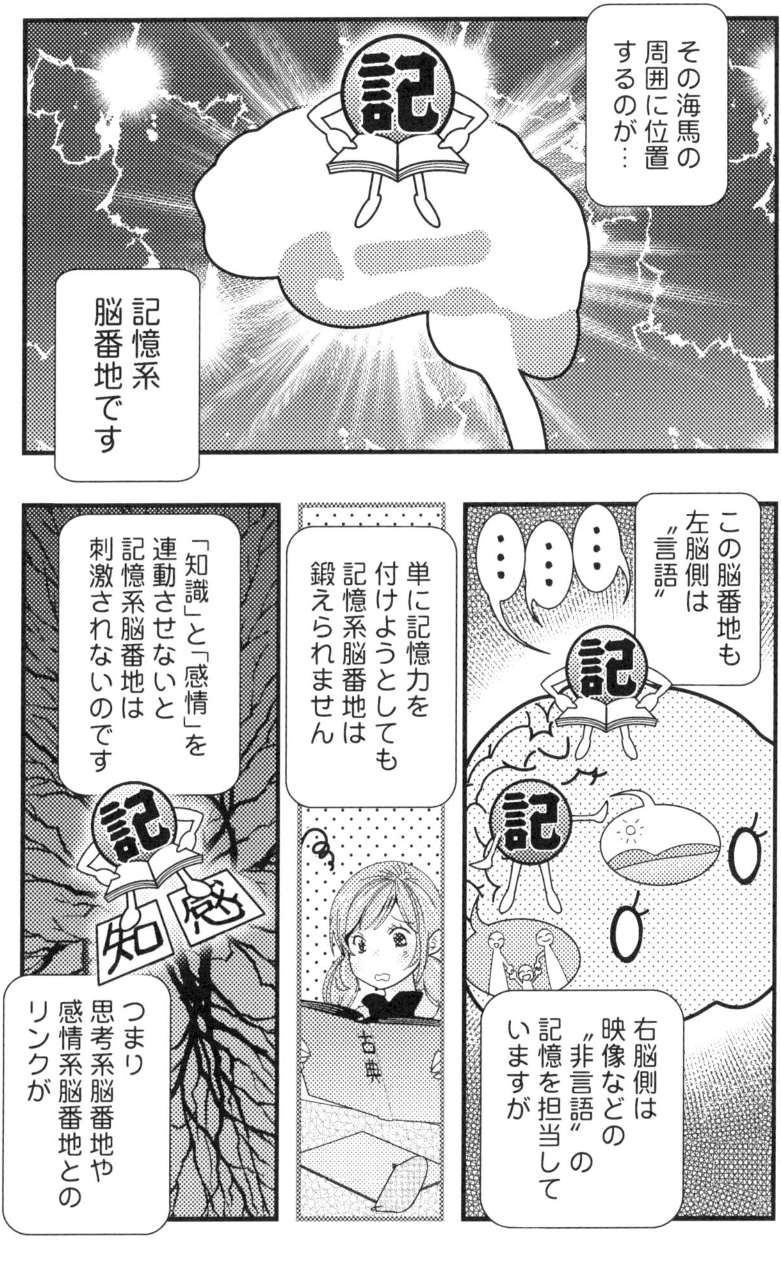

その海馬の周囲に位置するのが…
記憶系脳番地です
この脳番地も左脳側は〝言語〟
…
…
…
右脳側は映像などの〝非言語〟の記憶を担当していますが
単に記憶力を付けようとしても記憶系脳番地は鍛えられません
古典
「知識」と「感情」を連動させないと記憶系脳番地は刺激されないのです
知
感
つまり思考系脳番地や感情系脳番地とのリンクが

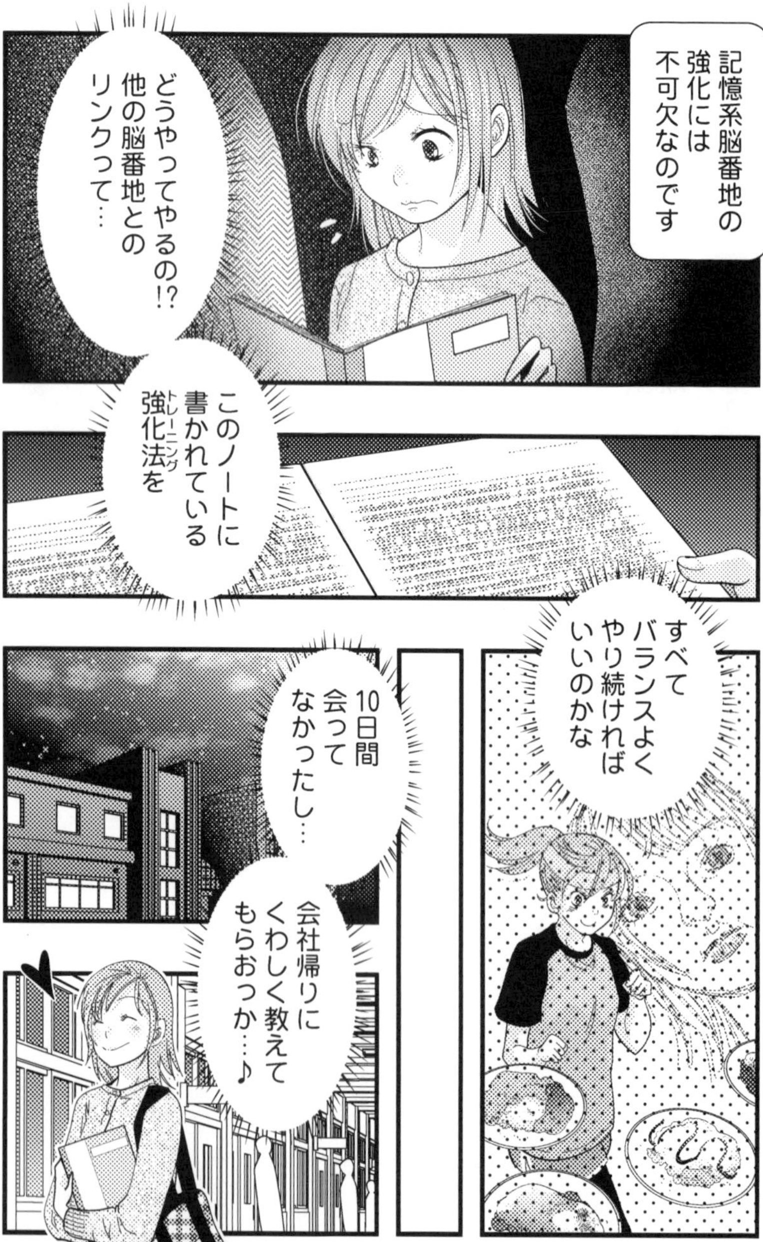
記憶系脳番地の
強化には
不可欠なのです
どうやってやるの!?
他の脳番地との
リンクって…
このノートに
書かれている
強化法《トレーニング》を
すべて
バランスよく
やり続ければ
いいのかな
10日間
会って
なかったし…
会社帰りに
くわしく教えて
もらおっか…♪

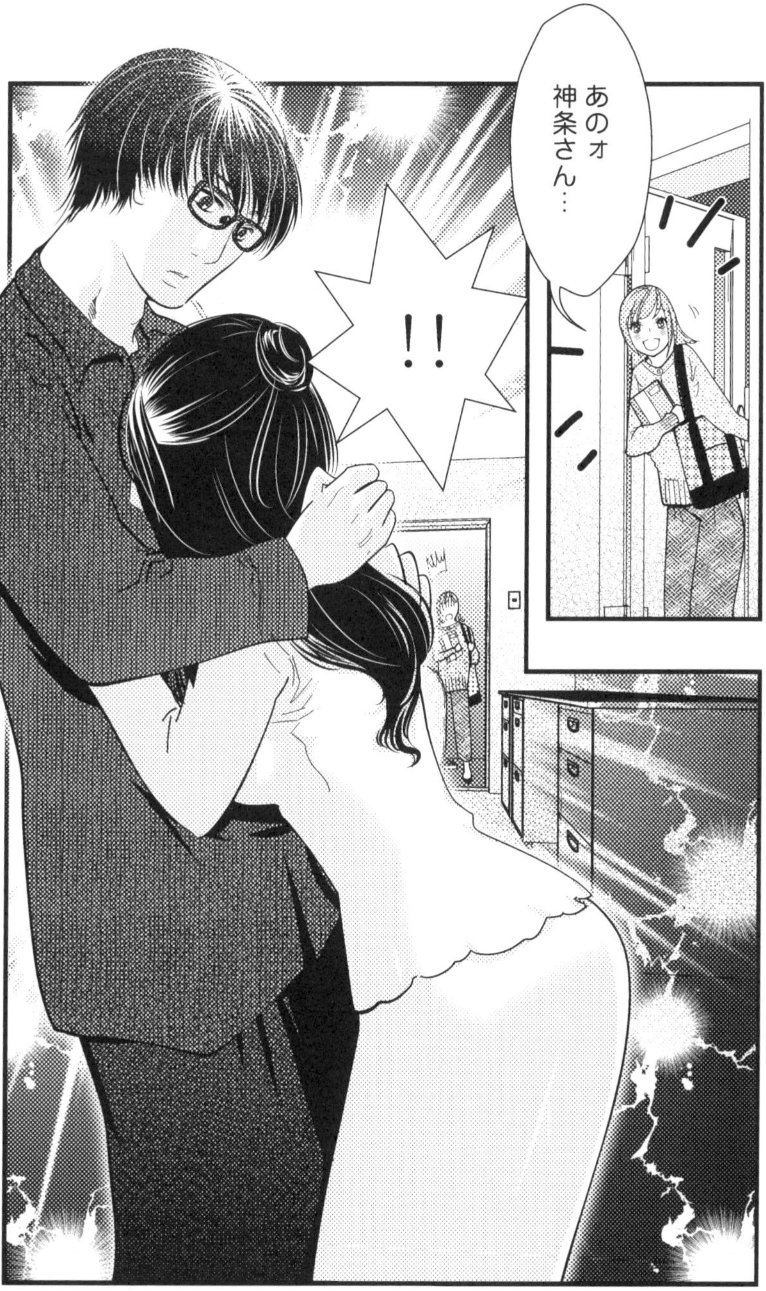
あのォ
神条さん…
!!

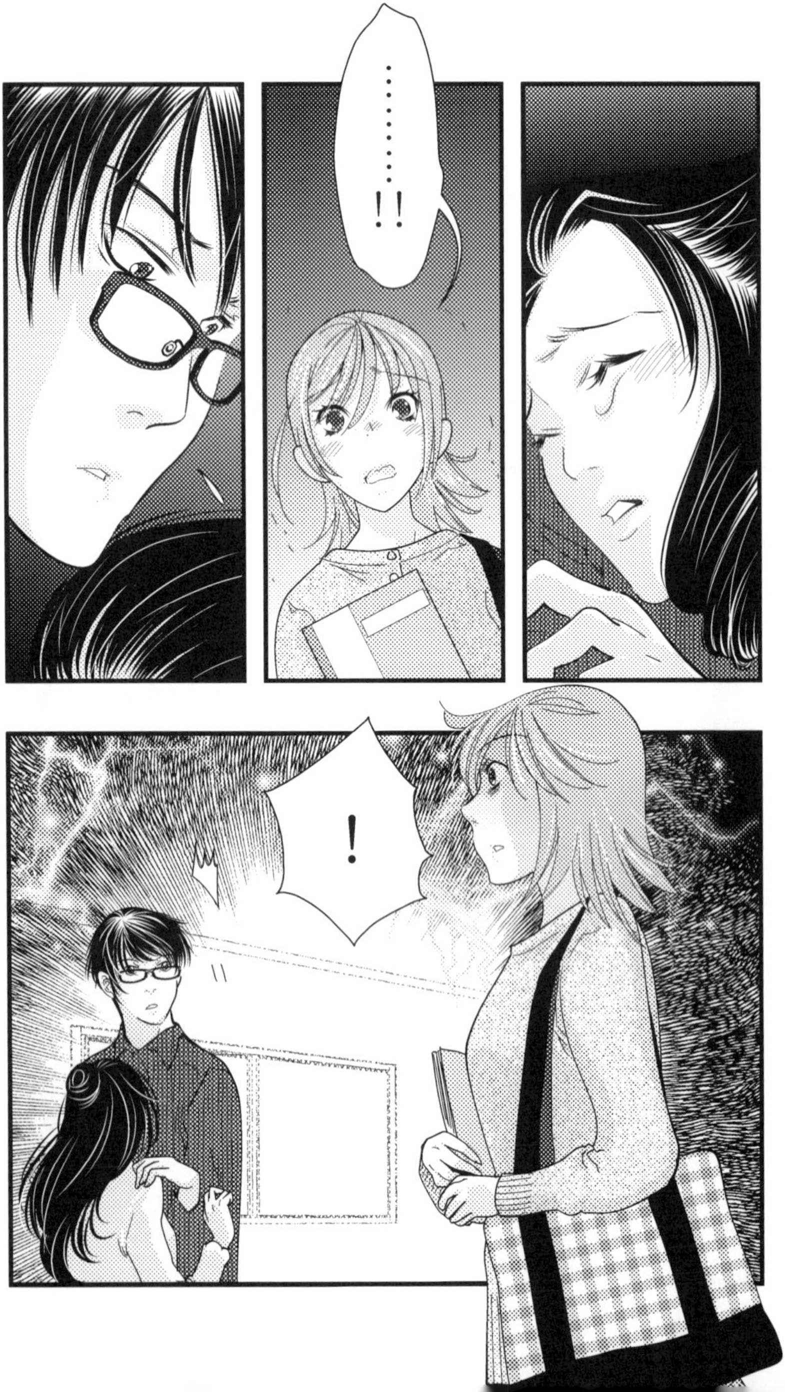

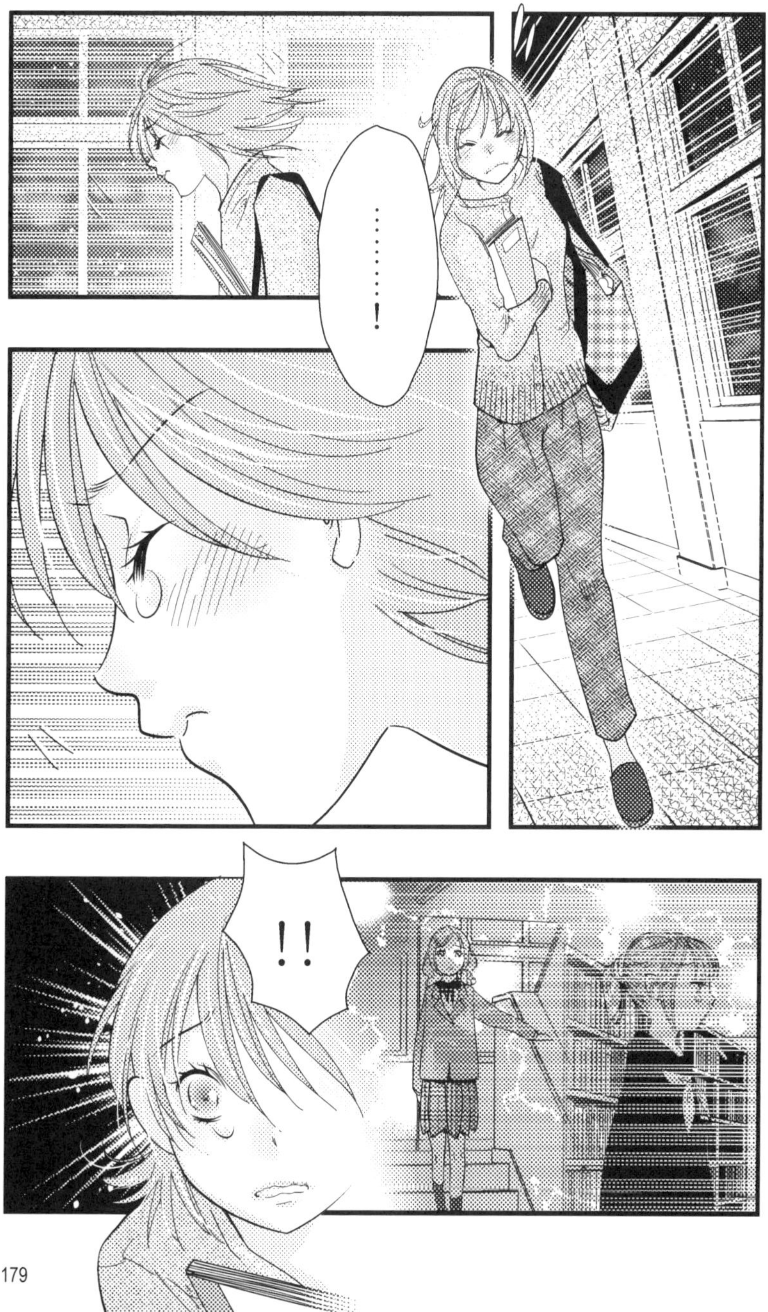

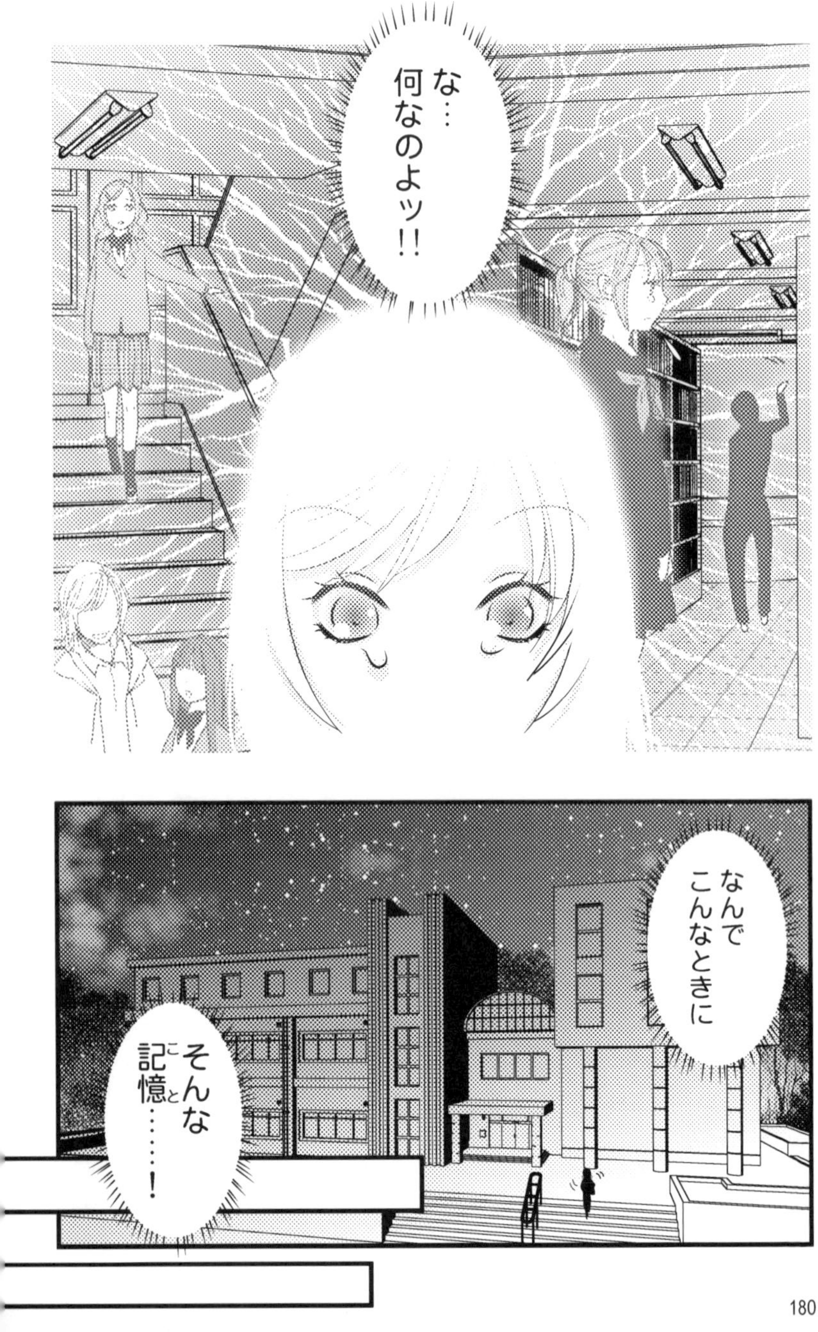
な…
何なのよッ!!
なんでこんなときに
そんな記憶《こと》……!

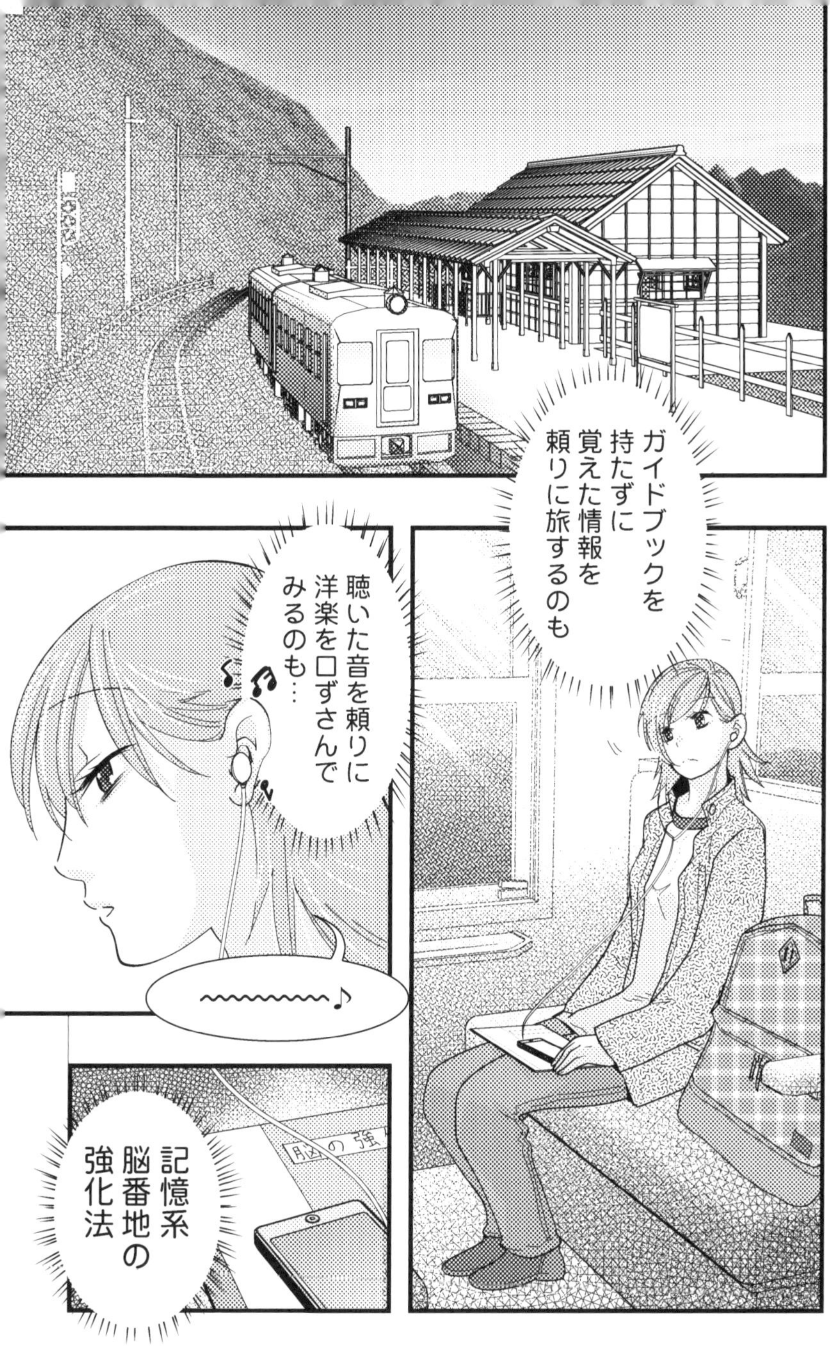
ガイドブックを持たずに覚えた情報を頼りに旅するのも
聴いた音を頼りに洋楽を口ずさんでみるのも…
〜〜〜〜〜〜〜♪
記憶系脳番地の強化法

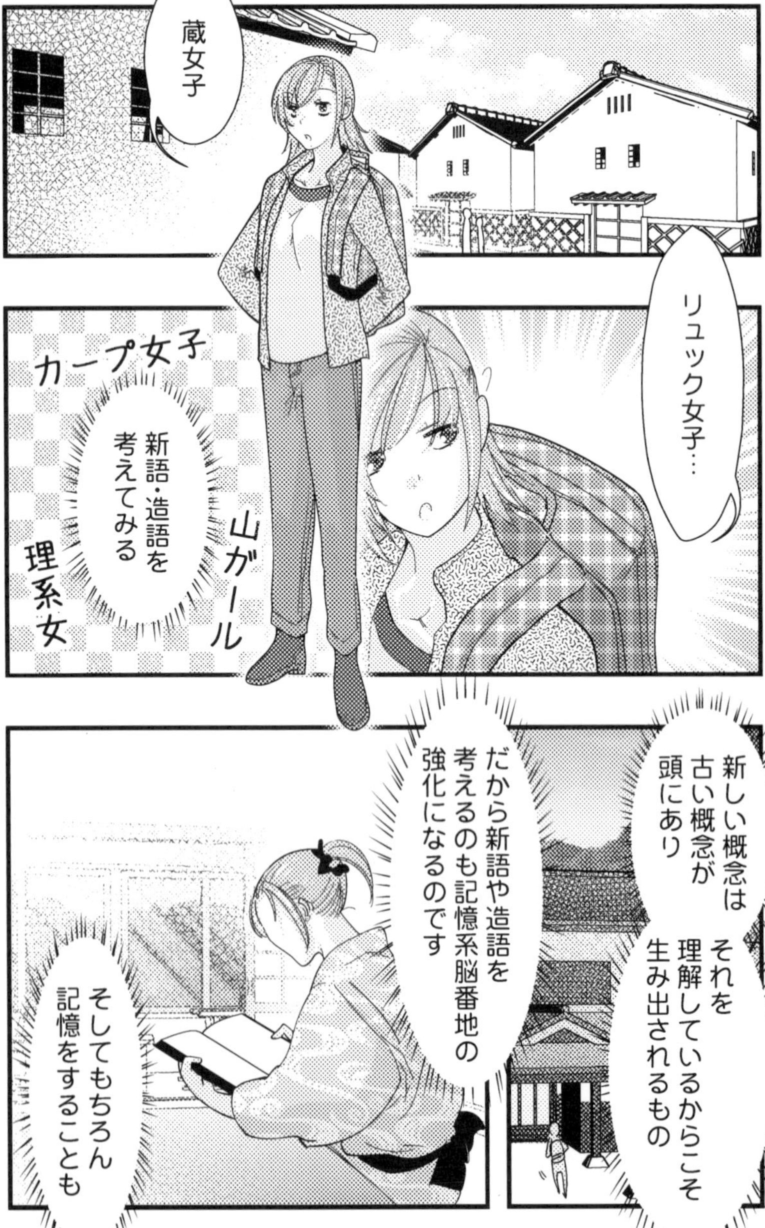
蔵女子
リュック女子…
カープ女子
山ガール
理系女
新語・造語を考えてみる
新しい概念は古い概念が頭にあり
それを理解しているからこそ生み出されるもの
だから新語や造語を考えるのも記憶系脳番地の強化になるのです
そしてもちろん記憶をすることも

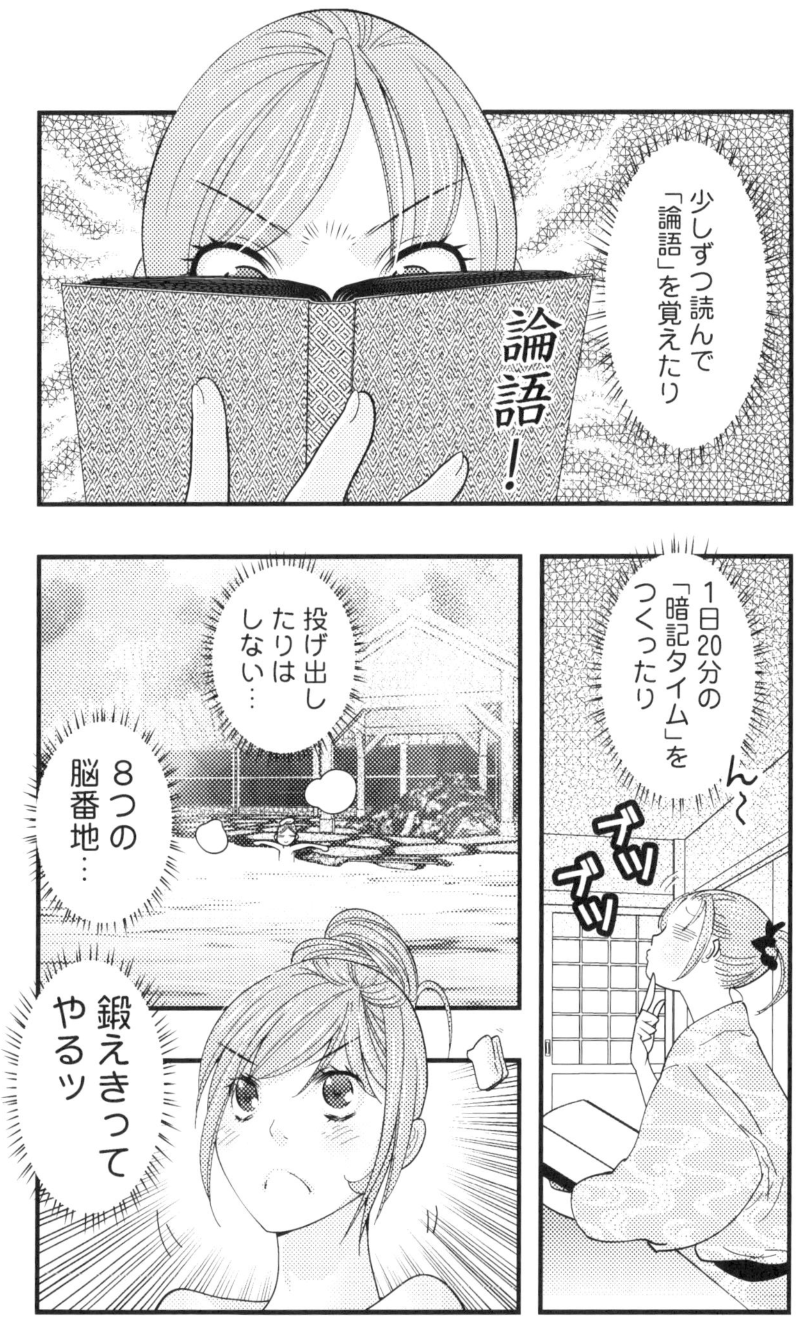
少しずつ読んで「論語」を覚えたり
論語！
1日20分の「暗記タイム」をつくったり
ん〜
ブツブツ
投げ出したりはしない…
8つの脳番地…
鍛えきってやるッ

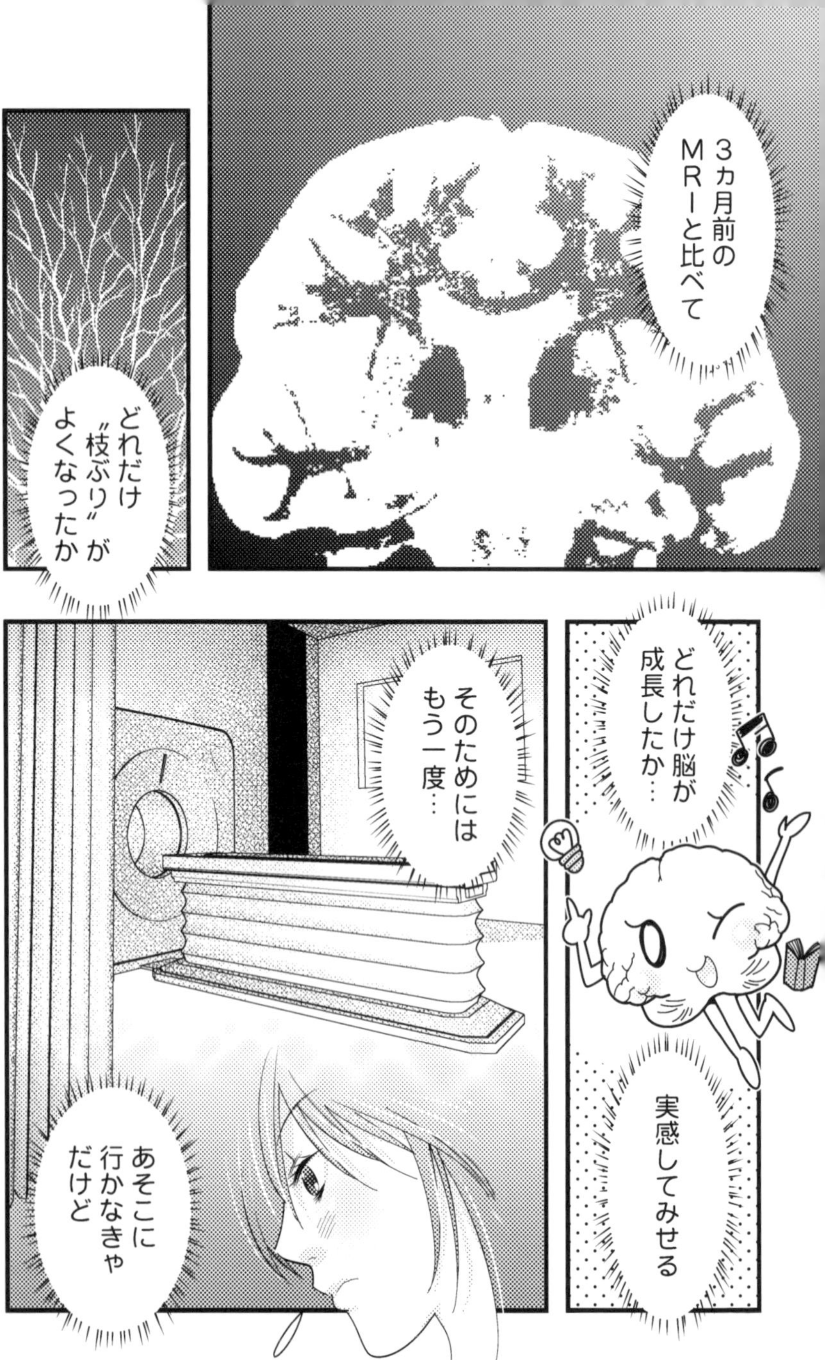

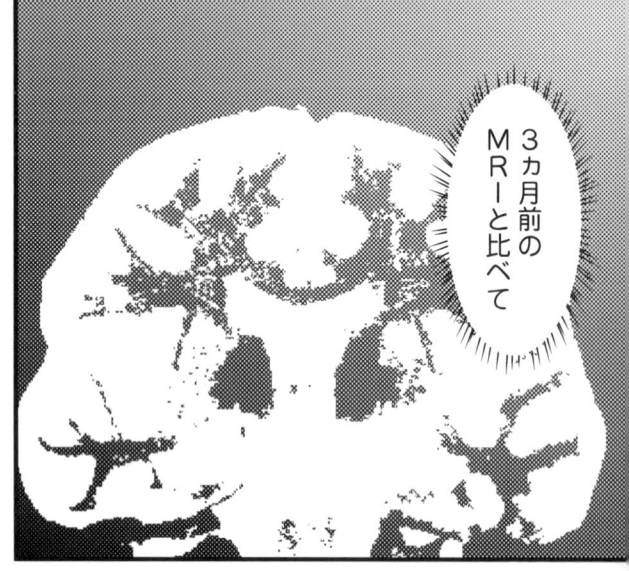

3カ月前のMRIと比べて
どれだけ〝枝ぶり〟がよくなったか
どれだけ成長したか脳が…
実感してみせる
そのためにはもう一度…
あそこに行かなきゃだけど

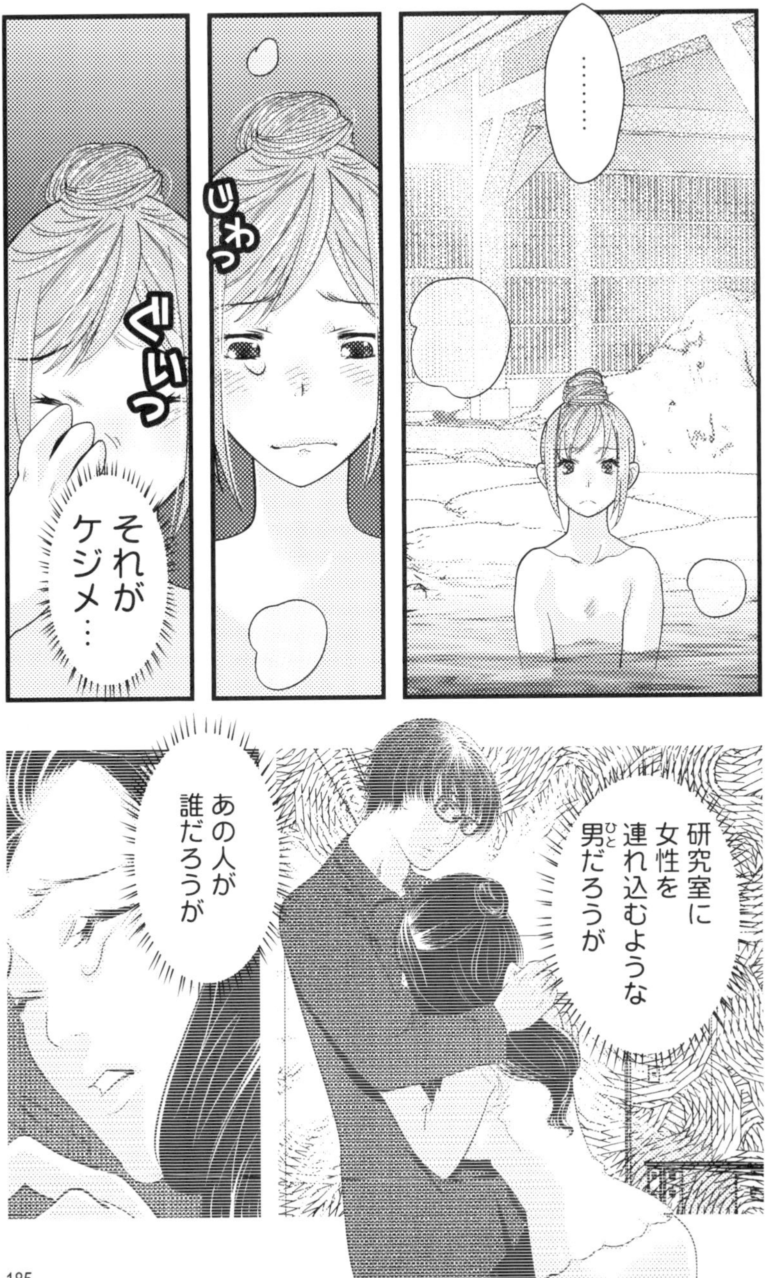
…………
じわっ
ぐいっ
それが
ケジメ…
研究室に
女性を
連れ込むような
男《ひと》だろうが
あの人が
誰だろうが

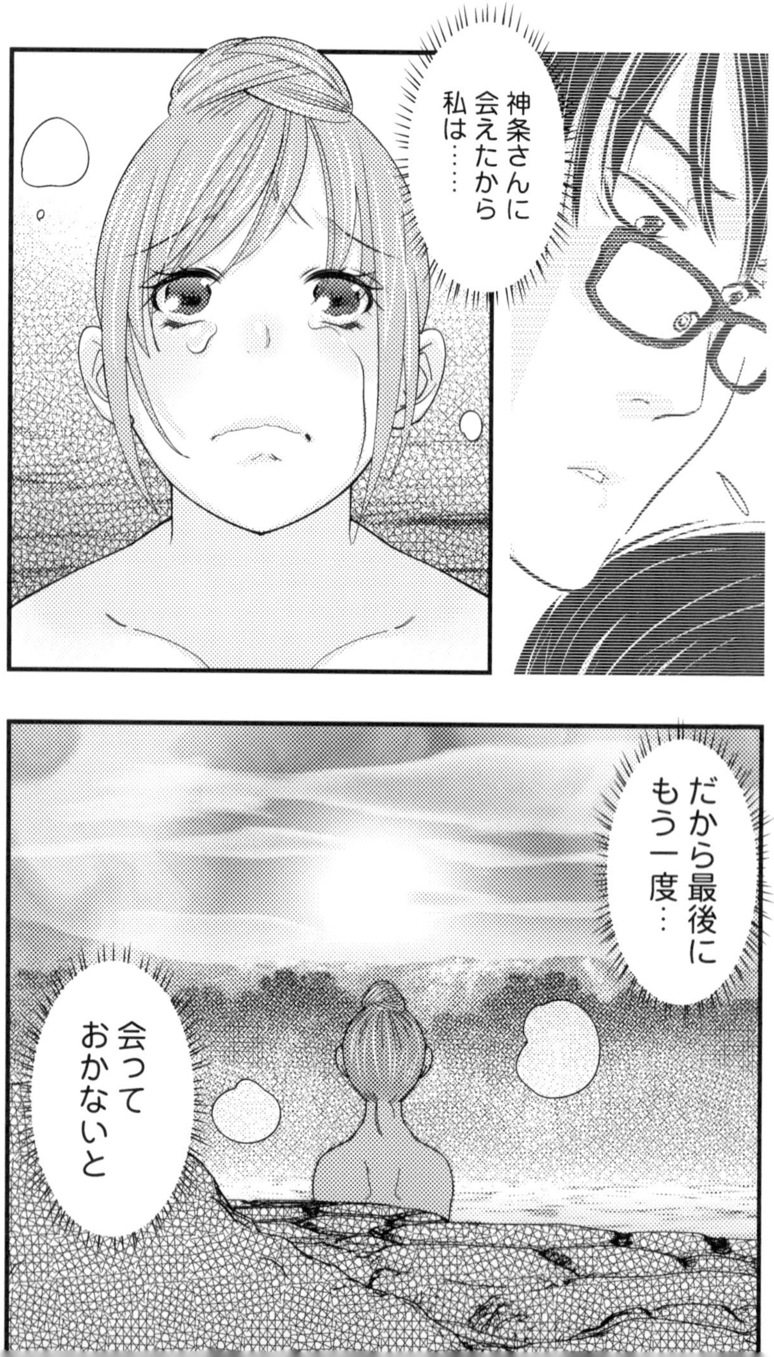
神条さんに
会えたから
私は……
だから最後に
もう一度…
会って
おかないと

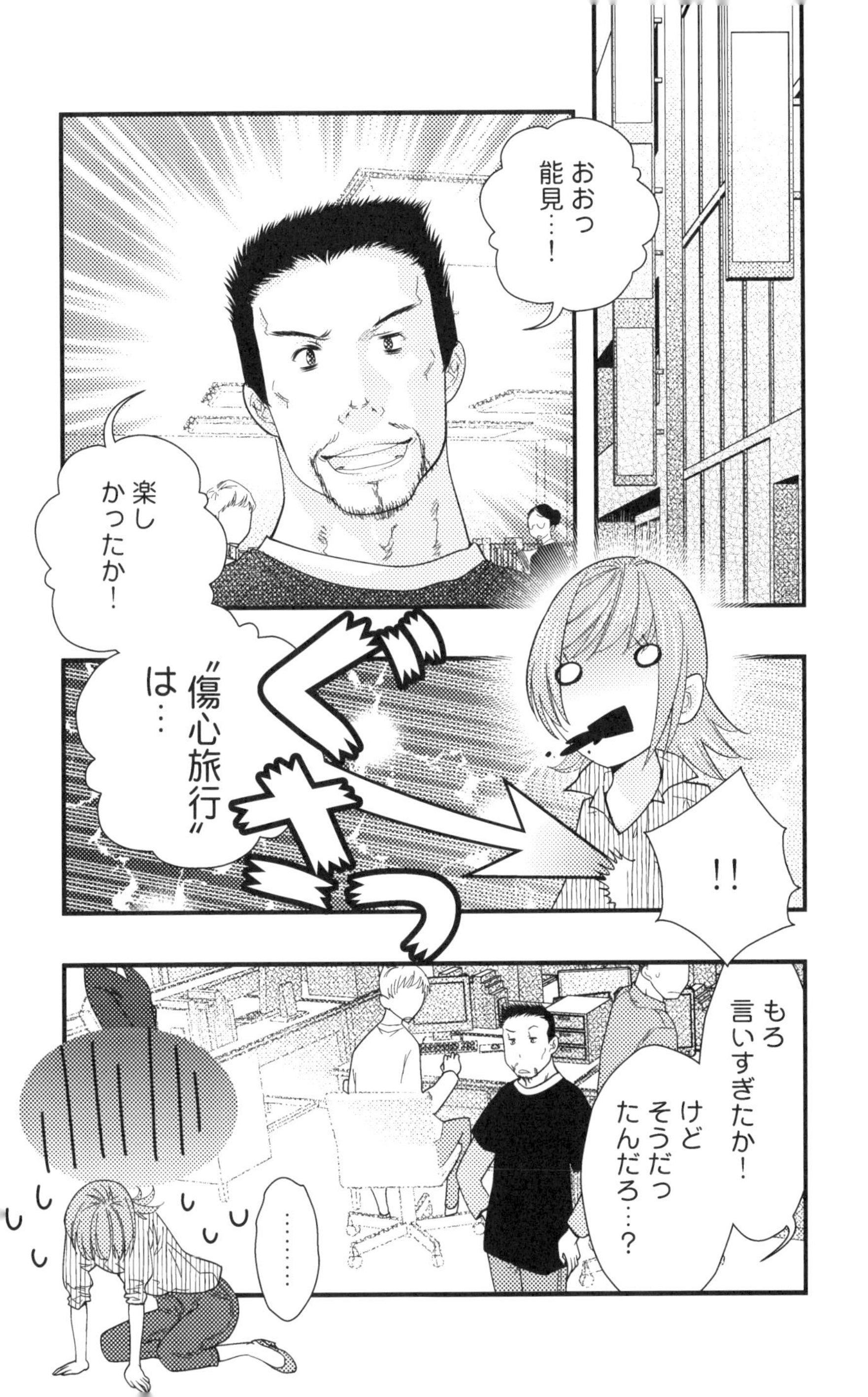

おおっ能見…！
楽しかったか！
〝傷心旅行〟は…
！！
もろ言いすぎたか！
けどそうだったんだろ…？
………

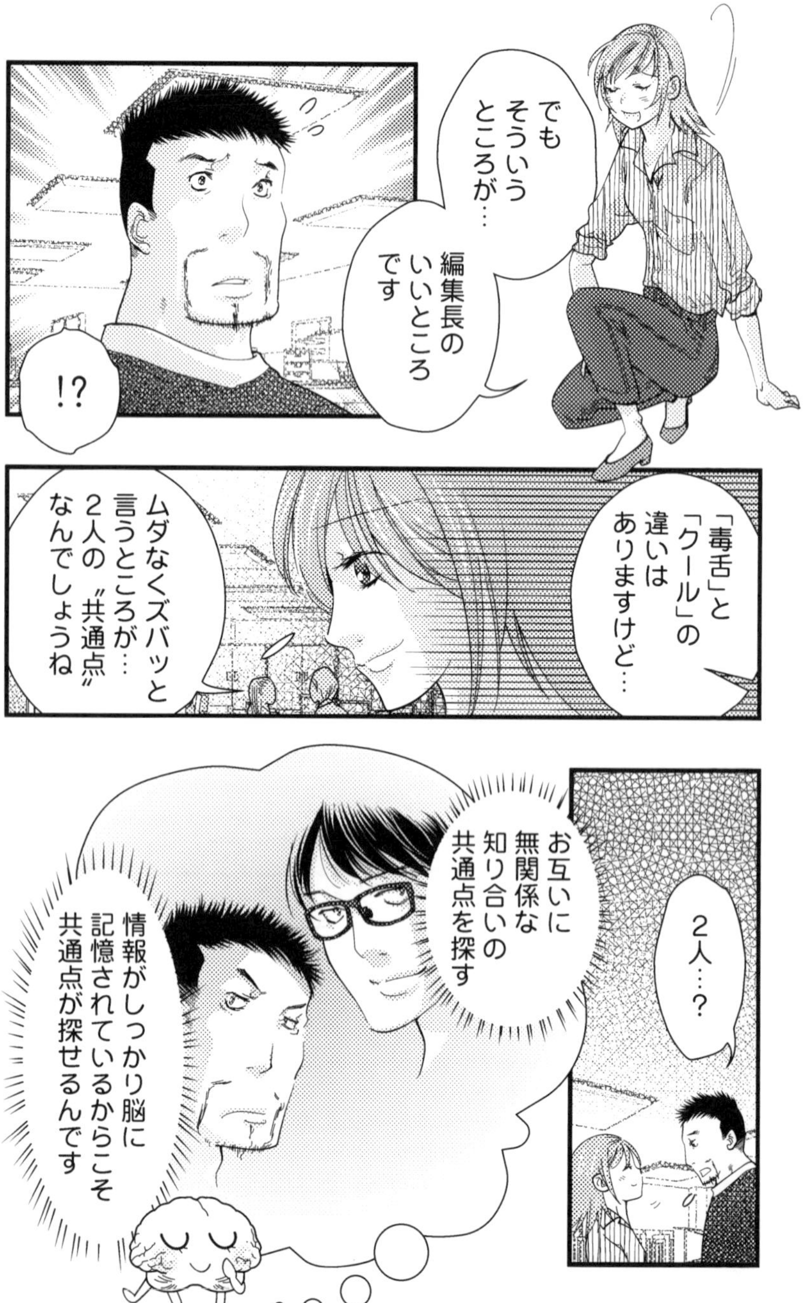

でもそういうところが…
編集長のいいところです
!?
「毒舌」と「クール」の違いはありますけど…
ムダなくズバッと言うところが…2人の〝共通点〟なんでしょうね
2人…?
お互いに無関係な知り合いの共通点を探す
情報がしっかり脳に記憶されているからこそ共通点が探せるんです

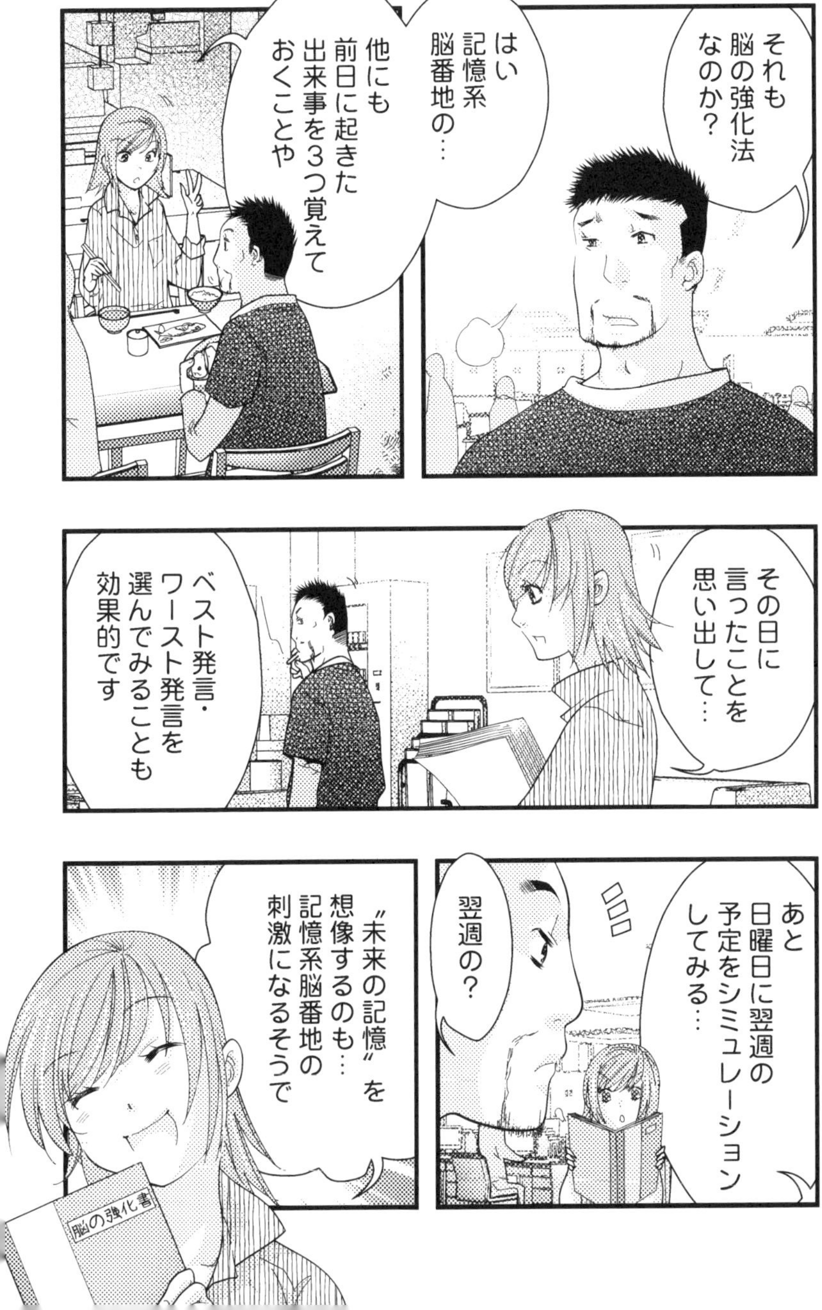
それも脳の強化法なのか？
はい記憶系脳番地の…
他にも前日に起きた出来事を3つ覚えておくことや
その日に言ったことを思い出して…
ベスト発言・ワースト発言を選んでみることも効果的です
あと日曜日に翌週の予定をシミュレーションしてみる…
翌週の？
〝未来の記憶〟を想像するのも…記憶系脳番地の刺激になるそうで
脳の強化書

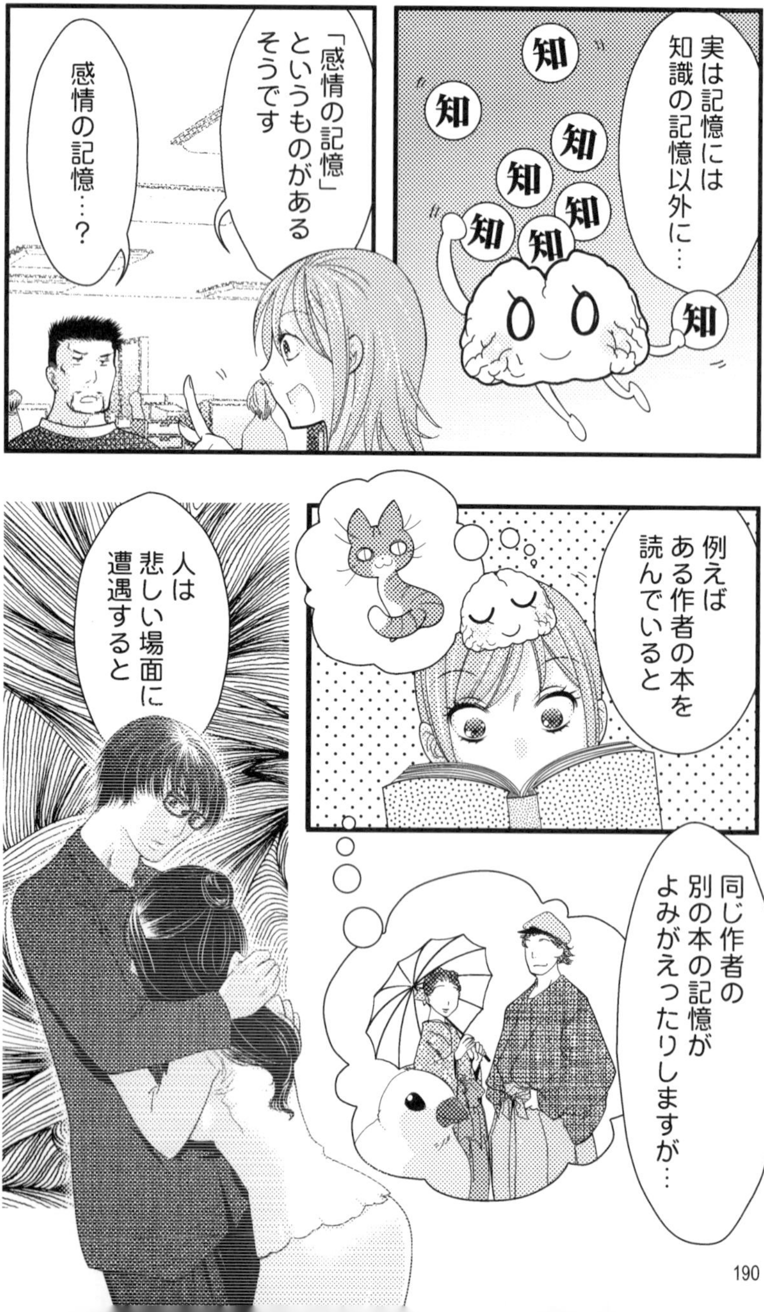
実は記憶には知識の記憶以外に…
知
知
知
知
知
知
知
「感情の記憶」というものがあるそうです
感情の記憶…？
例えばある作者の本を読んでいると
同じ作者の別の本の記憶がよみがえったりしますが…
人は悲しい場面に遭遇すると

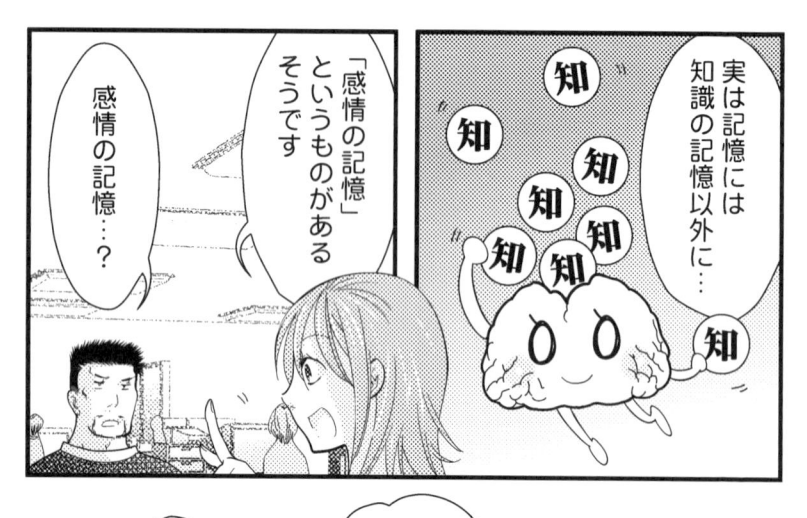

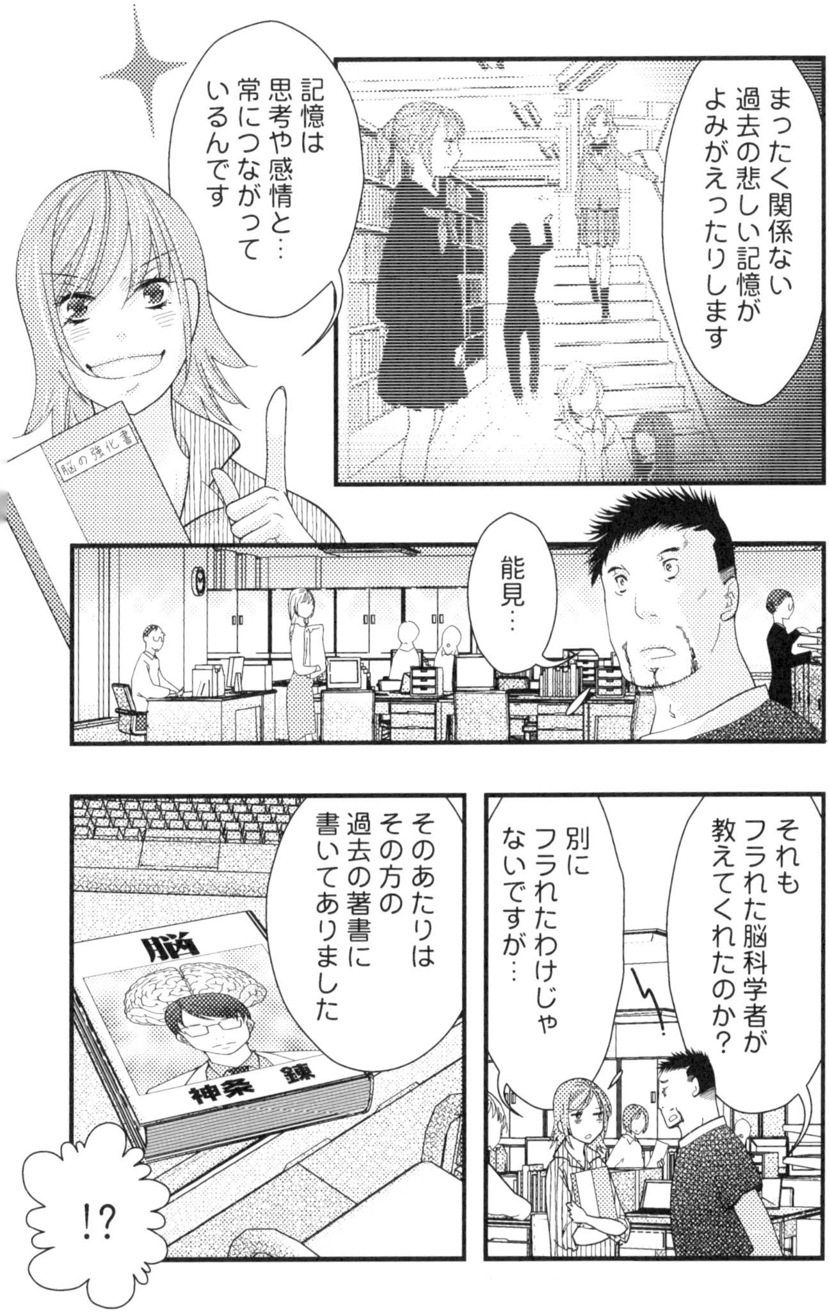
まったく関係ない過去の悲しい記憶がよみがえったりします
記憶は思考や感情と…常につながっているんです
脳の強化書
能見…
それもフラれた脳科学者が教えてくれたのか？
別にフラれたわけじゃないですが…
そのあたりはその方の過去の著書に書いてありました
脳
神条 錬
!?

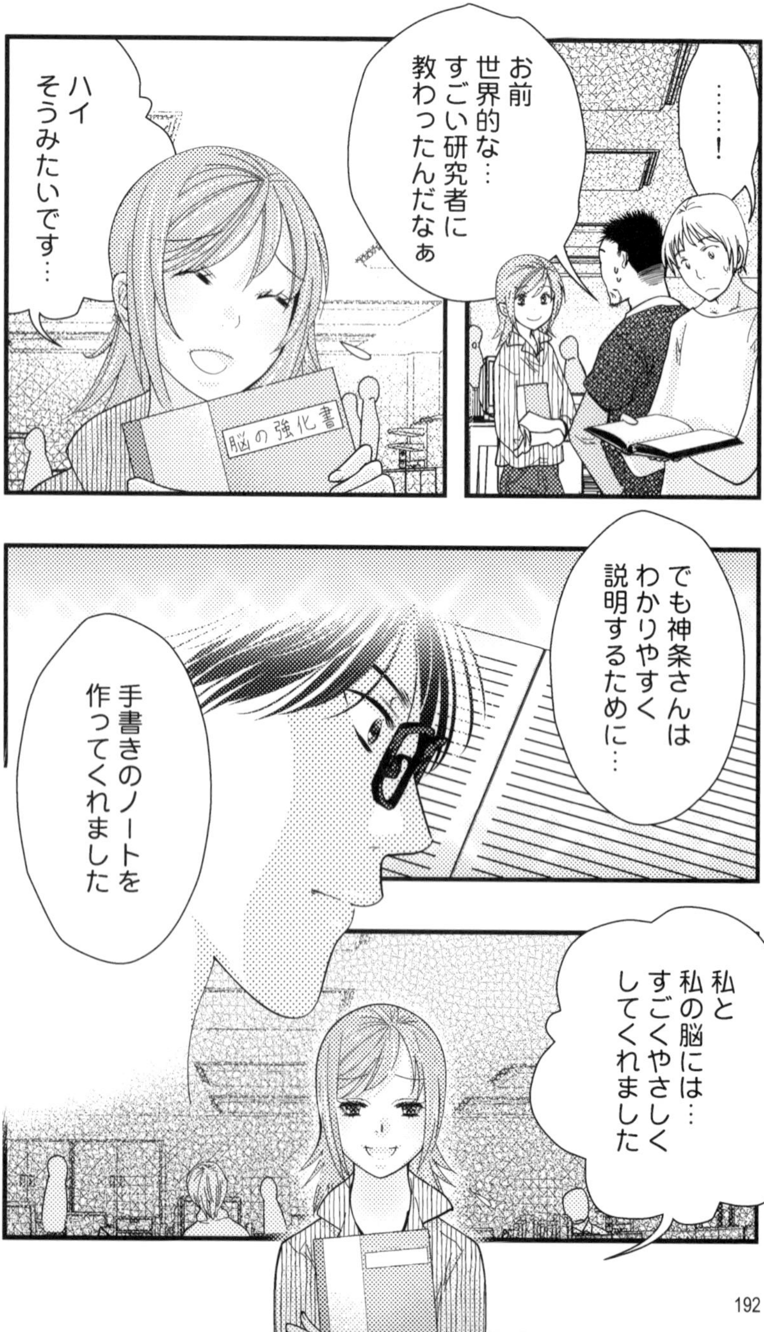
……！
お前
世界的な…
すごい研究者に
教わったんだなぁ
ハイ
そうみたいです…
脳の強化書
でも神条さんは
わかりやすく
説明するために…
手書きのノートを
作ってくれました
私と
私の脳には…
すごくやさしく
してくれました

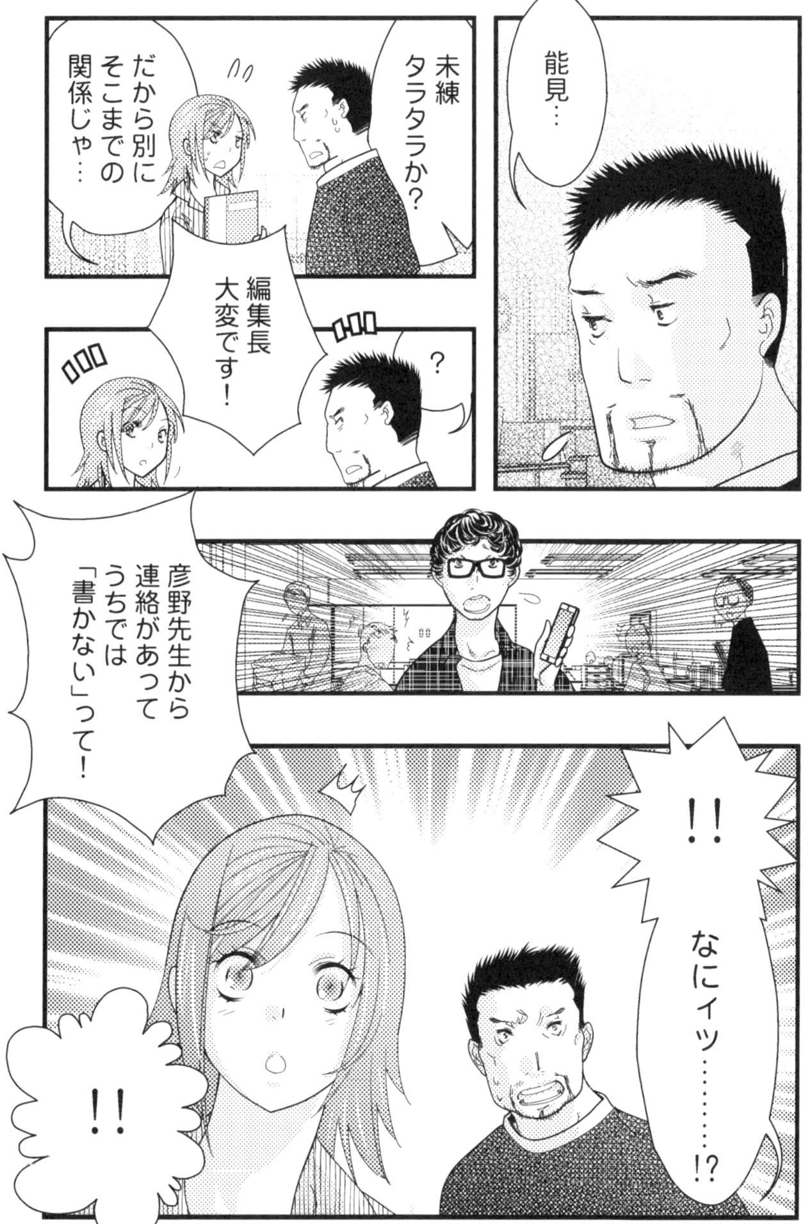
能見…
未練タラタラか？
だから別にそこまでの関係じゃ…
編集長大変です！
？
彦野先生から連絡があってうちでは「書かない」って！
!!
なにイッ……!?
!!

8

感情と深いつながりのある

記憶系脳番地

左脳と右脳、それぞれの側面にある「側頭葉」の内側に位置し、記憶の形成に深く関わっているのが「海馬」と呼ばれる部位。この海馬と、その周辺にあるのが記憶系脳番地です。

記憶系も、他の番地と同様、左右2つの脳で働きが異なり、左脳側は言語の記憶、右脳側は映像や図形など非言語の記憶をつかさどっています。

記憶には、「知識の記憶」だけではなく、「感情の記憶」や「運動の記憶」というものがあります。

読者のみなさんも経験があるでしょうが、過去に激しく怒ったこと、泣いたこと、笑ったことなどは、どれだけ時間が経っても覚えているのではないでしょうか。

感情を激しく揺さぶられた体験は、記憶系脳番地に強い刺激を与えることになり、その記憶が脳内に深く刻まれます。

記憶系脳番地

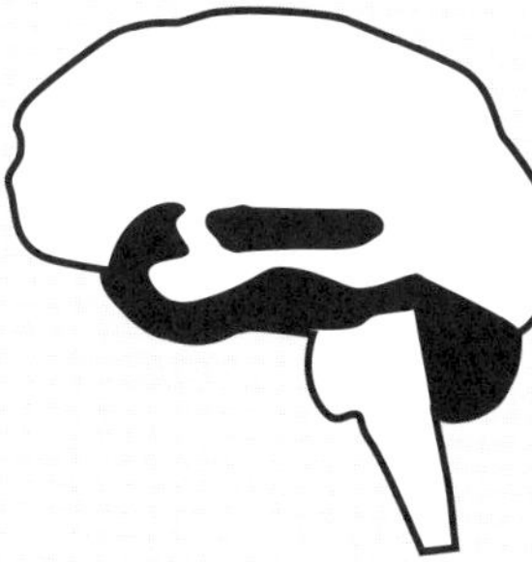

これが「感情の記憶」です。

まんがの中でも、はながこれまでの恋愛で経験した別れを鮮明に思い出すシーンがありますが、まさに過去の深い悲しみの記憶がよみがえったというわけです。

「運動の記憶」には、視覚系脳番地の真下、脳幹の後方に位置している小脳が関係しています。最初は自転車に乗れなくても、練習するとすいすいペダルをこげるようになるでしょう。これは「運動の記憶」が残っているから。この運動学習に小脳が活躍しているのです。

ちなみに、過去の出来事を、ストーリーを追って順序よく思い出すと運動系脳番地を刺激します。

また、過去の場面を〝映像〟で思い出せば、視覚系脳番地を刺激することになります。

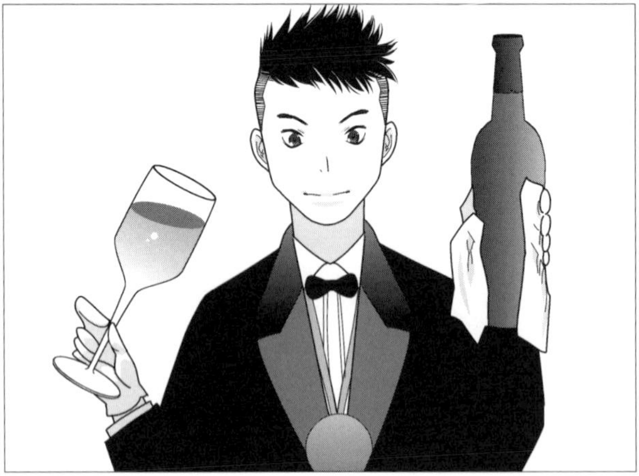

記憶系脳番地を鍛えるとどうなる?

「もの忘れ」が少なくなり、一度聴いたもの（見たもの）をなかなか忘れなくなります。また、手足の動きを体が覚えているので、ダンスが踊れるようになります。

記憶系脳番地が発達している職業

大学教授や学校の先生など、知識を扱う職種。豊富な語彙を必要とする通訳。図書館員や学芸員など。

また、ソムリエや唎酒師《ききざけし》など、専門知識を豊富に覚えている人たちも、記憶系脳番地が活発に動いているでしょう。

第**10**章

「もう一度、私の脳、“輪切り”にしてください」

はなの脳の変化

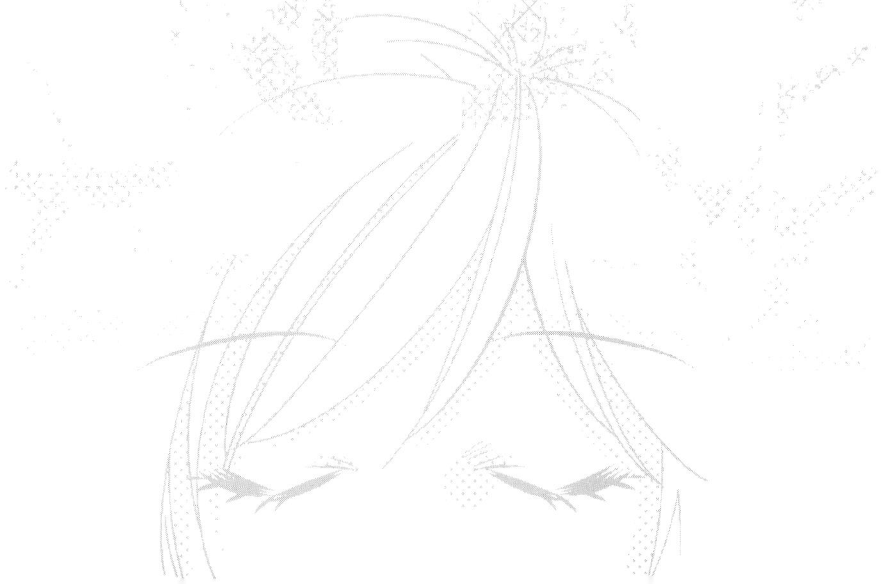

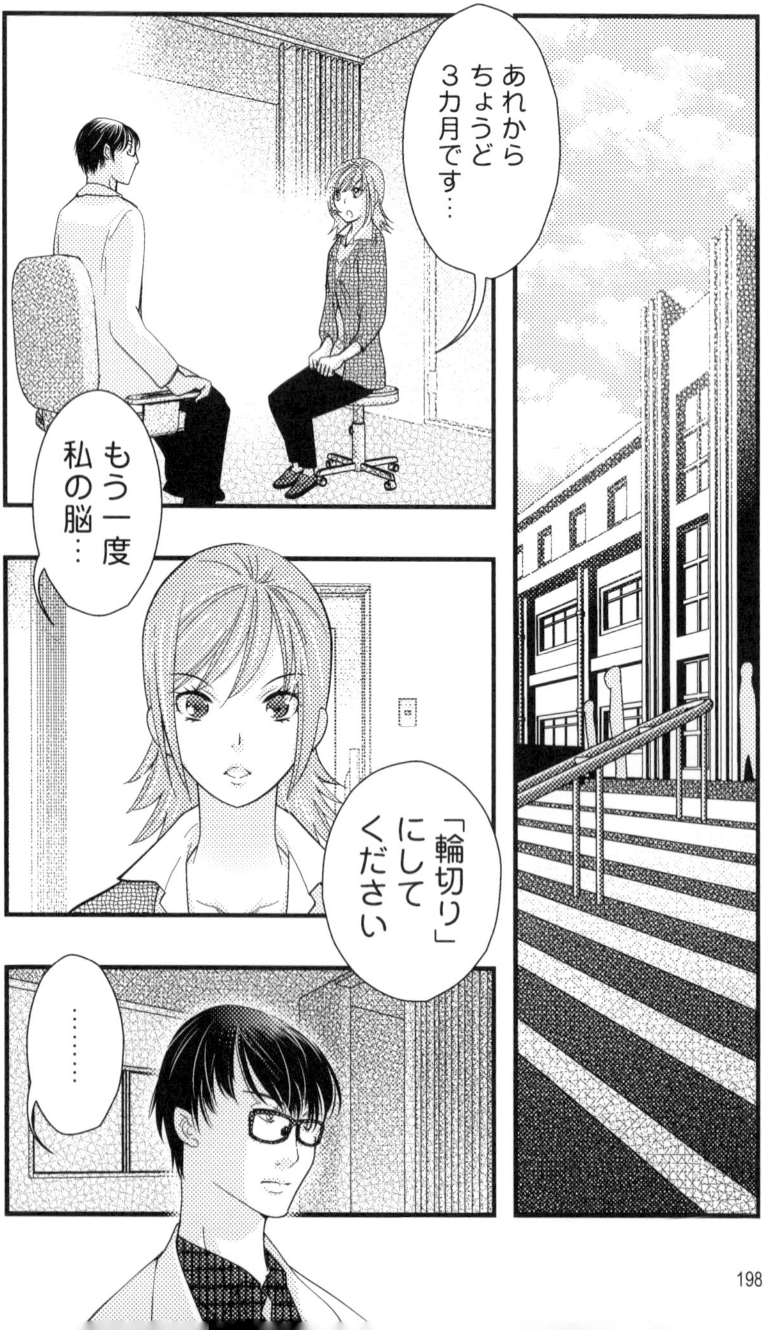

あれからちょうど3カ月です…
もう一度私の脳…
「輪切り」にしてください
……

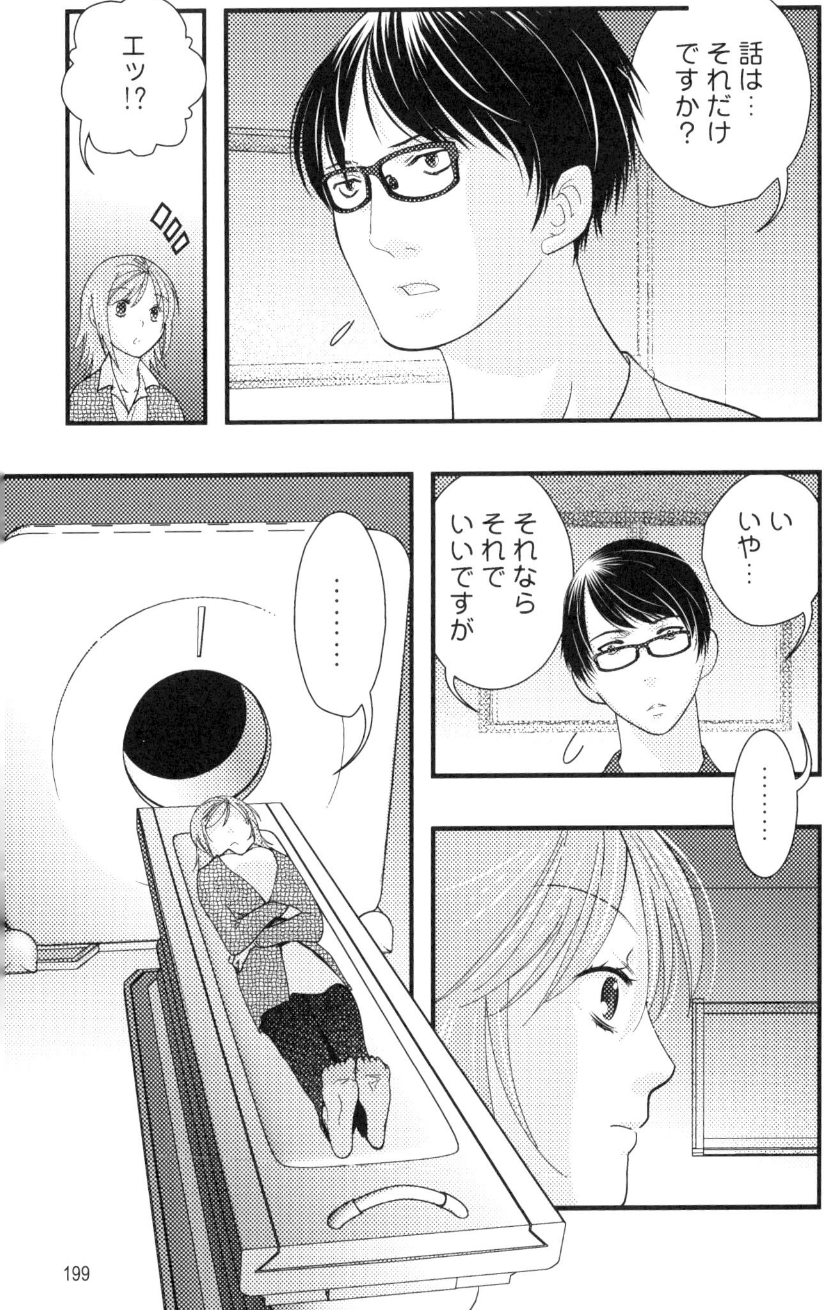
話は…それだけですか？
エッ!?
いいや…
それならそれでいいですが
………
………

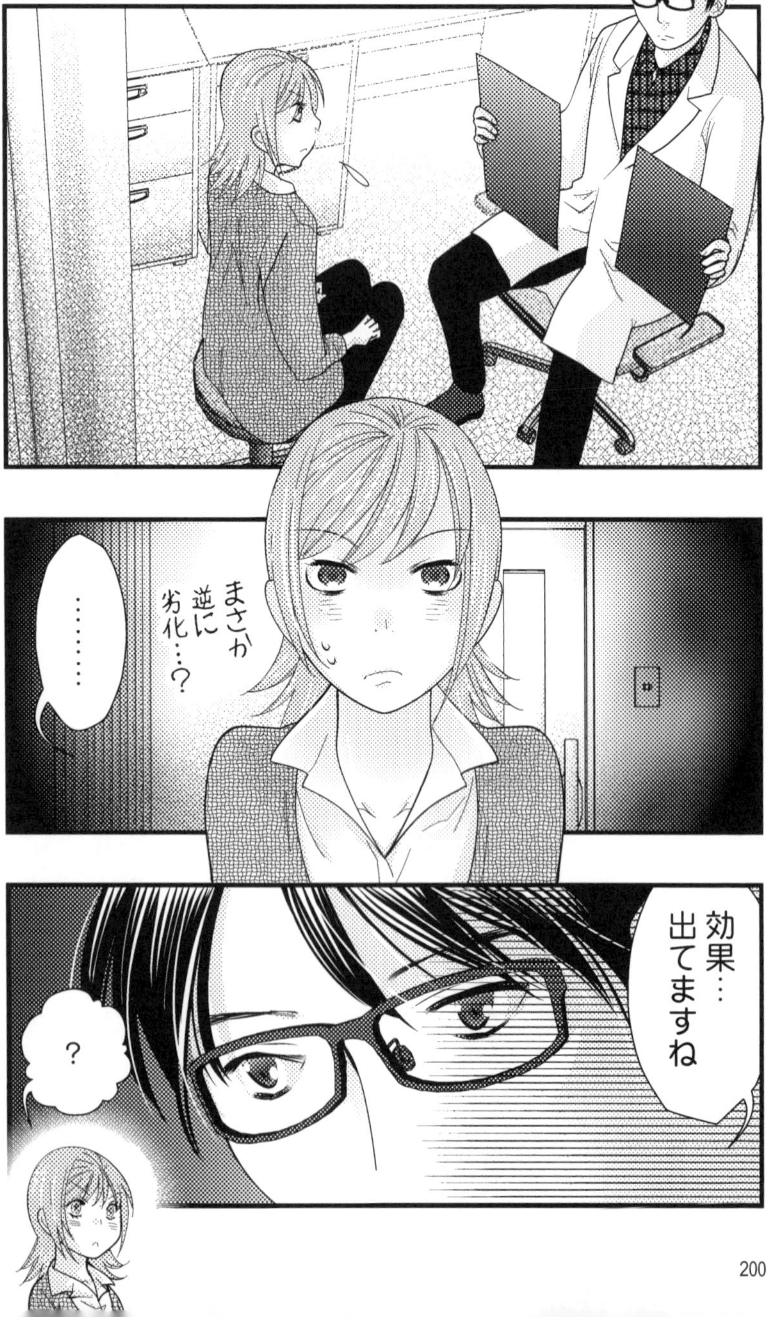
……
まさか逆に劣化…？
効果…出てますね
？

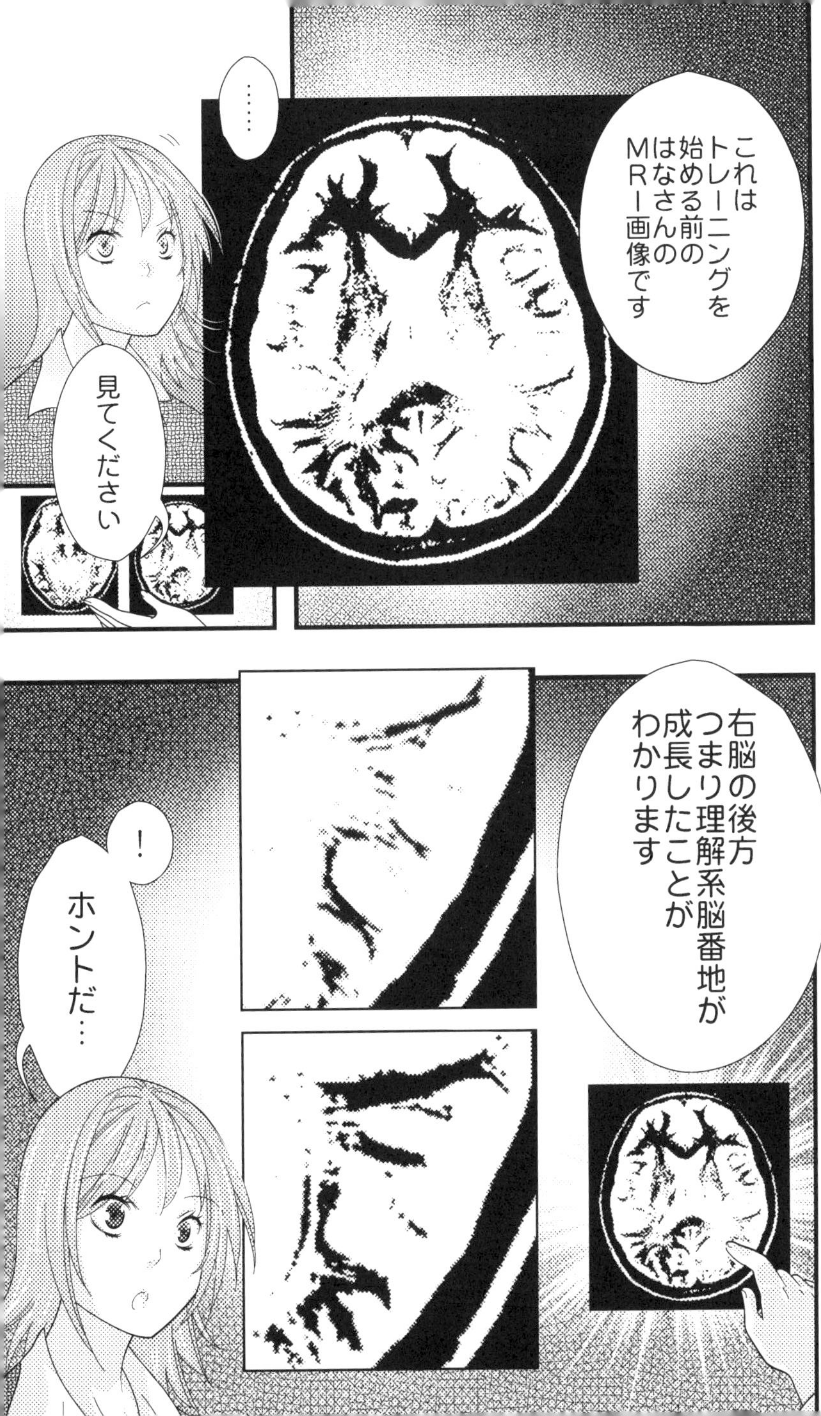
これはトレーニングを始める前のはなさんのMRI画像です
……
見てください
右脳の後方つまり理解系脳番地が成長したことがわかります
！
ホントだ…

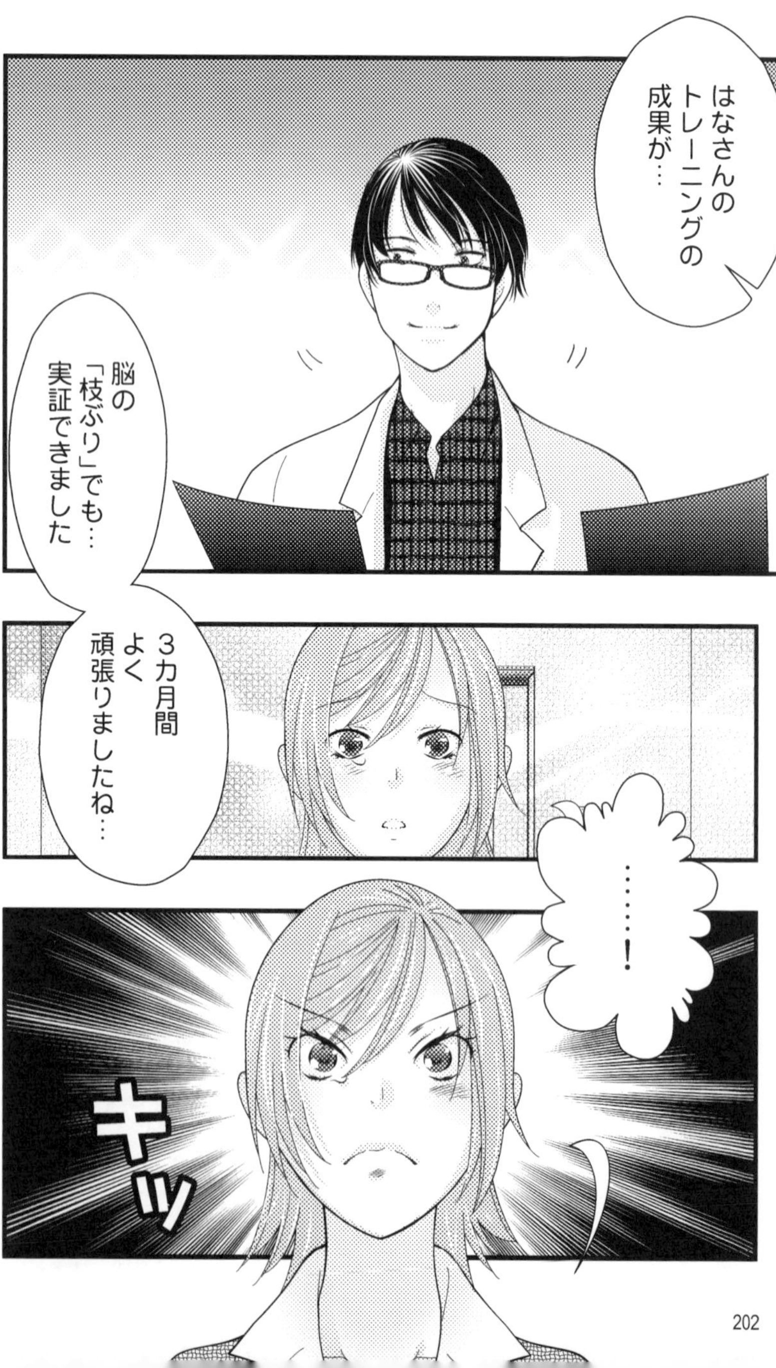
はなさんのトレーニングの成果が…
脳の「枝ぶり」でも…実証できました
3カ月間よく頑張りましたね…
……!
キッ

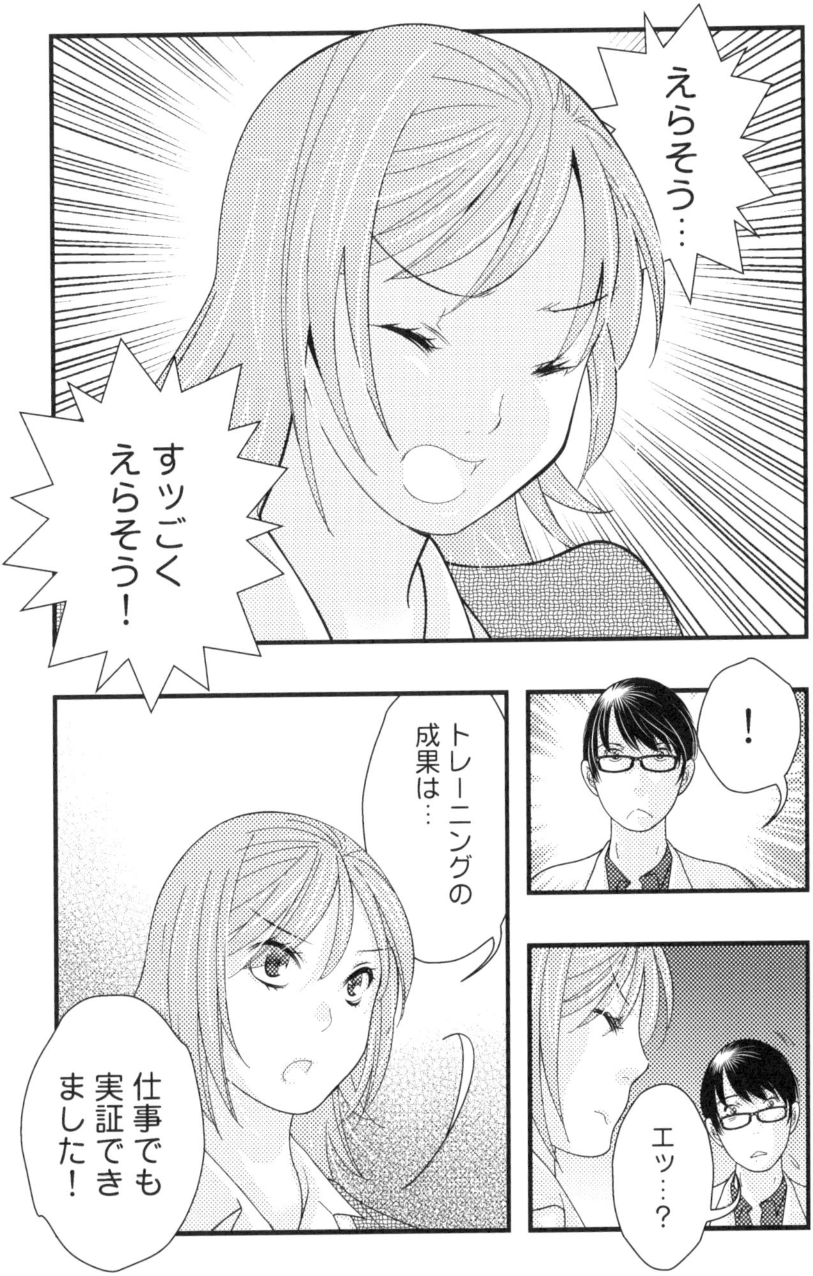
えらそう…
すッごく
えらそう!
!
トレーニングの
成果は…
仕事でも
実証でき
ました!
エッ…?

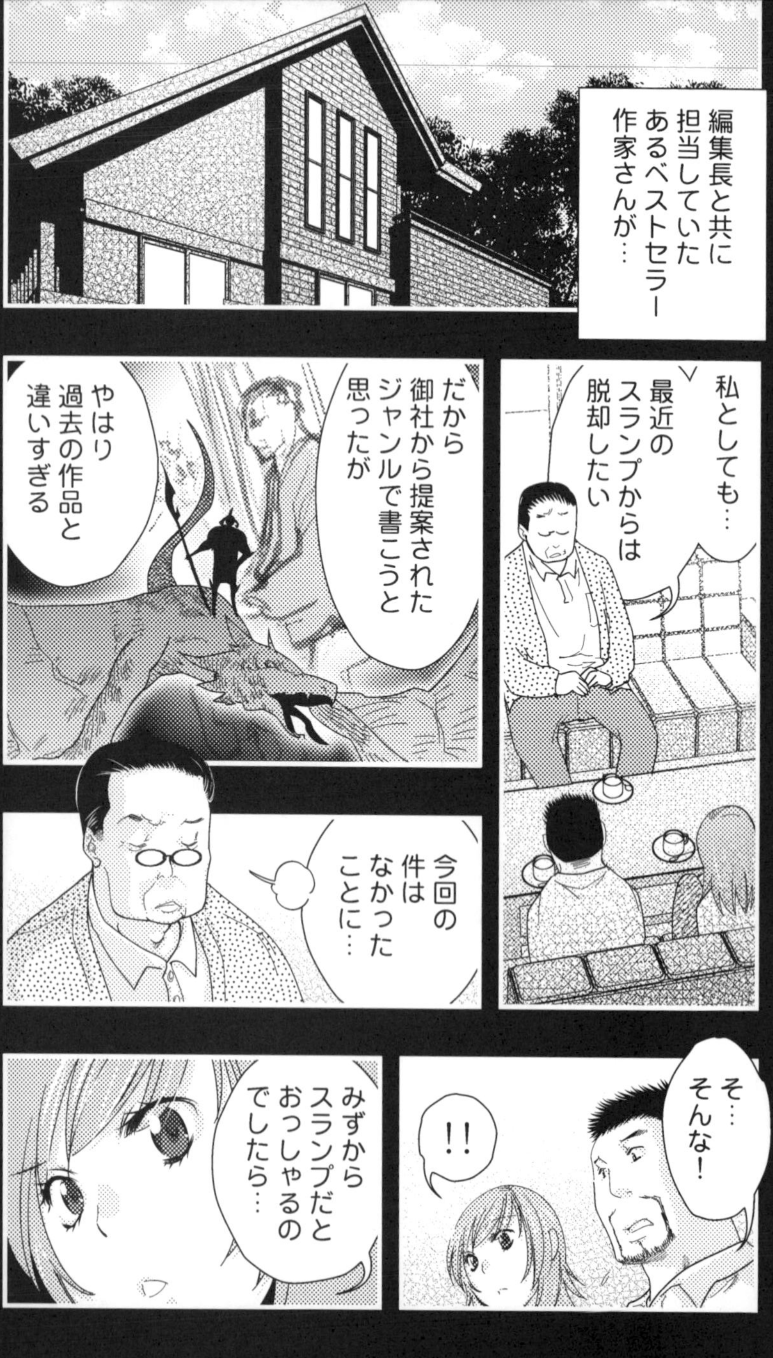
編集長と共に担当していたあるベストセラー作家さんが…
私としても…最近のスランプからは脱却したい
だから御社から提案されたジャンルで書こうと思ったが
やはり過去の作品と違いすぎる
今回の件はなかったことに…
そ…そんな!
!!
みずからスランプだとおっしゃるのでしたら…

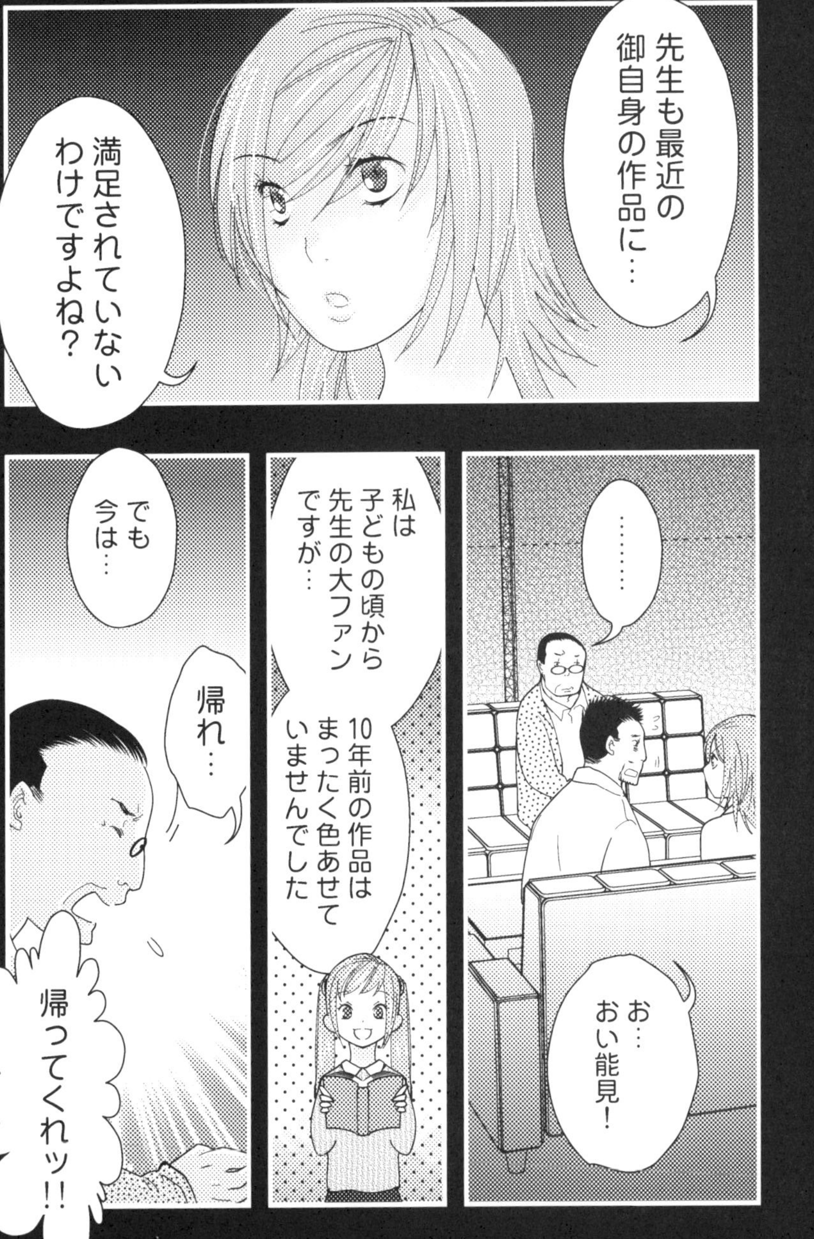
先生も最近の御自身の作品に…
満足されていないわけですよね？
………
お…おい能見！
私は子どもの頃から先生の大ファンですが…
10年前の作品はまったく色あせていませんでした
でも今は…
帰れ…
帰ってくれッ!!

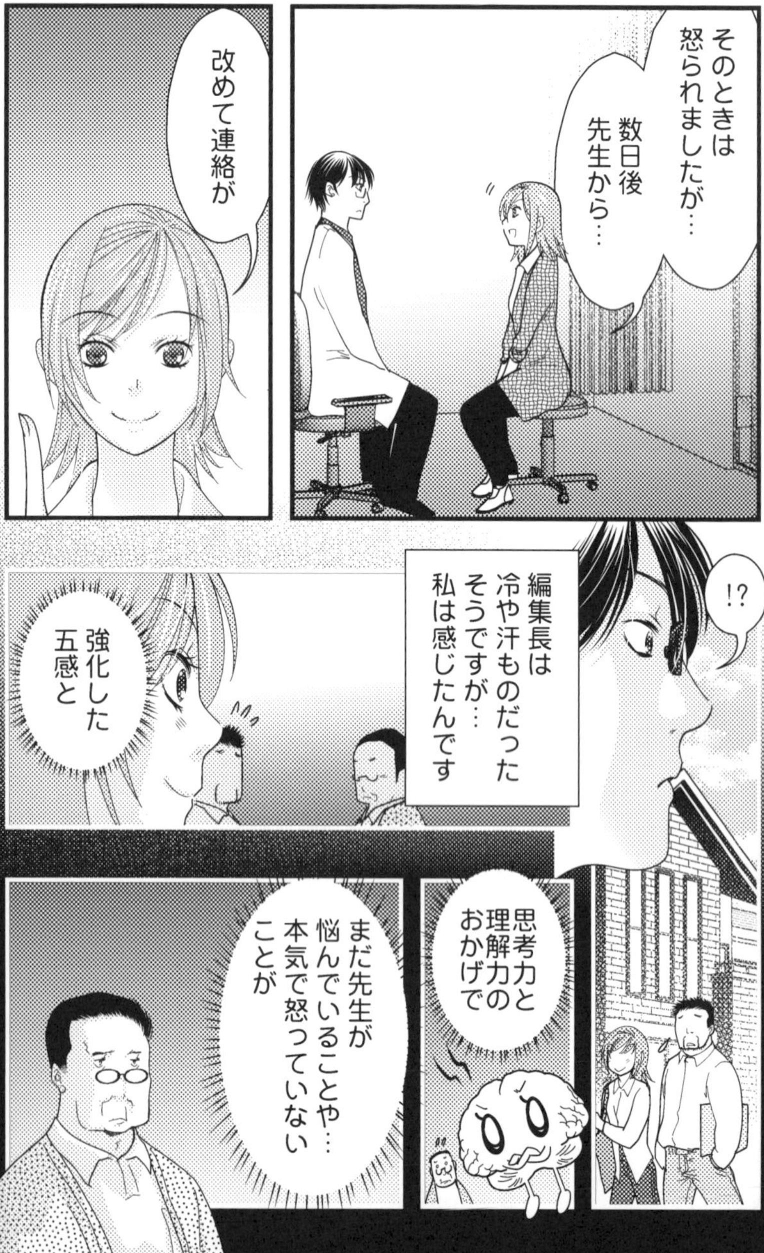
そのときは怒られましたが…
数日後先生から…
改めて連絡が
!?
編集長は冷や汗ものだったそうですが…私は感じたんです
強化した五感と
思考力と理解力のおかげで
まだ先生が悩んでいることや…本気で怒っていないことが

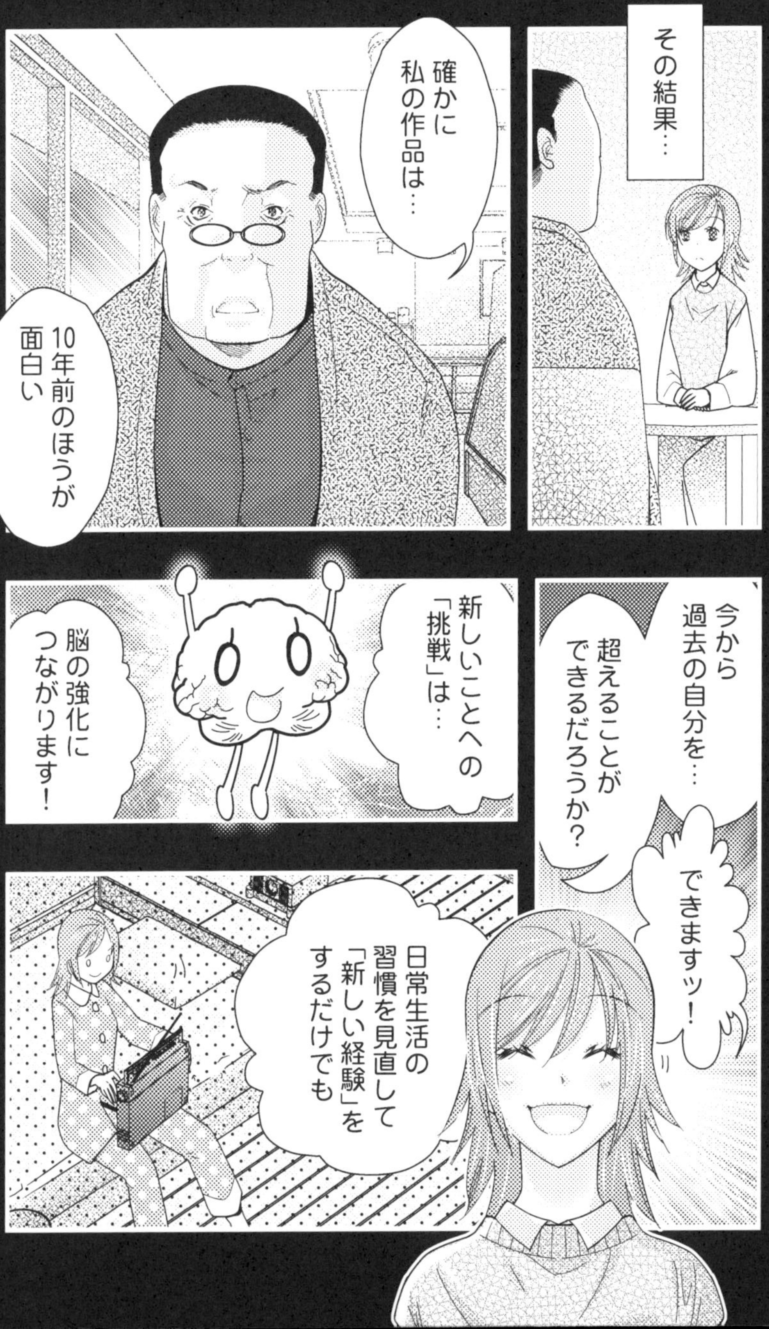
その結果…
確かに私の作品は…
10年前のほうが面白い
今から過去の自分を…
超えることができるだろうか？
できますッ！
新しいことへの「挑戦」は…
脳の強化につながります！
日常生活の習慣を見直して「新しい経験」をするだけでも

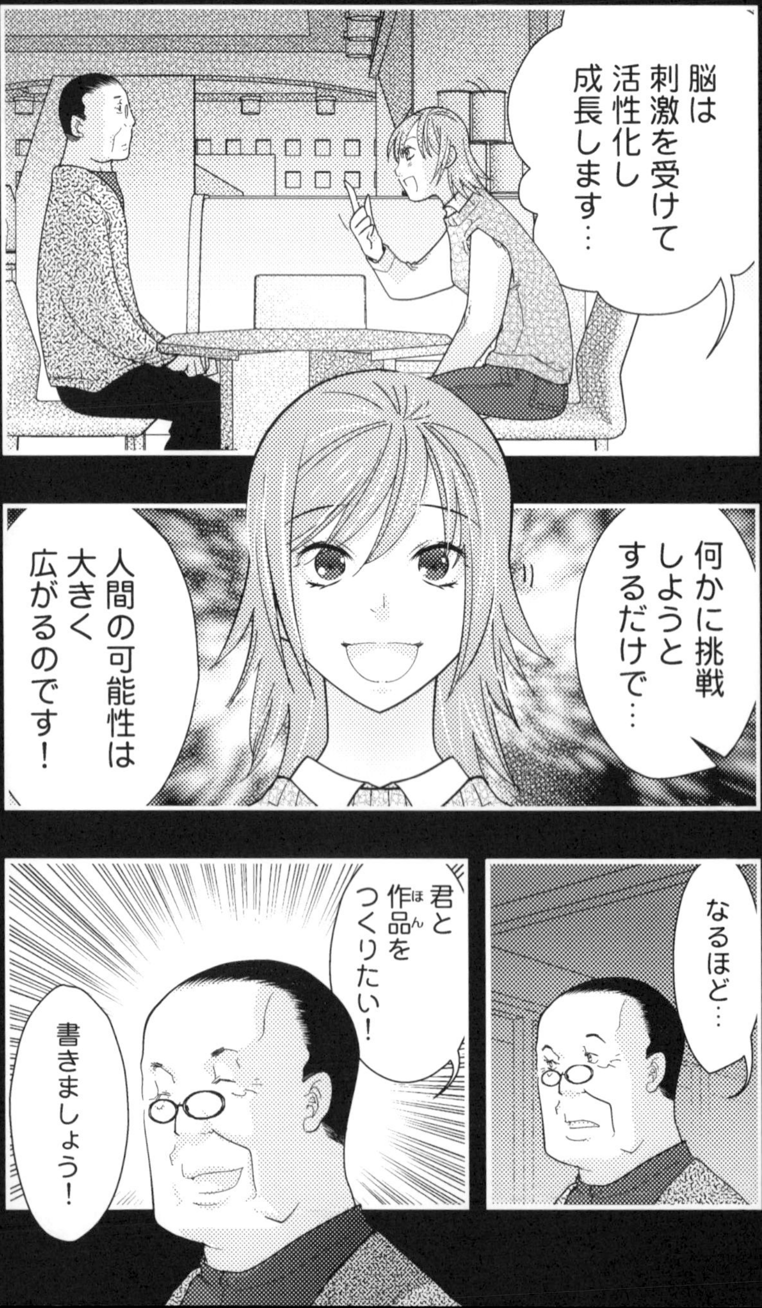
脳は刺激を受けて活性化し成長します…
何かに挑戦しようとするだけで…
人間の可能性は大きく広がるのです！
なるほど…
君と作品《ほん》をつくりたい！
書きましょう！

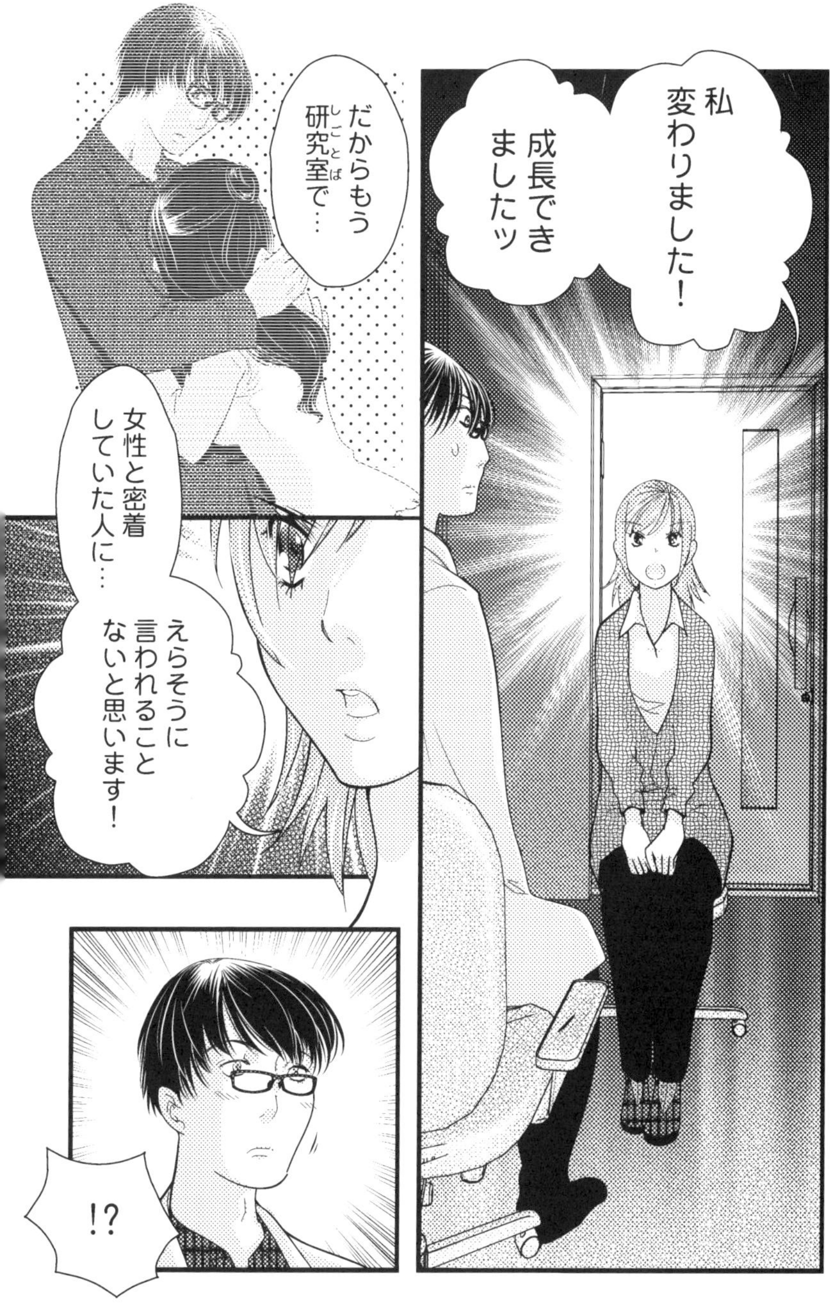
私 変わりました！
成長できましたッ
だからもう研究室《しごとば》で…
女性と密着していた人に…
えらそうに言われることないと思います！
!?

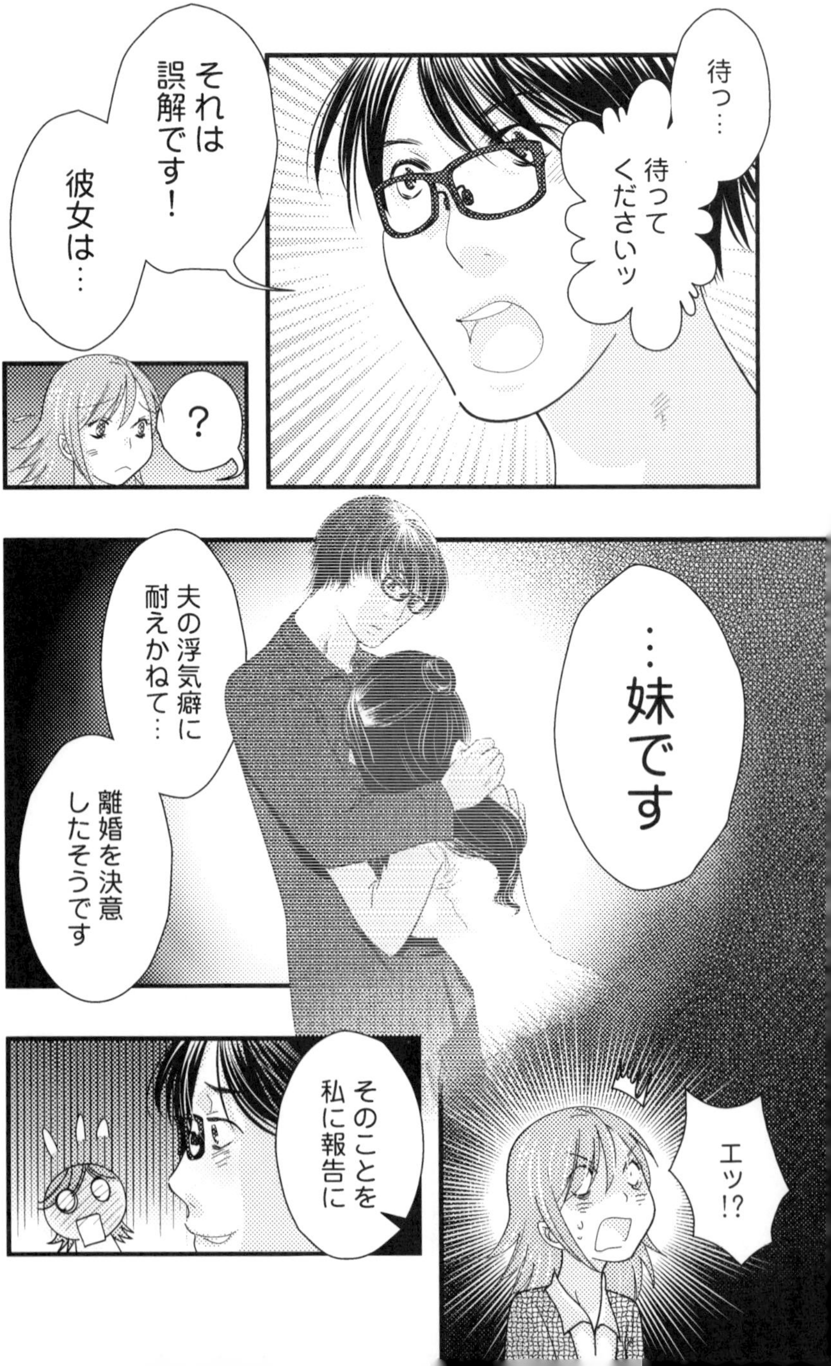
待っ…
待ってくださいッ
それは誤解です！
彼女は…
？
…妹です
夫の浮気癖に耐えかねて…
離婚を決意したそうです
エッ!?
そのことを私に報告に

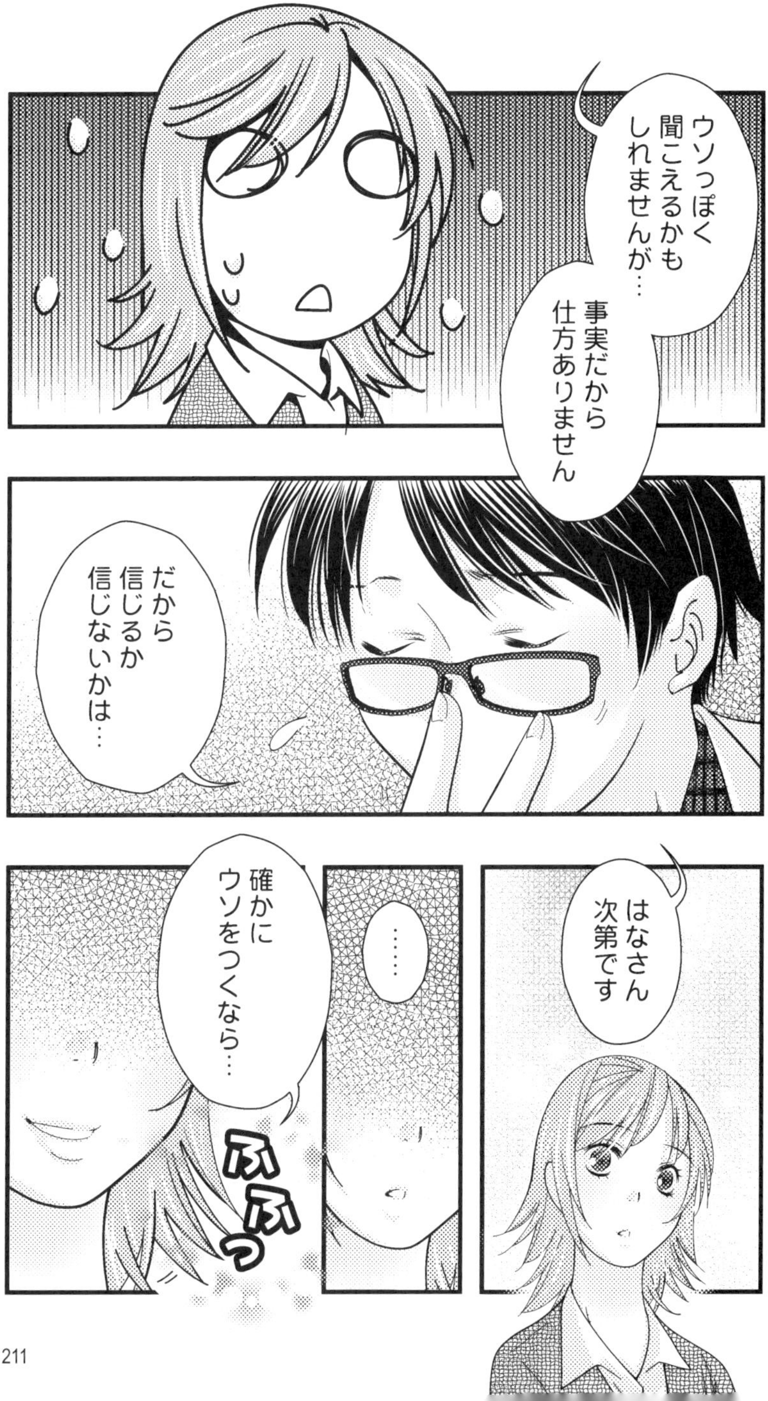
ウソっぽく聞こえるかもしれませんが…
事実だから仕方ありません
だから信じるか信じないかは…
はなさん次第です
……
確かにウソをつくなら…
ふふっ

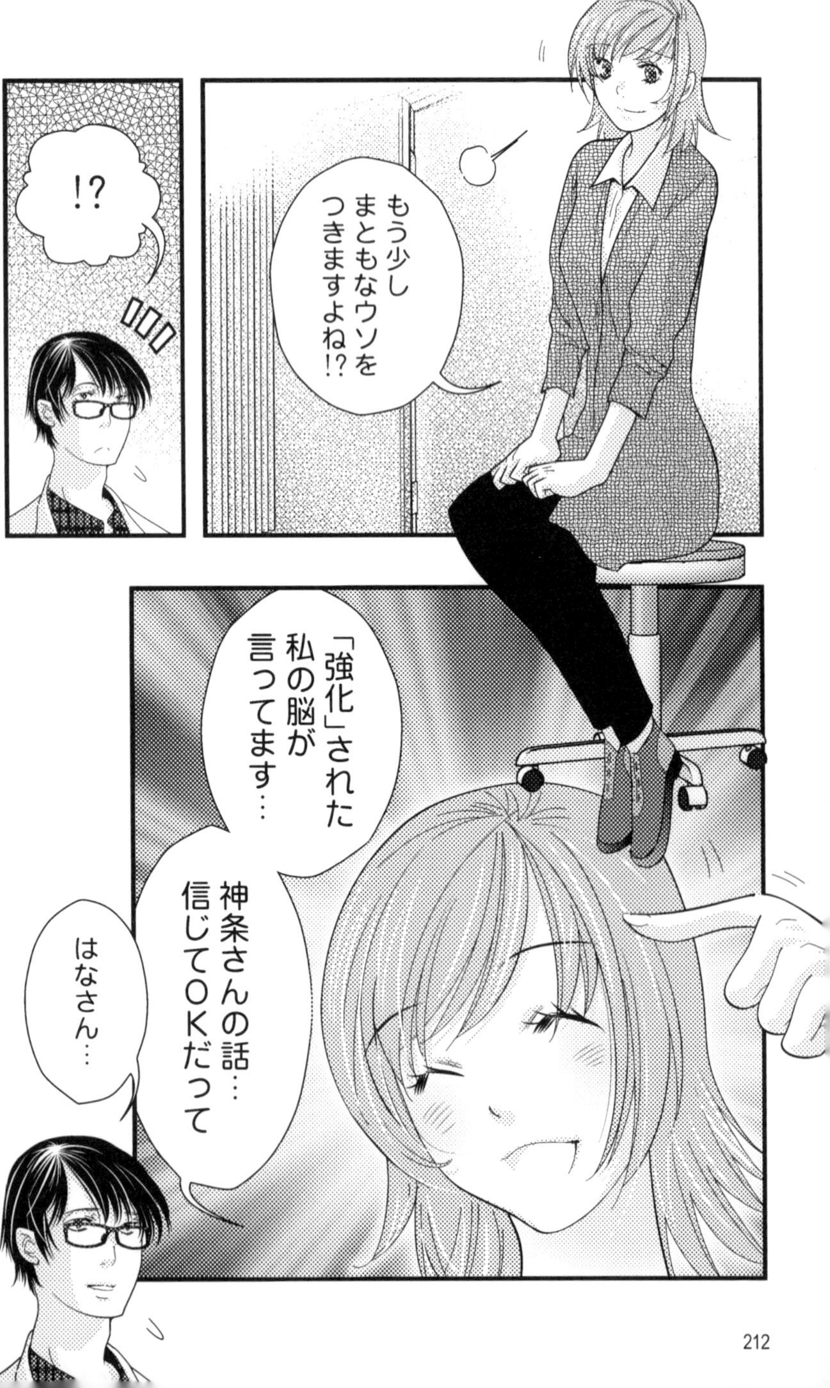
もう少しまともなウソをつきますよね!?
!?
「強化」された私の脳が言ってます…
神条さんの話…信じてOKだって
はなさん…

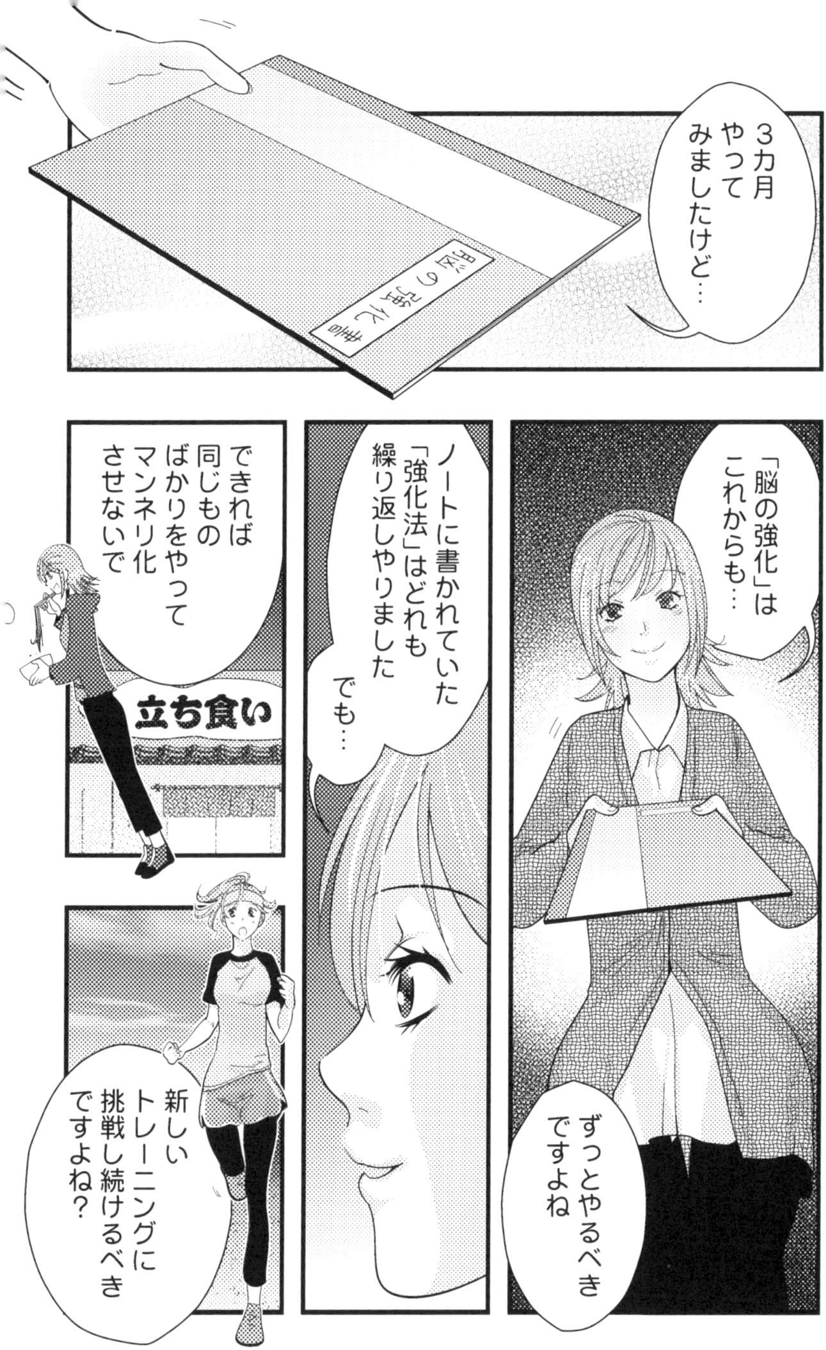
脳の強化帳
3カ月やってみましたけど…
「脳の強化」はこれからも…
ずっとやるべきですよね
ノートに書かれていた「強化法」はどれも繰り返しやりました
でも…
できれば同じものばかりをやってマンネリ化させないで
立ち食い
新しいトレーニングに挑戦し続けるべきですよね？

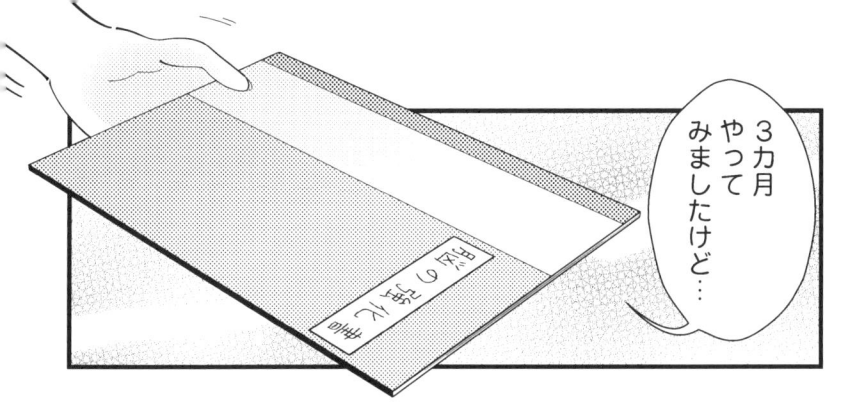

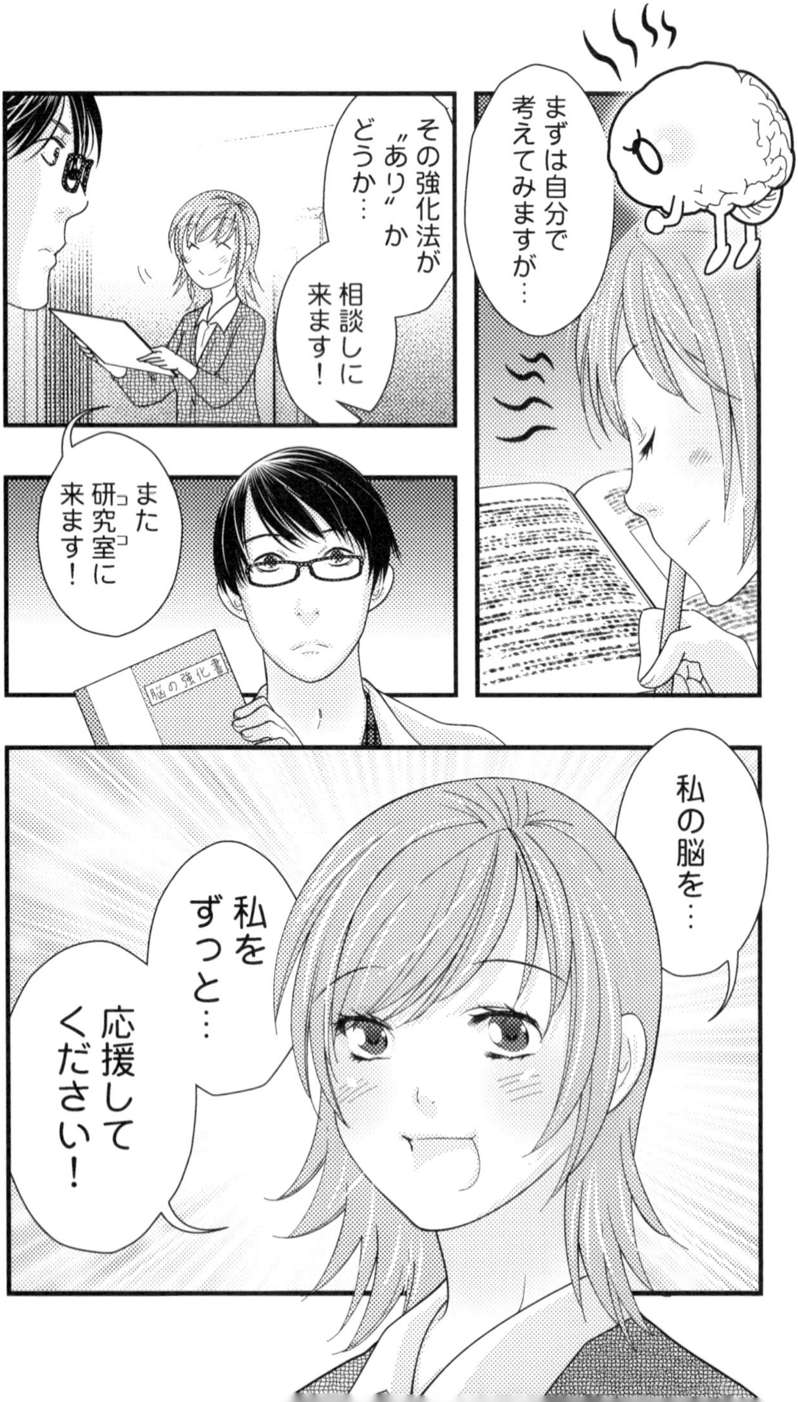

まずは自分で考えてみますが…
その強化法が〝あり〟かどうか…
相談しに来ます！
また研究室《ココ》に来ます！
脳の強化書
私の脳を…
私をずっと…
応援してください！

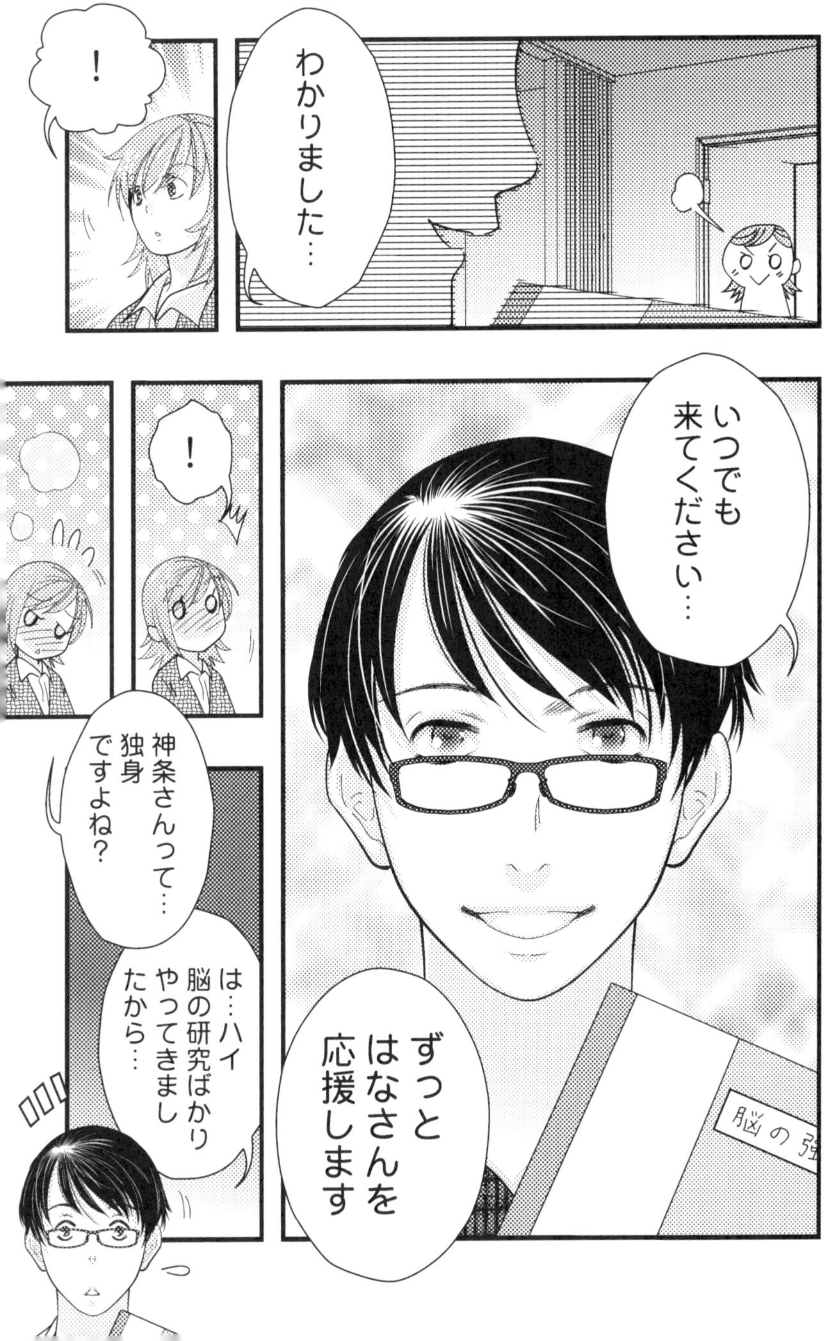
わかりました…
!
いつでも来てください…
!
ずっとはなさんを応援します
神条さんって…独身ですよね?
は…ハイ 脳の研究ばかりやってきましたから…
脳の強

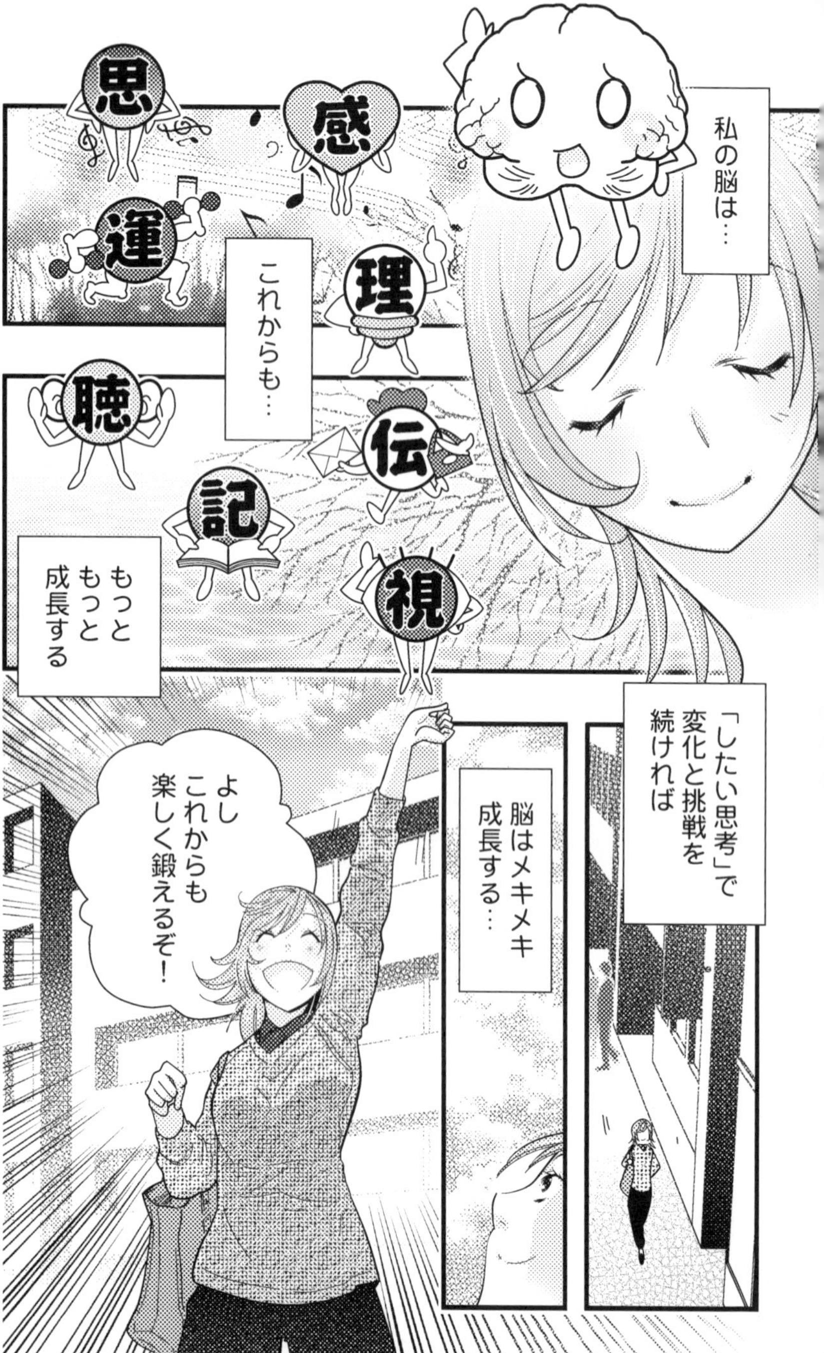
私の脳は…
これからも…
思
感
運
理
聴
伝
記
視
もっと もっと 成長する
「したい思考」で変化と挑戦を続ければ
脳はメキメキ成長する…
よし これからも楽しく鍛えるぞ！

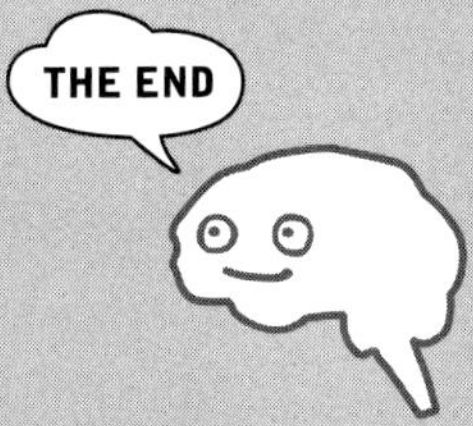
THE END

脳を成長させるのは〝新鮮な驚き〟 ——あとがきにかえて

本書のストーリーは、2010年に刊行された拙著『脳の強化書』（あさ出版）をもとに作られています。

この『脳の強化書』で私が伝えたかったのは、脳が成長して獲得する能力には限界がなく、100歳を超えても成長し続ける、ということ。そして、私が提唱している「脳番地」という考え方をベースに、それぞれの番地において適切なトレーニングを実行すれば、誰でも〝理想の脳〟を作ることができる、ということでした。

マンガでは、この考え方に沿ってトレーニングを続けた「能見はな」が、脳を変える（成長させる）ことに成功しました。

この点について、専門的な立場から少し補足をしておきましょう。

マンガの中では、物語の設定上、はなのトレーニング期間は3カ月となっています。

ですが、20歳を過ぎると、MRI画像でこれほど短期間のうちに顕著な成長が確認できることは、ごく稀《まれ》です。

これまでの研究では、およそ半年～1年のトレーニング期間を経て、ようやく脳の「枝ぶり」に変化が見られることがわかっています（もっとも、これにも個人差はありますが）。「短期間に、わずかな手間で能力を高める方法などない」

脳科学的な視点から言っても、この事実は間違いではないと言えるのです（一夜漬けの「にわか勉強」が身にならないのは、一夜では脳の形が変わらないからです）。

だからこそ、トレーニングは継続しなければいけません。

ただし、一番いけないのは、トレーニングが〝惰性〟になってしまうこと。

物語の終盤、はなは「新しいトレーニングに挑戦し続けるべきですよね」と言っています。実はこれ、脳を鍛えるときの重要なポイントなのです。

私たちは、どんなに刺激的で新鮮なこと（もの）でも、繰り返し接していると慣れてしまいます。この「慣れ」は、脳の成長を阻む、最大の要因です。

脳を成長させるためには、日々、新しい驚きを与え続けなければいけません。
ですから、この本で紹介しているトレーニングがすべてだとは思わないでください。
大事なのは、あなた自身がオリジナルのトレーニングを考えて、実践してみることです。
そうして日常生活に小さな変化をつくっていくことは、楽しいことですし、また大切なことでもあります。

ライフスタイルを変えるのは、決して簡単なことではないでしょう。
しかし、その変化によって、学びや喜びを少しずつ積み重ねることができれば、脳は確実に変化し、進化していくのです。
もちろん、この事実は何歳になっても変わりません。
あきらめないで、自分の脳を理想の脳に近づけられるよう、脳番地トレーニングに励みましょう。

医師／医学博士／「脳の学校」代表　加藤俊徳

著者

加藤俊徳（かとう・としのり）

医師、医学博士
株式会社「脳の学校」代表　加藤プラチナクリニック院長
14歳のときに「脳を鍛える方法」を探そうと医学部への進学を決意する。
昭和大学大学院を卒業後、国立精神・神経センター（現・独立行政法人　国立精神・神経医療研究センター）、米国ミネソタ大学放射線科MR研究センター、慶應義塾大学、東京大学等で脳の研究に従事。脳画像の鑑定では屈指の読影技術を持ち、これまでに、胎児から超高齢者まで1万人以上の脳を分析した。脳の活性化を計測するfNIRS原理の発見、発達障害に伴う海馬回旋遅滞の発見など、研究分野は多方面に渡る。
2006年、株式会社「脳の学校」を立ち上げ、企業の脳研究や人材育成事業をサポート。2013年、加藤プラチナクリニックを開設、MRI診断による脳の健康医療を実践。著書に『アタマがみるみるシャープになる!!　脳の強化書』『アタマがどんどん元気になる!!　もっと脳の強化書2』（ともにあさ出版）、『脳の学校ワークブック』（共著、ポプラ社）、『家事で脳トレ65』（主婦の友社）など。

まんが

たみ

1992年、ホラー漫画誌『ハロウィン』（朝日ソノラマ社）の楳図賞でデビュー。
まんがを制作する一方で、97年には吉田美和＆浦嶋りんのユニット「ファンク・ザ・ピーナッツ」のCD「ハイッ！ハイッ！ハイッ！ハイッ！」のジャケット絵を担当するなど、多方面で活動。2011年「すすめ！アマゾンズ」で集英社「BJ漫画トライアウト」で大賞を受賞。他の作品に『マンガでやさしくわかる業務マニュアル』（日本能率協会マネジメントセンター）がある。

〈シナリオ〉青木健生
〈脚本協力〉水嶋佳子・磯部らん（Wrestling Creator Group）

Business ComicSeries
まんがで鍛《きた》える
脳《のう》の強化書《きょうかしょ》
〈検印省略〉

2015年　10月　27日　第　1　刷発行
2016年　2月　2日　第　7　刷発行

著　者——加藤　俊徳（かとう・としのり）
まんが——たみ
発行者——佐藤　和夫

発行所——株式会社あさ出版
〒171-0022　東京都豊島区南池袋2-9-9 第一池袋ホワイトビル 6F
電　話　03（3983）3225（販売）
03（3983）3227（編集）
F A X　03（3983）3226
U R L　http://www.asa21.com/
E-mail　info@asa21.com
振　替　00160-1-720619

印刷・製本（株）光邦
乱丁本・落丁本はお取替え致します。

facebook　http://www.facebook.com/asapublishing
twitter　http://twitter.com/asapublishing

ISBN978-4-86063-801-6 C2034